DROGENKUNDE

VON

HEINZ A. HOPPE

DURCHGESEHEN UND ERGÄNZT
VON
W. PEYER

FÜNFTE UNVERÄNDERTE AUFLAGE

HAMBURG
CRAM, DE GRUYTER & CO.
1947

Printed in Germany

Gesamtherstellung von J. J. Augustin, Glückstadt

Geleitwort zur ersten Auflage

Die Kenntnis der in der Welt vorkommenden und heute angewandten Drogen bedingt ein umfangreiches Studium. Je mehr man lernt, um so mehr erkennt man die Größe und die erstaunliche Vielseitigkeit der Materie.

Der Wissenschaft verdanken wir bedeutende pharmakognostische Werke von hohem Wert und großer Gestaltungskraft.

Je mehr man sich jedoch in diese Werke vertieft und den Umfang des darin dargebotenen Stoffes erkennt, um so verständlicher wird der Wunsch vieler Kreise, eine tabellarisch gehaltene, bewußt eingeschränkte Darstellung über die heute bekanntesten Drogen zu besitzen, die in gedrängter Kürze und ohne wissenschaftliche Vertiefung Antwort auf die wesentlichen Fragen der täglichen Praxis erteilt.

Meine Tätigkeit als Obmann des Fachausschusses „Drogen" der Wirtschaftsgruppe Groß-, Ein- und Ausfuhrhandel bringt mich mit allen Kreisen in Verbindung, die in irgendeiner Hinsicht auf dem Gebiet der Drogen tätig sind, und immer wieder verlautete der Wunsch nach einem Buch, das den geschilderten Anforderungen gerecht zu werden versucht.

Die Verwendung von Drogen bewegt sich in ansteigender Richtung, und in gleichem Maße wächst auch das Interesse, das diesem Arbeitsgebiet entgegengebracht wird.

Die Voraussetzung für ein eingehendes Studium unserer Drogen ist zunächst die Erkenntnis wesentlicher Fundamente, d. h. ein Wissen um Name und Art, Wirkstoff, allgemeinen Verwendungszweck und Herkunft der Stoffe.

Diesem Ziel dient das vorliegende Werk, und es ist damit klar, daß sich diese Arbeit nicht an die Wissenschaft wendet, deren Forschung sie ihr Entstehen verdankt, sondern vielmehr an die Praxis, die aus der hier gebotenen Darstellung die knappen Antworten erhält, die sie für ihre tägliche Arbeit nur zu oft benötigt. Der Verfasser sei bedankt dafür, daß er bei seinen Arbeiten diese Zielsetzung nicht verlor. Das Grundlegende, ohne eine Schilderung letzter Einzelheiten, macht den Wert seiner Arbeit aus.

Wer jemals damit begann, sich ernsthaft mit Drogen zu beschäftigen, wird dieses Buch gern zur Hand nehmen, um sein Wissen zu bereichern und aufzufrischen.

Vertieft man sich in die Materie, so wird man selten sagen können: „ich weiß", um so häufiger aber: „ich lerne"!

Hamburg, im September 1941

Erich Blembel

Vorwort zur zweiten Auflage

Bereits wenige Monate nach dem Erscheinen der ersten Auflage der „DROGENKUNDE“ mußten die Vorarbeiten für eine zweite Auflage in Angriff genommen werden. Die zustimmenden Urteile aus allen in Frage kommenden Kreisen haben den Grundgedanken, der das Buch schuf, in vollem Maße gerechtfertigt. Nicht nur die deutschen Fachkreise, sondern auch das Ausland bekundete, daß durch die „DROGENKUNDE“ eine Lücke in der Fachliteratur geschlossen wird. Ich danke an dieser Stelle allen Fachleuten für die freundliche Aufnahme meiner Arbeit und die mir übermittelten Anregungen, um die ich auch in Zukunft bitte. Eine besondere Freude war es mir, auch bei dem Nachwuchs unseres Berufsstandes ein großes Interesse festzustellen. Es wird auch in Zukunft mein Bestreben bleiben, die Ausbildungsarbeit an der Jugend mit allen Kräften zu unterstützen.

Neue Erkenntnisse auf unserem Fachgebiet konnten bei der Neuauflage verwertet werden. Neben anderen Arbeiten wurde die 6. Ausgabe des Ergänzungsbuches zum Deutschen Arzneibuch von 1941 berücksichtigt. Die Angaben über die Anwendung wurden der maßgeblichen Literatur entnommen.

Da sich Herr Universitätsprofessor a. D. Dr. Willy Peyer, Leobschütz, liebenswürdigerweise bereit erklärte, an der Herausgabe der zweiten Auflage mitzuarbeiten, konnten wertvolle Bereicherungen aufgenommen werden. — In dankenswerter Weise stellte mir Herr Professor Peyer die Ergebnisse seiner eigenen Forschungen und seiner großen Erfahrung zur Verfügung. — Auch für die schwierige Arbeit des Korrekturlesens schulde ich ihm aufrichtigen Dank.

Ich danke weiterhin Herrn Erich Blembel i. Fa. Blembel Gebrüder, Hamburg, für die hervorragende Unterstützung, die er meiner Arbeit stets angedeihen ließ.

Trotz der eingeschränkten Möglichkeiten ist es auch jetzt wieder dem Verlag Cram, de Gruyter & Co., Hamburg, gelungen, für eine gute Ausstattung des Buches Sorge zu tragen. Für das größte Entgegenkommen allen meinen Wünschen gegenüber möchte ich meinen Verlegern an dieser Stelle meinen Dank abstatten.

Ich hoffe, daß die neue Auflage ebenfalls den Beifall der Fachkreise finden und dazu beitragen wird, die schwierige Arbeit der Praxis zu erleichtern.

Hamburg, im August 1942

Heinz A. Hoppe

Vorwort zur dritten und vierten Auflage

Die letzten Auflagen der „DROGENKUNDE“ wurden wiederum sehr rasch verkauft. Da der Verfasser zur Wehrmacht einberufen ist, haben wir die dritte und vierte Auflage mit Ausnahme kleiner Berichtigungen unverändert abgedruckt.

Hamburg, im Juni 1943/44

Der Verlag

Vorwort zur fünften Auflage

Nach Beendigung des Krieges sind bei meinem Verlag und mir zahlreiche Anfragen nach der „DROGENKUNDE" eingegangen. Es ist mir daher eine besondere Freude nunmehr die fünfte Auflage des Buches vorlegen zu können und ich hoffe, daß sie ebenso günstig wie die vorhergehenden aufgenommen wird.

Damit der Termin der Fertigstellung nicht verzögert wird, erscheint auch diese Auflage, abgesehen von einigen notwendigen Korrekturen, unverändert.

Ich danke allen Beteiligten aufrichtig für ihre freundliche Unterstützung, besonders aber dem Verlag Cram, de Gruyter & Co. für das mir stets bewiesene Entgegenkommen.

Hamburg, 1947

Heinz A. Hoppe

Inhaltsübersicht

Abkürzungen

Handelsbez.	Handelsbezeichnung
Abst.	Abstammung
Anwend.	Anwendung
Bemerk.	Bemerkungen
St.Pfl.	Stammpflanze
hom.	Homöopathische Bezeichnung
D.A.B. 6	Deutsches Arzneibuch 6. Ausgabe
Erg.B. z. D.A.B.	Ergänzungsbuch zum Deutschen Arzneibuch
max.	maximal
var.	Varietät

Geschichtlicher Überblick
über die
Entwicklung der Drogenkunde.

Eine Geschichte der Drogenkunde ist ein Teil der Kulturgeschichte der Menschheit. Heilkräuter, Gewürze und Drogen für kosmetische und technische Zwecke waren stets ein nicht unwichtiger Teil menschlicher Kulturbedürfnisse.

In den folgenden Zeilen kann nur ein zusammengefaßter Gesamtüberblick gegeben werden, denn eine Gesamtgeschichte der Drogen würde viele Bände umfassen. Keine Materie hat, wie gerade die der Drogen stets ihre große Bedeutung erhalten oder zum mindesten nach kurzer Unterbrechung wieder erlangt. Die Völker, die vor Jahrtausenden zuerst die kostbaren Produkte des reichen asiatischen Kontinents benutzten, sind längst vom Erdboden verschwunden; nur die Trümmer der damaligen Weltstädte können uns noch einen Begriff von ihrer einstigen Macht und Größe vermitteln. Die Handelswege, auf denen die Drogen befördert wurden, sind immer wieder andere geworden; nur die Drogen selbst sind die gleichen geblieben.

Die ältesten Angaben über Pflanzen als Heilmittel stammen offenbar aus einem chinesischen Kräuterbuch, das zur Zeit des Kaisers Shen NUNG 2700 v. Chr. zusammengestellt wurde. Rhabarber und Zimtrinde sind in diesem Werk erwähnt. Das uralte Dokument ist den Europäern durch den venezianischen Weltreisenden Marco Polo bekannt geworden.

Asien ist mit seinen tropischen und subtropischen Ländern und seinem nahezu unerschöpflichen Vegetationsreichtum das Hauptherkunftsgebiet pflanzlicher Produkte. Die Sanskritschriften, wie die Ayur-Veda des Charaka und andere, geben uns Kunde von den ersten Arbeiten menschlichen Forschergeistes. Man nennt oft das mittlere Asien die „Wiege der Menschheit", — es ist aber auch das erste Land gewesen, das seine Schätze anderen Völkern sandte. Indien ist das erste Exportland tropischer Gewürze, Drogen und Farbstoffe gewesen. Der Tauschverkehr des frühesten Altertums ging von dem Lande zwischen Indus und Oxus aus. Neben anderen Stapelplätzen war es vor allem Attock, das Verkehrszentrum des damaligen Handels war. Hier wurden neben Metallen und Stoffen zuerst Gewürze und Spezereien gehandelt. Karawanenstraßen führten um 2000 v. Chr. durch das Babylonische Reich von Indien und China zum Scbwarzen Meer, zum Mittelmeer, nach Syrien, Palästina und Ägypten.

Obwohl die Ägypter sich — ähnlich den Chinesen — von dem beginnenden Welthandel ziemlich abschlossen, sind uns doch Schrifttafeln erhalten, die uns über Heildrogen berichten. In den Gräbern ägyptischer Priester fand man ganze Drogensammlungen, die noch heute Bewunderung und Staunen erwecken wenn man sie betrachtet (Vorderasiatisches Museum, Berlin). Die alten Ägypter kannten auch bereits Destillierapparate, sie bereiteten Wein, stellten Essig, Soda und Seife her. Im Farbenmischen entwickelten sie große Fähigkeiten, und Terpentinöl und Kolophonium waren ihnen bereits ein Begriff.

Wenn auch manches Überlieferte aus dem Altertum sagenhaft ist, so werden doch oft Drogen erwähnt, die durch Jahrtausende hindurch ihren Wert und ihre Heilkraft behalten haben.

Der arabische Handel mit den Produkten Indiens und Chinas erlebte in den Jahren 2000 bis 1000 v. Chr. seine erste Blütezeit. Das bedeutendste handeltreibende Volk aber waren zu der Zeit die Phönizier. Sie drangen über Frankreich und England hinaus bis zur Ostsee vor, um den kostbaren Bernstein zu holen. Sie versorgten die gesamte damalige Kulturwelt mit Spezereien und Gewürzen. Sie gründeten Kolonien, von denen Karthago die bedeutendste wurde.

Nach einer Machtprobe der Perser waren es dann die Griechen und später die Römer, die das Gesicht der Welt bestimmten. Reichtum und Luxusbedürfnis führten zu einer Verfeinerung der Sitten und mithin zu einem erhöhten Konsum der exotischen Spezereien, Gewürze und auch Arzneidrogen. Die von den Griechen und Römern erworbenen Kenntnisse der Drogen waren von größtem Einfluß auf die abendländische Kultur.

Bei Herodot (geb. 500 v. Chr.), dem nan den „Vater der Geschichte" nennt, findet sich die älteste Angabe über Ricinusöl, das hier allerdings als Brennöl, nicht als Medikament beschrieben wird. — Die medizinischen Werke des Hippokrates, der 470 v. Chr. geboren wurde, standen im Altertum und während des ganzen Mittelalters in höchstem Ansehen. Eine unserer bekanntesten medizinischen Zeitschriften trägt heute seinen Namen. — Aristoteles (geb. 384 v. Chr.) beschäftigte sich wissenschaftlich auch mit Botanik. Sein Werk „Theorie der Pflanzen" ist leider verloren gegangen. — Nur wenige Jahre jünger ist sein Schüler Theophrastos (geb. 371 v. Chr.), dem die Pharmakognosie viel verdankt. In seiner „Geschichte der Pflanzen" hat er alles zusammengetragen, was man in der damaligen Zeit über Heilkräuter wußte. Drogen, wie Rhizoma Iridis, Rhizoma Veratri, Cortex Cinnamomi und zahlreiche andere sind bei ihm erwähnt. — Um 200 v. Chr. lebte Nikandros Kolophonios, von dem mehrere Schriften bekannt sind, u. a. „Heilmittel gegen Gifte". Die Bedeutung der dort erwähnten Pflanzennamen ist aber oft unbekannt. — Der kleinasiatische Geograph STRABON (63 v. Chr. bis 20 n. Chr.) bringt in seinen zahlteichen Schriften und Reiseberichten manche Nachrichten über Pflanzen, z. B. Ricinus. — Juba II. von Mauretanien wird von Plinius wiederholt zitiert. Bei ihm wurden Angaben über Baumwolle, Weihrauch und Myrrha gefunden.

Außer den erwähnten Schriftstellern und Gelehrten griechischer Abkunft sind vor allem einige Römer für einen geschichtlichen Überblick der Drogenkunde von Bedeutung: —

Marcus Porcius Cato lebte 234—149 v. Chr. In einem landwirtschaftlichen Werk erwähnt er auch eine ganze Reihe von Heilpflanzen, u. a. Senf und Fenchel. — Landwirtschaftliche Bücher schrieb ferner Marcus Terentius Varro (116—27 v. Chr.). Absynthium, Crocus, Juglans, Papaver und Thymus werden von ihm erwähnt. Zahlreiche Futterpflanzen und die Kirsche wurden von ihm beschrieben. 70—19 v. Chr. lebte der römische Dichter PUBLIUS VERGILIUS MARO, der in seiner „Georgica" zahlreiche neue Pflanzen beschrieb. Die Zahl der bekannten Pflanzen beschränkt sich damals auf ungefähr 300 bis 400.

Erfolgreicher als bei den landwirtschaftlichen Schriftstellern gestaltet sich die Nachforschung nach im Altertum bekannt gewesenen Drogen bei den Ärzten. So gibt Aulus Cornelius Celsius, ein bekannter medizinischer Schriftsteller, 250 Heilpflanzennamen an. Aloe, Ammoniacum, Cardamomum, Cinnamomum, Galbanum, Gentiana, Hyoscyamus, Linum, Papaver, Piper, Scammonium, Styrax, Terebinthina, Tragacantha, Veratrum und andere werden beschrieben.

Scribonius Largus bringt dann ungefähr 40 n. Chr. gute Beschreibungen von Drogen, die z. T. bis dahin nicht erwähnt wurden. Neu sind z. B. Aconitum, Centaurium, Euphorbium und Fructus Colocynthidis. Ferner beschreibt er das Süßholz und die Opiumgewinnung. —

Von Moderatus Columella, der ungefähr zur gleichen Zeit lebte, sind 12 Bücher über Landwirtschaft erhalten. An Drogen erwähnt er u. a. Crocus, Ferula Asa foetida, Lactuca, den Giftlattich, Levisticum, Prunus, Tilia, etc. -- Interessant ist eine Schrift „Periplus im Roten Meer" aus dem Jahre 77. Der Autor ist nicht mit Sicherheit feststellbar. Unter anderen Handelsartikeln werden Zimt, Crocus, Drachenblut, Reis, Pfeffer, Indigo, Zuckerrohr und Sandelholz erwähnt. —

Der für die Drogenkunde wichtigste Schriftsteller des Altertums ist PEDANIOS DIOSKORIDES ANAZABREUS. — Dioskorides wurde in Cilicien geboren, wurde Arzt und hat auf seinen ausgedehnten Reisen mit den Römerheeren viele Länder besucht. Seine Bücher über Arzneimittellehre wurden um das Jahr 77 n. Chr. geschrieben. Seine Arbeiten waren Jahrhunderte hindurch die Grundlage der Pflanzenkunde und wurden noch von Philipp Melanchthon und Valerius Cordus an deutschen Universitäten kommentiert, bis man endlich zu eigenen Forschungen überging. Schon in rein historischem Interesse sind die Bücher des Dioskorides von nicht zu unterschätzender Bedeutung. Außer den damals schon bekannten Drogen wurden von ihm die folgenden beschrieben: Ingwer, Rhabarber, Baldrian, Eichenrinde, Meerzwiebeln, Wollkraut, Lavendel, Kamillen, Herbstzeitlose, Mandel-, Sesam- und Nußöl, sowie Anis, Koriander, Majoran, Salbei, Pfefferminze und Melisse. Die Herstellung von Succus Liquiritiae und seine Anwendung bei Katarrhen war dem Dioskorides ebenfalls bekannt. Die Übersetzungen seiner Werke wurden nach Erfindung der Buchdruckerkunst gleich nach der Drucklegung der Bibel vervielfältigt.

Zur gleichen Zeit wie Dioskorides lebte Gajus Plinius Secundus, der Ältere (geb. 23 n. Chr.). Von seinen Schriften ist nur noch die 36bändige „Naturalis Historia" erhalten, die bis in das späte Mittelalter zum eisernen Bestand der Naturwissenschaft gehörte. Der Leitgedanke seines Werkes ist ungefähr: „Was nützt dem Menschen?" „Was schadet ihm?" — Die Kenntnisse des Plinius beruhten mehr auf dem Studium der vorhandenen Werke als auf eigenen Beobachtungen, die — im Gegensatz hierzu — Dioskorides gesammelt hatte. Plinius kam bei dem Vesuvausbruch, der Pompeji und Herculanum verschüttete, im Jahre 79 n. Chr. ums Leben.

Der berühmte Arzt Claudius Galenus Pergamenos (um 130 n. Chr.) erwähnt ebenfalls zahlreiche Drogen in seinen Schriften. Galenus führte Folia Uvae Ursi als Heilmittel ein.

Aus der Verfallszeit des Römischen Reiches ist wenig zu erwähnen. —

Aetius Amydenos (467) beschreibt Rhizoma Zedoariae, und der Arzt Alexander Trallianos (um 525) erwähnt in seinen Rezepten die Gewürznelken als Heilmittel. Nelken galten damals als eine ganz große Kostbarkeit. Nach dem Niedergang Roms war auch die erste Blütezeit des Levantehandels vorbei. Mehrere Jahrhunderte hindurch hatte er die Produkte Chinas, Indiens und des Malayischen Archipels in das Abendland gebracht.

Einen großen Aufschwung nahm die Drogenkunde erst wieder zur Zeit Kaiser Karls des Großen (768—814). In den Kapitularien wurde die Kultur von Farbstoffpflanzen, Gemüse und Arzneikräutern angeordnet; auch Obstbaumkulturen wurden damals auf Befehl des Kaisers angelegt. Die Klöster wurden eine Pflegestätte der Arzneipflanzenkultur. Besonders die Benediktiner leisteten Hervorragendes. — Malven, Rosmarin, Salbei, Eibisch, Lavendel und Koriander wurde in den „Würzgärtlein" angebaut. Berühmt war der Musterbetrieb der Äbtissin Hildegard von Bingen. Ihre im Jahre 1150 verfaßte „Physica" wurde noch im Jahre 1500 in Straßburg neu herausgegeben. Bei ihr tauchen die ersten deutschen Drogennamen auf, welche in eränderter Form z. T. bis heute gebräuchlich geblieben sind z. B.: Zitwer, Himmelsschlüssel, Huflattich usw.

In einer geschichtlichen Übersicht darf die arabische Arzneimittelwissenschaft nicht unberücksichtigt bleiben. Die Grundlagen des Wissens der Araber legten die gelehrten Nestorianer, Mitglieder einer im 5. Jahrhundert vertriebenen christlichen Sekte. Diese Männer übersetzten Dioskorides und Plinius in die syrische Sprache und gründeten Akademien. An diesen Akademien, deren berühmteste Bagdad war, wurden die arabischen Ärzte ausgebildet, die zum Teil Weltruhm erlangten. Durch den ausgedehnten arabischen Handel gelangten immer neue Drogen in den Verkehr. — Im 10. Jahrhundert war es vor allem Mohamed Abu Bekr, genannt Rhazes, der Leiter eines Bagdader Krankenhauses, der einen großen Ruf hatte; ferner aren Avicenna, Joh. Serapion und Joh. Mesriach im 11. Jahrhundert berühmt. Ein anderer, vielleicht der bedeutendste Gelehrte und Naturforscher der damaligen Zeit war Geber (Dschabir). — Aus ihren Schriften sind uns eine ganze Reihe von Drogenpflanzen bekannt geworden, z. B.: Zingiber officinale, Curcuma, Zedoaria, Curcuma longa, der Manna liefernde raxinus Ornus, Piper Cubeba, Piper nigrum, Coffea arabica, eine ganze Reihe von Alkaloid-Drogen, wie Datura, Atropa Belladonna, Hyoscyamus, — ferner Aloe succotrina, Cinnamomum Camphora, Cinnamomum ceylanicum, Rheum palmatum, Cassia fistula, Senna, Tamarindus, Areca Catechu, Gummi arabicum und andere. — Soweit die Drogen schon aus früheren Schriften bekannt waren, wurden die Beschreibungen durch die arabischen Gelehrten ergänzt. Die Araber betrieben damals einen ausgedehnten Seehandel mit Indien und China Neben den Drogen für Heilzwecke wurden grße Mengen von Duftstoffen und Gewürzen in das arabische Reich eingeführt. An den prächtigen Höfen der Kalifen wurden Unmengen verbraucht.

An der Malabarküste, auf Ceylon und in den großen Städten gründeten die Araber damals Handelsniederlassungen. Von Ägypten aus wurde vom 7. bis zum 12. Jahrhundert ebenfalls ein lebhafter Seeverkehr bis nach Spanien betrieben. Der griechische Handel blühte wieder auf. Trapezunt wurde der bekannteste Stapelplatz für die Drogen Indiens und Arabiens.

Der Venezianer Marco Polo (1254 bis 1323) brachte von seinen ausgedehnten eisen nach dem fernen Osten Beschreibungen bekannter Drogen mit. Curcuma, Pfeffer, Weihrauch und Medizinalrhabarber lernte er kennen. Er sah als erster Europäer Nelken- und Sandelholzbäume, sowie Sagopalmen.

Vom 12. bis zum 15. Jahrhundert lag dann der neu erblühte Levantehandel hauptsächlich in den Händen italienischer Hafenstädte; Bari, Neapel, Amalfi und Pisa begründeten ihren Reichtum. Venedig und Genua wurden die stolzen, meerbeherrschenden Weltstädte. An der syrischen Küste wurde Akkon zur Zeit der Kreuzzüge ein großer Handelsplatz.

Ormuz am Persischen Golf wurde ein Umschlagplatz für die indischen Güter. Mangalore, Calicut und Quilon waren die Haupt-Ausfuhrhäfen Indiens. Ingwer, Zimt, Cardamom, Muskatnüsse, Aloeholz und Indigo gelangten von hier aus in den Welthandel. Nach der Umsegelung Afrikas durch die Portugiesen im Jahre 1498 ging dann die Benutzung der Karawanenstraßen immer mehr zurück, und der Seeverkehr wurde das bevorzugte Hilfsmittel des Welthandels.

Neben den Kaufleuten waren auch die Gelehrten Europas nicht müßig gewesen. Das Compendium Saladini, das ausgezeichnete Apothekerbuch des 15. Jahrhunderts faßte die Erfahrungen, die man an der Ärzte-Akademie in Salerno gesammelt hatte, zusammen.

Im 15. Jahrhundert kam die Erkenntnis auf, daß die Neuerforschung der Pflanzenwelt eine besonders vordringliche Aufgabe sei. Männer wie Otto Brunfels, gestorben 1534, Leonhard Fuchs, 1501—1566, Hieronymus Bock, geboren 1498, und Valerius Cordus, 1515—1544, erhielten den ehrenden Beinamen „Väter der Pflanzenkunde". Aus ihren dickleibigen Folianten mußte später mit viel Mühe das Brauchbare herausgesucht werden. Vieles ist uns heute unverständlich, über manches möchte man lächeln, aber man darf niemals die Leistungen dieser Männer verkennen. In diese Zeit fällt die Geburtsstunde der Naturwissenschaft.

1516 wurde dann einer der bedeutendsten Gelehrten dieses Faches geboren, der Arzt Conrad Geßner, dessen Kräuterbuch genaue und schöne Abbildungen zeigt, die heute noch zu verwenden sind. Er berichtete unter anderem auch über die Arzneipflanzen-Kulturen in Deutschland und führt — um nur einige Beispiele zu nennen — Angelica, Calendula und Coriander als Anbaupflanzen auf. Auch war ihm schon bekannt, daß man z. B. Pfefferminze nicht aus Samen ziehen kann, sondern durch Ableger vermehren muß. Geßner wurde mitten aus seinem Schaffen durch die Pest dahingerafft.

Zur gleichen Zeit lebten noch eine ganze Reihe bekannter Botaniker, wie Tabernaemontanus, Carl Clusius und andere. Camerarius hatte in Nürnberg einen der ersten deutschen Botanischen Gärten.

1493—1541 lebte Theophrastus Bombastus Paracelsus von Hohenheim, der in Einsiedel im Kanton Schwyz geboren, einer der bekanntesten Ärzte, Naturforscher und Philosophen des Mittelalters wurde. Er war der Begründer der „Signaturenlehre" und stellte auch sein großes chemisches Wissen in den Dienst der Heilkunst. Er wies der Medizin und der Botanik neue Wege und ist einer der größten Förderer der Pharmazie gewesen.

Durch die Auffindung des Seeweges nach Ostindien und durch die Entdeckung Amerikas gelangten die Portugiesen und Spanier zu ihren unermeßlich reichen Kolonien. Es darf bei dieser Gelegenheit nicht unerwähnt bleiben, daß die Methoden eines Vasco da Gama, eines Cortez oder Pizarro und anderer sogenannter „Kolonisatoren" bei der Eroberung der indischen und amerikanischen Reiche mit ihrer sinnlosen Grausamkeit und nicht mehr zu überbietenden Habgier noch heute das Entsetzen aller Kulturmenschen hervorrufen. Jahrtausende alte Kulturen, die mit ihren hochentwickelten Wissenschaften auch das Abendland hätten bereichern können, wurden aus purer Raub- und Mordlust völlig zerstört.

Durch die Kolonien und den Handel mit den neuentdeckten Ländern wurde auch die Zahl der Arzneidrogen erheblich erweitert. Portugiesen und Spanier brachten neue Drogen, ihre Beschreibungen und Anwendungsmöglichkeiten mit nach Europa. Der bereits erwähnte Carl Clusius war es, der die Übersetzungen ins Deutsche anfertigte. Der spanische Arzt Francesco Hernandez aus Toledo erforschte Mexico; Professor Nicolas Monardes gab ein Sammelwerk über die Entdeckungen auf dem neuen Kontinent heraus.

Zea Mays, Nicotiana Tabacum, Ananas, Cacao, Vanille, Perubalsam, Tolubalsam, Copaivabalsam, Guayakholz, Chinarinde, Capsicum, Sabadillsamen, Maté, Cocablätter, Jalapenknollen, Ipecacuanhawurzeln, Quassiaholz und viele andere Drogen wurden bekannt. Zum Teil waren die Arzneimittel bei den Azteken und Inkas seit langer Zeit in Gebrauch. Auch heute kennen die Eingeborenen der mexikanischen und südamerikanischen Staaten noch eine Menge Drogen, die von europäischen Gelehrten nicht untersucht sind.

Aus Nordamerika kamen erst in späteren Jahrhunderten verschiedene bedeutende Drogen zum europäischen Arzneischatz. Senega und Hydrastis sind da besonders erwähnenswert.

Außer den Drogen aus fremden Ländern und Erdteilen, unter denen sich die unersetzlichen Alkaloid-Drogen und andere wichtige Heilstoffe befinden, haben auch eine ganze Reihe von einheimischen Heilpflanzen eine große Bedeutung erlangt und behalten.

Die wissenschaftliche Erforschung der Drogen wurde etwa Mitte des vorigen Jahrhunderts, besonders durch Schleiden und Weddel durchgeführt. Berg, Flückiger, Arthur Meyer, Hartwig und vor allem der berühmte Alexander Tschirch, sind einige der bekanntesten Namen auf diesem Gebiet der Naturwissenschaft.

Alle bis 1898 in irgendeiner Gegend der Welt zu Heilzwecken benutzten Pflanzen finden sich systematisch geordnet in einem Werk von Georg Dragendorff „Die Heilpflanzen der verschiedenen Völker und Zeiten", das etwa 12700 Arten aufführt.

Der Drogen-Welthandel ist immer umfassender und komplizierter geworden. Ein neues Herkunftsgebiet nach dem anderen wurde erschlossen, und mit dem wachsenden Angebot von immer neuen Drogen steigerten sich die Ansprüche der Konsumentenkreise. Eine Zeitlang schien es, als sollten die natürlichen Drogen durch künstliche Heilstoffe, Chemikalien und synthetische Produkte in weitgehendem Maße ersetzt werden. Diese Entwicklung hat ihr Ende gefunden. Unter immer neuen Gesichtspunkten haben sich die Pharmakognosie und die moderne Medizin der Drogen wieder angenommen. Mit allen der heutigen Wissenschaft zu Gebote stehenden Hilfsmitteln bemüht man sich um die Nutzbarmachung nicht nur der offizinellen Drogen zu neuen Verwendungszwecken in der Heilpraxis.

Einzelbestandteile und Träger der Wirkstoffe der Drogen sind erst nach der Vervollkommnung der Chemie in den letzten Jahrzehnten in reiner Form hergestellt worden. Die Bitterstoffe, Alkaloide, Glykoside usw. der wichtigsten Drogen wurden von der chemischen Industrie auf den Markt gebracht. Und doch ist es nicht so, daß damit etwa die „Quinta Essentia", nach der die Gelehrten des Mittelalters so lange vergeblich suchten, gefunden wurde! Gerade in den vergangenen Jahren haben bedeutende Fachleute festgestellt, wie unendlich viel eine richtig angewandte Droge in ihrer Gesamtwirkung bei einem Kranken zu leisten vermag und wie oft ein isolierter Bestandteil — allein angewandt — versagt. Die pharmazeutische Industrie hat diese Erkenntnisse genutzt und zahlreiche wertvolle Präparate aus überseeischen und einheimischen Drogen hergestellt. — Aber nicht nur die offizinellen Drogen, sondern auch eine große Anzahl weiterer wertvoller Heilpflanzen verdienen eine größere Beachtung als bisher.

Auch heute ist man wieder eifrig bemüht, die neuen Erkenntnisse der Heilkunde mit der Drogenkunde in Übereinstimmung zu bringen, denn für Hochschullehrer und Anbauer von heimischen Heilpflanzen, den Importeur der wertvollen überseeiscben Drogen und den Fabrikanten pharmazeutischer Spezialitäten, den Apotheker und nicbt zuletzt den Arzt sollte es nur einen gemeinsamen Grundsatz geben:

SALUS AEGROTI SUPREMA LEX.

I.

Medizinaldrogen des Welthandels.

Adeps Lanae anhydricus Nr. 1

Handelsbez.: Wasserfreies Wollfett, Lanolin

Abst.: Aus dem Wollschweiß des Schafes — Ovis aries — gewonnen. — Adeps Lanae ist kein Fett, sondern ein Wachs. —

Bestandteile: Freie und veresterte aliphatische Alkohole, wie Zetyl- und Zerylalkohol und andere — Freie und veresterte Sterine, wie Cholesterin und and, Säuren. —

Anwend.: — Salbengrundlage — Zur Herstellung des Adeps Lanae cum Aqua, zur Fabrikation von Zäpfchen, Pasten usw —

Bemerk · Offizinell im D.B B 6. —

Adeps Suillus Nr 2

Handelsbez.: Schweineschmalz

Abst. Durch Ausschmelzen gewonnenes Fett ungesalzener Teile des Schweines — Sus scrofa —

Bestandteile: Glyceride der Öl-, Stearin- und Palmitinsäure Freie Säuren. —

Anwend.: Salbengrundlage — Bestandteil zahlreicher offizineller und anderer Präparate —

Bemerk: Offizinell im D A B 6. —

Agar-Agar Nr. 3

Handelsbez.: Agar-Agar

St. Pfl.: Gelidium-, Gracilaria- und Eucheuma-Arten (Getrocknete Gallerte.)

Familie: Verschiedene Familien der Florideae

Herkunftsgeb. Japanische Küsten des Stillen Ozeans, besonders bei Kobe und Yokohama, — Küsten von Sachalin, — Ostindische Meere, besonders an der Küste von Ceylon, — Kalifornische Küstengebiete. —

Bestandteile Schleim, Gelose (Kohlehydrat), Fett, Rohfaser.

Anwend.: Bei Verdauungsstörungen, zur Herstellung gelatinöser Massen, zu Suppositorien usw, zu Nährböden für Bakterien. — Technisch in der Textil-, Papier-, Foto- und Bierindustrie —

Bemerk: Offizinell im D A B 6. — Man unterscheidet Handelsqualitäten in Fäden, Schnitzeln und Stangen — Kobe I und II Yokohama I und II, Sachalin — Ceylon-, Celebes-, Borneo- und Kalifornischer Agar-Agar kommt im europäischen Handel selten vor —

Nr. 4 **Aloë**

Handelsbez.: Aloë, Aloësaft. —

St. Pfl.: Aloë ferox, Aloë vulgaris und andere Arten. (Eingedickter Saft der Blätter.) —

Familie: Liliaceae. —

Herkunftsgeb.: Kapland, Ostafrika, Sokotra, Natal, Sanzibar (bestandbildend). — Westindien, auf Curaçao, Arruba und Bonaire. — Indien. —

Bestandteile: Aloine (Glykoside), Harze, Aloë-Emodin, Asche max. 1,5%. —

Anwend.: Purgans und Bittermittel bei Verdauungsstörungen, Verstopfung, Gallen- und Hämorrhoidalleiden. Größere Gaben wirken abortiv. — Äußerlich bei Geschwüren und Brandwunden. — Zur Herstellung der Aloine, Bestandteil zahlreicher pharmazeutischer Präparate, zur Bereitung von Extrakten und Tinkturen. —

Bemerk.: Kap-Aloë ist offizinell im D.A.B.6 und im Homöopath. Arzneibuch. — Qualität: — lucida = glänzend.
Varietäten von Aloë vulgaris liefern die Curaçao-Aloë und die ostindische Jafarabad-Aloë. — Qualität: — hepatica = matt. Eine schwarzglänzende „kapartige" Curaçao-Aloë kommt gleichfalls von den Westindischen Inseln in den Handel. — Glänzende und matte Aloë können durch verschiedene Temperaturen aus dem gleichen Saft erzeugt werden.

Nr. 5 **Ambra grisea**

Handelsbez.: Amber, graue Ambra.

Abst.: Darmausscheidung des Potwals — Physeter macrocephalus. —

Herkunftsgeb.: Atlantischer und Stiller Ozean. —

Bestandteile: Ambraïn (ca. 85%), fettes Öl, zuweilen Benzoesäure. —

Anwend.: Medizinisch als Stimulans bei Hysterie. — In der Parfümerieindustrie zu Ambraessenzen. —

Bemerk.: Offizinell im Homöopath. Arzneibuch. —
Im Erg.B. z. D.A.B. v. 1941 aufgeführt.

Nr. 6 **Amylum Marantae**
Arrow-Root.

Handelsbez.: Westindisches Pfeilwurzelmehl, Marantastärke. —

St. Pfl.: Maranta arundinacea.

Familie: Marantaceae.

Herkunftsgeb.: Westindiscbe Inseln, besonders St. Vincent. —

Bestandteile: Stärke. — Wassergeh. max. 15%, Asche max. 1%.

Anwend.: Vergleiche Nr. 8 A. Oryzae. — Medizinisch besonders bei Katarrhen und als Stärkungsmittel. —

Bemerk.: Im Erg.B. z. D.A.B. v. 1941 aufgeführt. — Ostindisches Arrow-Root stammt von verschiedenen Curcuma-Arten ab. — Brasilianisches Arrow-Root stammt von Manihot utilissima. —

Amylum Maydis Nr. 7

Handelsbez.: Maisstärke.
St. Pfl.: Zea mays.
Familie: Gramineae.
Herkunftsgeb.: Subtropische Länder. —
Bestandteile: Stärke. — Wassergeh. max. 14%, Asche max. 1%.
Anwend.: Vergleiche Nr. 8 A. Oryzae.
Bemerk.: Im Erg.B. z. D.A.B. v. 1941 aufgeführt.

Amylum Oryzae Nr. 8

Handelsbez.: Reisstärke.
St. Pfl.: Oryza sativa.
Familie: Gramineae.
Herkunftsgeb.: In allen tropischen Ländern kultiviert, vorzugsweise in Südasien.
Bestandteile: Stärke. — Wassergeh. max. 15%, Asche max. 1%. —
Anwend.: Reizlinderndes Mittel, zu Klistieren und Streupulvern bei Hautleiden. — Zur Herstellung von Pillen und Tabletten. Zu Nährpräparaten. — Technisch als Appreturmittel, zu Pudern, Glanzstärken usw. —
Bemerk.: Offizinell im D.A.B. 6. —

Amylum Solani Nr. 9

Handelsbez.: Kartoffelstärke.
St. Pfl.: Solanum tuberosum.
Familie: Solanaceae.
Herkunftsgeb.: In allen Ländern der gemäßigten Zonen kultiviert. —
Bestandteile: Stärke. — Wassergeh. max. 20%, Asche max. 1%.
Anwend.: Vergleiche Nr. 8 A. Oryzae. —
Bemerk.: Im Erg.B. z. D.A.B. v. 1941 aufgeführt.

Amylum Tritici Nr. 10

Handelsbez.: Weizenstärke.
St. Pfl.: Triticum sativum. (Durch Ausschlämmen aus Weizenmehl gewonnen.)
Familie: Gramineae.
Herkunftsgeb.: In allen Ländern mit gemäßigtem und subtropischem Klima kultiviert. —
Bestandteile: Stärke. — Wassergeh. max. 15%, Asche max. 1%. —
Anwend.: Vergleiche Nr. 8 A. Oryzae.
Bemerk.: Offizinell im D.A.B. 6. —

Nr. 11 **Anhalonium Lewinii**

Handelsbez.: Peyotl, Muscal Buttons. (Kakteen-Köpfchen.)
St. Pfl.: Anhalonium Lewinii.
Familie: Cactaceae.
Herkunftsgeb.: Mexiko.
Bestandteile: Alkaloide.
Anwend.: Anregungs- und Rauschmittel. —
Bemerk.: GIFTDROGE! —

Nr. 12 **Antophylli**

Handelsbez.: Mutternelken, Nelkenfrüchte. —
St. Pfl.: Eugenia Caryophyllata.
Familie: Myrtaceae.
Herkunftsgeb.: Molukken und südliche Philippinen. — Die Stammpflanze wird in zahlreichen Tropengebieten kultiviert. —
Bestandteile: Äther. Öl (ca. 5—7%). — Stärke.
Anwend.: Magenmittel. — Gewürz. —
Bemerk.: Vergleiche Nr. 141 Flores Caryophylli.

Nr. 13 **Araroba**

Handelsbez.: Goa-Pulver, Pò de Bahia. —
St. Pfl.: Andira Araroba.
Familie: Leguminosae.
Herkunftsgeb.: Brasilien, besonders in den Wäldern der Provinz Bahia.
Bestandteile: Chrysarobin (40—60%), seine Verbindungen, — Bitterstoff, Harz.
Anwend.: Gegen Hautleiden, besonders Psoriasis. — Zur Herstellung von Chrysarobin, Chrysophan und Chrysophansäure. —
Bemerk.: GIFTDROGE! —

Nr. 14 **Asphaltum**

Handelsbez.: Asphalt, natürliches Erdpech.
Abst.: Umwandlungsprodukt des Petroleums. Fossiles Harz. —
Herkunftsgeb.: Syrien, Nordamerika. —
Bestandteile: Kohlenwasserstoffe.
Anwend.: Medizinisch zu Räucherungen bei Lungenleiden. Gegen Hautleiden, zu Pflastern. — Zu Injektionsmassen, als Deckglaskitt. — Die Verwendung in der Technik zu Straßenpflastern, Dachpappen, Schiffslacken usw. ist bekannt und mengenmäßig sehr groß. —

Baccae siehe **Fructus**

Balsamum canadense — Nr. 15

Handelsbez.:	Kanadabalsam, — Kanadischer Terpentin.
St. Pfl.:	Abies balsamea, Abies Fraseri und andere Arten.
Familie:	Pinaceae.
Herkunftsgeb.:	Kanada, — Nordamerika (Quebec).
Bestandteile:	Resene, — äther. Öl, — Bitterstoff, — Säuren.
Anwend.:	Medizinisch bei Blasenentzündungen, — Katarrhen, — Hämorrhoiden, — in Form von Emulsionen. Zu hautreizenden Pflastern, — bei Geschwüren. — Einschlußmittel für mikroskopische Präparate. — Technisch in der optischen Industrie als Linsenkitt.
Bemerk.:	Im Erg.B. z. D.A.B. v. 1941 aufgeführt. — Terebinthina Argentoratensis — Straßburger Terpentin von Abies alba ist kaum noch im Handel.

Balsamum Copaivae — Nr. 16

Handelsbez.:	Kopaiva-Balsam.
St. Pfl.:	Copaifera officinalis, C. guyanensis, C. coriacea, C. Langsdorffii und andere Copaifera-Arten. —
Familie:	Leguminosae.
Herkunftsgeb.:	Guayana, — Kolumbien, — Venezuela, — Panama, — Brasilien, vor allem in den Staaten Minas, Rio, Bahia und Piauly, am Unterlauf des Amazonenstromes. — Meist zerstreut in Wäldern. — Hauptsammelplätze für den brasilianischen, den sog. Parabalsam sind Para und Manaos. —
Bestandteile:	ca. 20 bis 60% Harze (Harzsäuren) ca. 40 bis 80% ätherisches Öl, Bitterstoff. —
Anwend.:	Diuretikum bei Katarrhen der Harnwege, bei Gonorrhoe, chronischer Bronchitis, Nieren- und Harnsteinen, — Hämorrhoiden, Hautleiden, Frostbeulen. — Gegen Geschwüre. — Technisch in der Porzellanmalerei und in der Papierindustrie. Zu Gemäldefirnissen. —
Bemerk.:	Offizinell im D.A.B. 6 und im Homöopath. Arzneibuch. — Die wichtigsten Handelsqualitäten sind: — Parabalsam, — Maracaibo- oder Venezuelabalsam, — Maturin. — Es gibt lösliche und unlösliche Qualitäten, letztere dürfen nur für technische Zwecke verwendet werden. — Vergleiche Nr. 17 und Nr. 18.

Balsamum Copaivae africanum — Nr. 17

Handelsbez.:	Afrikanischer Kopaivabalsam, Illurinbalsam. —
St. Pfl.:	Hardwickia Mannii oder Oxystigma Mannii (?).
Familie:	Leguminosae.
Herkunftsgeb.:	Westafrika.

Bestandteile: Illurinsäure, die oft schon beim Stehen ausscheidet.
Anwend.: Medizinisch und technisch wie Kopaivabalsam, — aber seltener. —

Nr. 18 **Balsamum Copaivae ostindicum**

Balsamum Gurjunicum

Handelsbez.: Gurjun-Balsam. —
St. Pfl.: Dipterocarpus turbinatus und andere Arten.
Familie: Dipterocarpaceae.
Herkunftsgeb.: Südasien. —
Bestandteile: Äther. Öl, Bitterstoff, Resene, Harzsäuren. —
Anwend.: Medizinisch wie Kopaivabalsam. — Zu Einreibungen bei Hautleiden und Rheuma. — Technisch in der Lackindustrie. —

Nr. 19 **Balsamum Mecca**

Amyris gileadensis (hom.)

Handelsbez.: Mekkabalsam. —
St. Pfl.: Commiphora Opobalsamum.
Familie: Burseraceae.
Herkunftsgeb.: Arabien, Ägypten.
Bestandteile: Äther. Öl und Harze.
Anwend.: Medizinisch nur noch selten zu Einreibemitteln. — Technisch in der Parfümerieindustrie. —
Bemerk.: Offizinell im Homöopath. Arzneibuch. —

Nr. 20 **Balsamum peruvianum**

Handelsbez.: Perubalsam, indianischer Wundbalsam.
St. Pfl.: Myroxylon balsamum var. Pereirae.
Familie: Leguminosae.
Herkunftsgeb.: El Salvador, Guatemala, Honduras, Nicaragua, Costarica, an der „Costa del Balsamo" in 300 bis 500 m Höhe. Das Hauptlieferland ist El Salvador. —
Bestandteile: Bis 75% Cinnamein (nach dem D.A.B. 6 mindestens 56%). — Cinnamein besteht aus ca. 66 Teilen Benzoesäurebenzylester und ca. 34 Teilen Zimtsäurebenzylester. — Ferner enthält der Balsam Harz, freie Zimtsäure, Benzoesäure, Nerolidol, Farnesol und Vanillin. —
Anwend.: Expektorans, Stimulans und Antiseptikum bei chronischen Katarrhen, Asthma, Rheuma usw. Wichtiges Wundheilmittel, äußerlich zu Verbänden, gegen Krätze, Hautleiden, Frostschäden. — Bei Diphtherie in Form von Pinselungen. Zu Klistieren und Inhalationen. — In der Veterinärmedizin gegen Räude. — Zu Mund- und Haarwässern, in der Kosmetik. — In der Schokoladenfabrikation und in der Parfümerieindustrie. —

Bemerk.: Offizinell im D.A.B. 6 und im Homöopath. Arzneibuch. — Im Handel unterscheidet man naturelle und geklärte Balsame. Die Hauptqualitäten sind die San-Salvador- und die Nicaragua-Ware. —

Balsamum tolutanum Nr. 21

Handelsbez.: Tolubalsam.

St. Pfl.: Myroxylon balsamum var. genuinum.

Familie: Leguminosae.

Herkunftsgeb.: Nördliches Südamerika, Venezuela, Kolumbien. — Die Haupterntegebiete liegen am Unterlauf des Magdalenenstromes in Kolumbien. — Der Stapelplatz ist Santiago de Tolu. —

Bestandteile: Ca. 80% Harz (Zimtsäure- und Benzoesäureester) Cinnamein, Vanillin, freie Säuren, äther. Öl. — Asche max. 1%. —

Anwend.: Expektorans bei chronischen Bronchial-Katarrhen. — Zu schmerzstillenden Salben, Wundheilmittel. — Zu Räucherzwecken und in der Kosmetik. —

Bemerk.: Offizinell im D.A.B. 6 — Im Handel unterscheidet man naturelle und geklärte Ware. — Tolubalsam hart und blank wird meist in der Kosmetik und in der Parfümerieindustrie verwendet. —

Blatta orientalis Nr. 22

Handelsbez.: Küchenschaben.

Abst.: Stylopyga orientalis (getrocknete Tiere).

Bestandteile: Blattasäure.

Anwend.: Die Droge hat harn- und schweißtreibende Wirkung. —

Bemerk.: Offizinell im Homöopath. Arzneibuch. —

Boletus siehe **Fungus**

Bulbus Allii ascolonici Nr. 23

Handelsbez.: Schalotten.

St. Pfl.: Allium ascolonicum.

Familie: Liliaceae.

Herkunftsgeb.: Heimat Kleinasien, in Europa kultiviert. —

Bestandteile: Ätherisches Öl.

Anwend.: Magenmittel bei Verdauungsstörungen. —

Bemerk.: In gleicher Weise werden auch die als Gewürz und Gemüse bekannten Abarten verwendet, wie Allium schönoprasum — Schnittlauch, A. cepa — Zwiebel, als Cepa offizinell im Homöopath. Arzneibuch, sowie A. porrum — Porree.

Bulbus Allii sativi Nr. 24

Handelsbez.: Knoblauchzwiebeln. —

St. Pfl.: Allium sativum.

Familie:	Liliaceae.
Herkunftsgeb.:	Europa, — auch kultiviert.
Bestandteile:	Äther. Öl, — Rodanwasserstoffsäure, — Kieselsäure.
Anwend.:	Expektorans, bei Lungenleiden. — Schweißhemmendes Mittel. Gegen zu hohen Blutdruck und Arteriosklerose. — Gegen Ruhr und Würmer.
Bemerk.:	Offizinell im Homöopath. Arzneibuch sind die frischen Zwiebeln. — Im Erg.B. z. D.A.B. v. 1941 aufgeführt.

Nr. 25

Bulbus Colchici

Colchicum (hom.)

Handelsbez.:	Herbstzeitlosenknollen.
St. Pfl.:	Colchicum autumnale.
Familie:	Liliaceae.
Herkunftsgeb.:	Gebirge Mittel- und Südeuropas.
Bestandteile:	Colchicin, fettes Öl, Stärke, Zucker.
Anwend.:	Diuretikum Bei Gicht, rheumatischen Leiden, Ischias. — Homöop. in gleicher Weise
Bemerk.:	Offizinell im Homöopath. Arzneibuch sind die frischen Knollen. — GIFTDROGE! — Die Ware wird in „Scheiben" gehandelt. — Vergleiche Nr. 807 Semen Colchici. —

Nr. 26

Bulbus Scillae

Scilla (hom.)

Handelsbez.:	Meerzwiebeln, rot und weiß. —
St. Pfl.:	Urginea maritima.
Familie:	Liliaceae.
Herkunftsgeb.:	Mittelmeerländer, besonders Italien, Algier, Marokko. — Auch aus Kulturen. —
Bestandteile:	Scillaren A und B, Sinistrin, Saponin, Kohlenhydrate, Fett, Schleim, Asche max. 5%.
Anwend.:	Diuretikum und Herzmittel. Bei Bronchial- und Lungenleiden, Gelbsucht, Wassersucht. Brechmittel. — Zu Salben und Umschlägen. — Zum Vergiften von Ratten und anderen Nagetieren. —
Bemerk.:	Offizinell im D.A.B. 6. — Offizinell im Homöopath. Arzneibuch sind die frischen, roten Zwiebeln. – GIFTDROGE!

Nr. 27

Camphora

Camphora japonica

Handelsbez.:	Kampfer, Japan-Kampfer, Laurineen-Kampfer.
St. Pfl.:	Cinnamomum Camphora (gereinigtes Destillationsprodukt des Holzes).
Familie:	Lauraceae.

Herkunftsgeb.:	Küstengebiete Ostasiens von Cochinchina bis zum Jangtsekiang. — Südliche Japanische Inseln, Formosa und Hainan. Chinesische Provintz Fukien. —
Bestandteile:	Camphora ist ein Keton. (Äther. Öl.)
Anwend.:	Erregungsmittel bei Kollapszuständen. — Stimulans für Herz und Atmung. — (Große Dosen wirken lähmend.) Bei Infektionskrankheiten. — Schweißhemmendes Mittel, — bei Gallenleiden, — Lungenentzündungen und zur Beruhigung der geschlechtlichen Funktionen. — Äußerlich als Wundmittel, zu Einreibungen mit hautreizender Wirkung. Bei Rheuma, Neuralgie usw. — Technisch zur Herstellung von Zelluloid, Mottenschutzmitteln und rauchlosem Pulver. —
Qualit.:	Tafeln (slabs), — Tabletten, — Pulver (Blumen). —
Bemerk.:	Offizinell im D.B.B. 6 knd im Homöopath. Arzneibucb. —

Camphora sumatrensis — Nr. 28

Handelsbez.:	Borneo- oder Baroskampfer. —
St. Pfl.:	Dryobalanops aromatica.
Familie:	Dipterocarpaceae.
Herkunftsgeb.:	Borneo, — Sumatra, — Sundainseln
Bestandteile:	Borneol.
Anwend.:	Medizinisch wie Camphora japonica. — Als Räuchermittel, meist nur für den ostasiatischen Konsum. —

Camphora synthetica — Nr. 29

Handelsbez :	Synthetischer oder razemischer Kampfer.
Abst.:	Durch Sublimation oder Kristallisation aus dem Pinen des Terpentinöls hergestellt —
Bemerk.:	Die Ware wird in gleicher Weise, wie echter, japanischer Kampfer verwendet. — Offizinell im D.A.B. 6. —

Cantharides — Nr. 30

Cantharis (hom.)

Handelsbez.:	Grüne Kanthariden, spanische Fliegen, Blasenkäfer, ungarische oder russische Kanthariden.
Abst.:	Lytta vesicatoria (getrocknete Tiere). —
Herkunftsgeb.:	Südeuropa, Balkanländer, — Hauptherkunftsgebiete Südrußland, Ungarn. —
Bestandteile:	Ca. 0,9% Cantharidin (nach dem D.A.B.6 0,7%), Fett, Säuren, flüchtiges Öl, Farbstoff, Harz, Asche max. 8%. —
Anwend.:	Blasenziehendes und Hautreizmittel, zu Pflastern, Salben und Tinkturen. — Als Aphrodisiacum verboten! Ausgedehnte Anwendung in der Veterinärmedizin. — Haarwuchsförderndes Mittel. — Zur Herstellung von Cantharidin. —

Bemerk.: Offizinell im D.A.B. 6 und im Homöopath. Arzneibuch. — GIFTDROGE! —

Nr. 31 **Cantharides chinenses**

Handelsbez.: Chinesische Kanthariden, — braune Kanthariden.

Abst.: Mylabaris Cichorei.

Herkunftsgeb.: China. —

Bestandteile: Cantharidin, — Harz, — Fett, — äther. Öl, — Säuren, — Farbstoff.

Anwend.: Vergl. Cantharides (grüne Kanthariden). — Zur Herstellung von Cantharidin.

Nr. 32 **Carbo animalis**

Carbo medicinalis

Handelsbez.: Blut-, Fleisch- oder Knochenkohle.

Abst.: Durch Glühen von Knochen, — Fleisch oder Blut.

Herkunftsgeb.: Fabrikationsprodukt.

Bestandteile: Der Glührückstand beträgt 4%. —

Anwend.: In Form von Pulver, Tabletten oder Kompretten gegen Meteorismus (Gasbildung) und übermäßige Magensäure. Bei Dysenterie, — Blutarmut, — Wechselfieber, — Vergiftungen— Äußerlich als Streupulver, gegen Wundabsonderungen. — Zur Förderung der Epidermisbildung bei Wunden. — Zu Klistieren usw. Technisch zum Keimfreimachen von Trinkwasser. — Zum Entfärben und Reinigen von Flüssigkeiten. —

Bemerk.: Im Erg.B. z. D.A.B. v. 1941 aufgeführt. — Offizinell im D.A.B. 6 ist die sogen. medizinische Kohle, Carbo medicinalis. — Offizinell im Homöopath. Arzneibuch ist die aus Rindsleder bereitete Kohle. —

Nr. 33 **Carbo ligni**

Carbo Tiliae

Carbo vegetabilis

Handelsbez.: Holzkohle.

Abst.: Picea excelsa

Herkunftsgeb.: Fabrikationsprodukt.

Bestandteile: Kohlenstoff, — Asche, max. 10%.

Anwend.: Absorbierungs- und Desinfiziermittel bei Flatulenz, — Diarrhöe, — Vergiftungen, — sowie bei Magen- und Darmerkrankungen. — Äußerlich bei eiternden Wunden und Geschwüren. — Technisch als Filtrier- und Reinigungsmittel. —

Bemerk.: Offizinell im D.A.B. 6 ist die gepulverte Holzkohle. — Die Droge wird gepulvert und in „granis" gehandelt. — Neben der Fichtenholzkohle werden auch noch Buchenholzkohle, —

Lindenkohle, — Seetangkohle, — Kaffeekohle (im Erg.B. z. D.A.B. v. 1941 aufgeführt) und andere Arten gehandelt. — Offizinell im Homöopath. Arzneibuch ist die aus Rotbuchen oder Birkenholz bereitete Kohle. —

Carbo spongiae Nr. 34

Spongia usta. — Spongia (hom.)

Handelsbez.:	Schwammkohle, Kropfschwamm. —
Abst.:	Euspongia officinalis und andere Arten.
Herkunftsgeb.:	Mittelmeer. —
Bestandteile:	Jod, — Brom, — Eisen und Calcium.
Anwend.:	Gegen Kropf, — Entfettungsmittel. — In der Homöopathie vielfach verwendet.
Bemerk.:	Offizinell im Homöopath. Arzneibuch. —

Carrageen Nr. 35

Lichen Carrageen

Handelsbez.:	Irländisches Moos, — Felsenmoos, — Knorpeltang, — Perlmoos.
St. Pfl.:	Chondrus crispus und Gigartina mamillosa (getrockneter und gebleichter Thallus).
Familie:	Gigartinaceae.
Herkunftsgeb.:	Küsten von Nordfrankreich, besonders der Bretagne. — Irland. — Küsten von Massachusetts.
Bestandteile:	Schleim (ca. 80%), — ca. 10% Proteïn, — geringe Mengen Jod und Brom. — Asche max. 16%.
Anwend.:	Als Schleim- und Nährmittel bei Lungenleiden und Katarrhen der Atmungsorgane und des Darmes, — bei Nieren- und Blasenleiden. — In Entfettungstees. — Gegen Diarrhöe. — Technisch als Emulgierungs- und Klärmittel, Appreturmittel für Textilien und Papier, — als Klebemittel.
Bemerk.:	Offizinell im D.A.B. 6. — Mit schwefliger Säure gebleichte Algen dürfen nur in der Technik Verwendung finden. —

Castoreum Nr. 36

Handelsbez.:	Bibergeil, — Castoreum.
Abst.:	Castor fiber (getrocknete Drüsensäcke).
Herkunftsgeb.:	Kanada (Hudson-Bay), — Sibirien.
Bestandteile:	Castorin, — äther. Öl, — Harze, — Fett, — Säuren, — Kalk, — Salze.
Anwend.:	Nervenmittel bei Hysterie, — gegen Epilepsie, — Koliken, — Erbrechen, — Krämpfe, — bei Blut- und Keuchhusten. — In der Lungentherapie zur Herstellung von Tinkturen. —
Bemerk.:	Im Erg.B. z. D.A.B. v. 1941 aufgeführt. — Im europäischen Handel findet man fast ausschließlich kanadisches Bibergeil. — Offizinell im Homöopath. Arzneibuch ist das Castoreum sibiricum. —

Nr 37 **Catechu**

Catechu nigrum

Handelsbez : Katechu

St Pfl : Acacia Catechu und Acacia Suma (Druch Auskochen und Eindicken bereiteter Extrakt)

Familie:

Herkunftsgeb.: Vorder- und Hinterindien, Haupterntegebiete Bengalen und Malakka, — Himalajagebiete bis zu 1000 m Höhe, Ceylon, Sumatra, Java, Borneo, Sundainseln. — Tropisches Afrika. —

Bestandteile: Katechine und Katechingerbstoffe (bis ca 35%), Querzitrin und Querzitrin, Schleimsubstanzen, Asche max. 6%. —

Anwend.: Als Adstringens bei Diarrhöe, Ruhr, Blutungen, meist in Form der Tinktur Zu Pinselungen der Mundhöhle, zu Zahn-, Mund-, Gurgelwässern Zur Herstellung von Tinkturen und Extrakten. — Technisch zum Gerben, sowie in der Kattundruckerei und Färberei. —

Bemerk.: Offizinell im D.A.B. 6. — Man unterscheidet Pegu-, Bengal- und Malakka-Katechu, ferner Mulantah- und Borneo-Katechu. — Große Mengen Katechu stammen von afrikanischen Mangroven, den Rizophora-Arten. — In Indien werden ungeheure Mengen der Droge beim Betelkauen verwendet.

Nr. 38 **Catechu Gambir**

Catechu pallidum

Terra japonica

Handelsbez.: Gambir. —

St. Pfl.: Uncaria gambir.

Familie: Rubiaceae.

Herkunftsgeb.: Malayischer Archipel und andere Tropengebiete, besonders Ceylon.

Bestandteile: Katechin, — Katechingerbstoffe (ca. 40—45%), — Katechinrote — Querzetin, — Schleim, — Fett, — Wachs. —

Anwend.: Gambir wird seltener als Katechu in der Medizin verwendet. — In der Färberei und Gerberei spielt Gambir eine große Rolle. — Die Ware wird in Indien in bedeutenden Mengen beim Betelkauen verwendet. —

Bemerk.: Die Droge wird in Würfeln gehandelt. —

Nr. 39 **Cautschuc**

Resina elastica

Gummi elasticum

Handelsbez.: Kautschuk, gereinigter Parakautschuk, Federharz.

St. Pfl.: Verschiedene Hevea-Arten, besonders Hevea brasiliensis (geronnener und gereinigter Milchsaft).

Familie:	Euphorbiaceae.
Herkunftsgeb.:	In fast allen Tropengebieten, besonders in Brasilien und Südasien kultiviert. —
Bestandteile:	Ca. 90 bis 95% Kautschuk (ein Kohlenwasserstoffgemisch).
Anwend.:	Medizinisch zu Heftpflastern und anderen Pflastern. — Die große technische Verwendung dieses bedeutenden Produktes dürfte bekannt sein. —
Bemerk.:	Offizinell im D.A.B. 6. — Außer den Hevea-Arten liefern noch zahlreiche andere Pflanzen, wie Kickxia-, Castilloa- und andere Arten Kautschuk. —

Cera alba — Nr. 40

Handelsbez.:	Wachs, — weißes Bienenwachs (gebleicht). —
Abst.:	Ausscheidungsprodukt von Apis mellifica, der Honigbiene (durch Bleichen gelben Wachses gewonnen). —
Herkunftsgeb.:	Die besten Qualitäten werden in Deutschland hergestellt, im übrigen ist das Produkt kosmopolitisch. —
Bestandteile:	Freie Alkohole, — Ester, — Kohlenwasserstoffe, — Riechstoffe. —
Anwend.:	Medizinisch zu Pflastern, Salben, Suppositorien usw. Technisch zu Kerzen und plastischen Massen.
Bemerk.:	Offizinell im D.A.B. 6. — Vergleiche Nr. 43 Cera flava.

Cera Carnauba — Nr. 41

Cera Palmarum

Handelsbez.:	Karnaubapalmenwachs. —
St Pfl.:	Copernicia cerifera und Copernicia australis.
Familie:	Palmae.
Herkunftsgeb.:	Brasilien. —
Bestandteile:	Zerotinsäure, — Melissylester. —
Anwend.:	Wichtigstes Ersatzmittel des Bienenwachses. — Technisch zu Wachsfirnissen, Schuhmacherwachs und Schuhputzmitteln, in der Kerzenfabrikation. —
Bemerk.:	Die Ware wird gebleicht und ungebleicht gehandelt. Fettgrau und kurantgrau sind bekannte Handelsqualitäten —

Cera chinensis — Nr. 42

Handelsbez.:	Chinesisches Insektenwachs. —
Abst.:	Ausscheidungsprodukt der männlichen Schildlaus Coccus ceriferus.
Herkunftsgeb.:	China, — Südasien.
Bestandteile:	Zerotinsäure-Ester des Zerylalkohols. —
Anwend.:	Ersatz des Bienenwachses. — Zur Pillenherstellung, — zu Pflastern. — Technisch in der Papierfabrikation.

Nr. 43 **Cera flava**

Handelsbez.: Gelbes Bienenwachs, — naturelles Wachs.

Bemerk.: Offizinell im D.A.B. 6. — Vergleiche Nr. 40 Cera alba.

Nr. 44 **Cera japonica**

Handelsbez.: Japan- oder Sumachwachs. —

St. Pfl. Rhus succedanea und Rhus vernicifera (Fruchtfett).

Familie: Anacardiaceae.

Herkunftsgeb.: Japan. —

Bestandteile: Glyceride, — freie Sauren und Alkohole. —

Anwend.: In der Salben- und Pomadenfabrikation, — zu Pflastern. — Technisch zu Bohnerwachsen und Kerzen.

Nr. 45 **Cetaceum**

Handelsbez.: Walrat oder Spermaceti. —

Abst.: Der gereinigte feste Teil des Kopfhöhleninhaltes vom Pot- und Entenwal (Physeter macrocephalus und Hyperoodon rostratus).

Herkunftsgeb.: Atlantischer und Stiller Ozean. —

Bestandteile: Zetin, — Stearat, — Fettsäure, — Ester, — freie Fettsäuren.

Anwend. Wichtigste Salbengrundlage. — Innerlich gegen Ruhr und Durchfall. — In der Kosmetik zu Haut- und Mattkremen, Pomaden, Schminken, Glanzmitteln. —

Bemerk.: Offizinell im D.A B. 6. — Im Handel befinden sich folgende Qualitäten Spermaceti, englisch, deutsch, amerikanisch, japanisch, chilenisch. —

Nr. 46 **Coccionella**

Handelsbez.: Cochenilleläuse. —

Abst.: Coccus cacti. (Die getrockneten weiblichen Insekten.) —

Herkunftsgeb.: Kanarische Inseln, — Honduras, — Peru. —

Bestandteile: Carminsaure, — Coccozerin, — (ca. 12—14%), — carminsaures Alkali —

Anwend.: Harn- und schweißtreibendes Mittel, — gegen Keuchhusten und Neuralgie. — Farbemittel für Tinkturen und Pulver. — Zur Herstellung des Carmins, in der Malerei und Textilindustrie. In der Analysentechnik. —

Bemerk.: Offizinell im Homöopath. Arzneibuch. — Im Erg.B. z. D.A.B. v. 1941 aufgeführt.

Nr. 47 **Colla piscium**

Ichthyocolla

Handelsbez.— Hausenblase, — Fischleim.

Abst.: Innere Schwimmblasenhaut verschiedener Accipenser (Stör-) Arten. — Besonders von Accipenser Huso.

Herkunftsgeb.:	Rußland, — Schwarzes und Kaspisches Meer. — Ferner Persien, — Brasilien, Venezuela.
Bestandteile:	Glutin, — Collagen (ca. 80%).
Anwend.:	Äußerlich gegen Blutungen. — Klärmittel für Wein und Sekt. — Zu Pflastern und Kitten. — Industriell als Appreturmittel verwendet. —
Bemerk.:	Es werden vorzugsweise folgende russische Qualitäten gehandelt — Saliansky, naturell und gebleicht, in verschiedenen Größen; — ferner Beluga, Osetrowa und Seruga. — Im Erg.B. z. D.A.B. v. 1941 aufgeführt.

Colophonium — Nr. 48

Resina Colophonii

Handelsbez.:	Kolophonium, Geigenharz.
Abst.:	Kolophonium ist der von Wasser befreite Rückstand bei der Gewinnung von Terpentinöl von Pinus maritima (= P. pinaster), P. halepensis, P. palustris und anderen Arten. —
Familie:	Pinaceae.
Herkunftsgeb.:	Die Hauptlieferländer sind Nordamerika (Florida, Carolina, Georgia, Virginia), Mexiko, Frankreich (Biskaya-Küste), Spanien, Portugal und Griechenland. —
Bestandteile:	Gemisch verschiedener Harzsäuren, Resen, Reste von äther. Öl. —
Anwend.:	Innerlich bei Rheuma, Darmentzündungen, Blutungen und Katarrhen. — Äußerlich in Form von Streupulver bei Geschwüren. — Zu Pflastern und Salben. Zur Befestigung von Wundverbänden. — Technisch in der Lack-, Seifen- und Papierindustrie. — Zu Isoliermassen. —
Bemerk.:	Offizinell im D.A.B. 6. — Man unterscheidet helle, mittelhelle und dunkle Qualitäten, sowie Wurzelharz. — Vergleiche Nr. 614 Oleum Terebinthinae, Nr. 623 Pix liquida; Nr. 778 Resina Pini burgundica; Nr. 779 Resina Pini Galipot; Nr. 858 Terebinthina gallica.

Conchae praeparatae — Nr. 49

Handelsbez.:	Austernschalen. —
Abst.:	Ostrea Edulis.
Herkunftsgeb.:	Nordseeküsten. —
Bestandteile:	Calciumcarbonat, — geringe Mengen phosphorsaurer Kalk, — Kieselerde. —
Anwend.:	Als knochenbildendes Mittel. — Zu Zahnpulvern.

Nr. 50 | **Cornu Cervi**

Handelsbez.: Hirschhornspäne, — geraspeltes Hirschhorn.
Abst.: Drehspäne aus Geweihen von Cervus elaphus.
Bestandteile: Leim, — phosphor- und kohlensaurer Kalk. —
Anwend.: Zu Gallerten. — Manchmal als Zusatz zu Brustteemischungen. Technisch als Blumendünger. —

Nr. 51 | **Cortex Adstringens brasiliensis**

Handelsbez.: Barbatimao-Rinde. —
St. Pfl.: Stryphnodendron Barbatimaô.
Familie: Leguminosae.
Herkunftsgeb.: Brasilien. —
Bestandteile: Schleim und Gerbstoff —
Anwend.: Adstringens. — In der Homöopathie. —

Nr. 52 | **Cortex Alcornocco**

Handelsbez.: Chabarrorinde. —
St. Pfl.: Bowdichia virgilioides.
Familie: Leguminosae. —
Herkunftsgeb.: Venezuela. —
Bestandteile: Alcornin, — Gerbstoff.
Anwend.: In der Lungenheilkunde, — gegen Gicht und Rheuma. — Technisch als Gerb- und Färbemittel. —

Nr. 53 | **Cortex Alni**

Handelsbez.: Erlenrinde. —
St. Pfl.: Alnus glutinosa und Alnus incana —
Familie: Betulaceae
Herkunftsgeb.: Europa, Asien und Nordamerika (in Mooren). —
Bestandteile: Alnin, ca. 6% Gerbstoff.
Anwend.: In der Homöopathie gegen Fieber. — Technisch zu Gerbzwecken und zum Färben.
Bemerk.: Offizinell im Homöopath. Arzneibuch ist die frische Rinde von Alnus serrulata oder rubra. —

Nr. 54 | **Cortex Alstoniae constrictae**

Handelsbez.: Fieberbaum-Rinde. —
St. Pfl.: Alstonia constricta.
Familie: Apocynaceae.
Herkunftsgeb.: Australien. —
Bestandteile: Alstonitin usw.
Anwend.: Fiebermittel, — bei Malaria. — In der Homöopathie.
Bemerk.: Offizinell im Homöopath. Arzneibuch. —

Cortex Alstoniae scholaris Nr. 55

Cortex Dita

Handelsbez.: Dita-Rinde.
St. Pfl.: Alstonia scholaris.
Familie: Apocynaceae.
Herkunftsgeb.: Indien, — Australien, — Polynesien.
Bestandteile: Alkaloide, — Säuren, — Gummi.
Anwend.: Fieber- und Magenmittel, — gegen Diarrhöe.
Bemerk.: GIFTDROGE!

Cortex Andirae Nr. 56

Handelsbez.: Wurmrinde.
St. Pfl.: Andira inermis.
Familie: Leguminosae.
Herkunftsgeb.: Westindien, — Mexiko.
Bestandteile: Ein Glykosid.
Anwend.: Abführmittel, — gegen Würmer. — In der Homöopathie. —

Cortex Angosturae Nr. 57

Angustura (hom.)

Handelsbez.: Angostura-Rinde. —
St. Pfl.: Cusparia trifoliata.
Familie: Rutaceae.
Herkunftsgeb.: Südamerika, besonders Venezuela und Westindien.
Bestandteile: Verschiedene Alkaloide, — Bitterstoff, — ein Glykosid, — äther. Öl. —
Anwend.: Magentonikum und Fiebermittel. — Bekanntes Bittermittel — In der Likörindustrie (Angosturabittern)
Bemerk. Offizinell im Homöopath. Arzneibuch. Im Erg.B. z. D.A.B. v. 1941 aufgeführt

Cortex Aurantii fruct. amar. Nr. 58

Pericarpium Aurantii amar.

Handelsbez.: Pomeranzenschalen, — bittere Orangenschalen.
St. Pfl.: Citrus aurantium var. amara.
Familie: Rutaceae.
Herkunftsgeb.: Mittelmeerländer, besonders Italien, Spanien und Tripolis. — In Westindien, Florida und anderen subtropischen Ländern kultiviert. —
Bestandteile: Ca. 1¼% ätherisches Öl, Bitterstoffe (Aurantiamarin und Hesperidin) Gerbstoff, Säuren, Asche max. 6%. —
Anwend.: Tonikum und Magenmittel bei Verdauungsstörungen, Blutungen, leichten Krämpfen. — Bittermittel und Geschmacks-

	korrigens, Bestandteil zahlreicher Tinkturen, Extrakte und Elixiere. — In frischem Zustande zur Gewinnung des ätherischen Öls. —
Bemerk.:	Offizinell im D.A.B. 6. — Außer der expulpierten Ware (Flavedo) wird auch eine Qualität „cum pulpa" (Albedo) gehandelt, — beide in Vierteln und in Bändern. — Eine Reihe von verwandten Arten wie die Mandarine — C. nobilis — Cochinchina, die Pampelmuse — C. maxima — China, Cochinchina, Sundainseln, die Limone — C. Limonia — Mittelmeergebiete, u. and. werden ebenfalls auf ätherische Öle ausgebeutet. — Vergleiche Nr. 134 Flores Aurantii; Nr. 192 Folia Aurantii; Nr. 259 Fructus Aurantii immaturi.

Nr. 59

Cortex Aurantii fruct. viridis Curaçao

Handelsbez.:	Grüne Orangenschalen, — Jacmelschalen.
St. Pfl.:	Citrus aurantium var. amara.
Familie:	Rutaceae.
Herkunftsgeb.:	Westindien (Curaçao), — Haiti.
Bestandteile:	Vergleiche Cortex Aurantii fruct. amarus.
Anwend.:	Vergleiche Cortex Aurantii fruct. amarus.
Bemerk.:	Die Droge wird in Vierteln und in Bändern gehandelt. —

Nr. 60

Cortex Aurantii fruct. dulcis

Pericarpium Aurantii

Handelsbez.:	Apfelsinenschalen. —
St. Pfl.:	Citrus sinensis.
Familie:	Rutaceae.
Herkunftsgeb.:	Mittelmeerländer, besonders Italien und Spanien. — In Nordafrika, Westindien, Florida und and. subtropischen Ländern kultiviert. —
Bestandteile:	Äther. Öl, — Säuren. —
Anwend.:	Tonikum und Geschmackskorrigens. — In frischem Zustande zur Ölgewinnung. —
Bemerk.:	Im Handel befinden sich folgende Qualitäten: Expulpata und cum pulpa, — in Vierteln und Bändern.

Nr. 61

Cortex Berberidis

Berberis (hom.)

Handelsbez.:	Sauerdorn- oder Berberitzenrinde.
St. Pfl.:	Berberis vulgaris.
Familie:	Berberidaceae.
Herkunftsgeb.:	Europa.
Bestandteile:	Berberin, — Oxyacanthin und ähnliche Substanzen.

Anwend.: Tonikum, — Diuretikum und Abfuhrmittel, — bei Gelbsucht, chronischer Diarrhöe und Wechselfieber. — Bei Bronchitis, Nieren und Steinleiden. — Bei Gelenkentzündungen, — Leber- und Gallenleiden. — Bei Hautkrankheiten. — Zu Mund- und Augenwässern. — Zur Herstellung von Berberin, sowie Tinkturen und Extrakten. — Technisch zum Gelbfärben.

Bemerk.: Offizinell im Homöopath. Arzneibuch, desgl. die Rinde von B. aquifolium. — Es wird Wurzel- und Zweigrinde gehandelt. — Vergleiche Nr. 261 Fructus Berberidis; Nr. 649 Radix Berberidis.

Cortex Betulae Nr. 62

Handelsbez.: Birkenrinde.—

St. Pfl.: Betula-Arten.

Familie: Betulaceae.

Herkunftsgeb.: Besonders Osteuropa. —

Bestandteile: Betulakampfer, — Säuren und Resinsäuren. —

Anwend.: Gegen Fieber und Kopfschmerzen. — Zur Herstellung des Birkenrindenteers. —Technisch in der Juchtenlederfabrikation.

Bemerk.: Vergleiche Nr. 194 Folia Betulae; Nr. 322 Gemmae Betulae; Nr. 620 Pix betulina.

Cortex Cacao Nr. 63

Handelsbez.: Kakaobohnenschalen. —

St. Pfl.: Theobroma Cacao.

Familie: Sterculiaceae.

Herkunftsgeb.: In allen Tropengebieten kultiviert.

Bestandteile: Theobromin, — Coffein, — Fett, — Kakaorot.

Anwend.: Diuretikum. — Zur Herstellung von Theobromin, —als Kaffeeersatz, ohne erregende Nebenwirkung. — Zu diversen Teemischungen.

Bemerk.: Vergleiche Nr. 599 Oleum Cacao.

Cortex Caliandrae Houstoni Nr. 64

Cortex Pambotani

Handelsbez.: Pambotano-Rinde.

St. Pfl.: Caliandra Houstoni.

Familie: Leguminosae

Herkunftsgeb.: Mexiko.

Bestandteile: Gerbstoff.

Anwend.: Fiebermittel, — Chininersatz. — In der Homöopathie.

Nr. 65 **Cortex Canellae albae**

Canella alba — Costus dulcis (hom.)

Handelsbez.: Weißer Zimt, — falsche Wintersrinde.
St. Pfl.: Canella alba (Winter'na canella).
Familie: Canellaceae (Winteranaceae).
Herkunftsgeb.: Westindien.
Bestandteile: Äther. Öl, — Eugenol, — Pinen, — Mannit.
Anwend.: Magenmittel und Tonikum, — bei Koliken, Ruhr, nervöser Magenschwäche, Blutungen. — Als Gewürz.
Bemerk.: Offizinell im Homöopath. Arzneibuch. —

Nr. 66 **Cortex Cascarae amarae**

Cascara amarga

Handelsbez.: Westindische Cascara, Honduras-Rinde.
St. Pfl.: Picramnia antidesma.
Familie: Simarubaceae.
Herkunftsgeb.: Mittelamerika, Westindien.
Bestandteile: Ein Alkaloid.
Anwend.: Tonikum und Erregungsmittel. — Bei Hautleiden. In der Homöopathie.

Nr. 67 **Cortex Cascarae sagradae**

Cascara sagrada

Cortex Rhamni purshianae

Handelsbez.: Cascara-Rinde, amerikanische Faulbaumrinde. —
St. Pfl.: Rhamnus Purshiana.
Familie: Rhamnaceae.
Herkunftsgeb.: Pazifische Küste von Nordamerika.
Bestandteile: Anthrachinone, Harz, Gerbstoff, Bitterstoff, Fett, Säuren, Zucker und Enzyme. —
Anwend.: Abführmittel bei chronischer Verstopfung. — Zur Herstellung von Extrakten, Tinkturen, Abführweinen und dergl. —
Bemerk.: Offizinell im Homöopath. Arzneibuch. — Die Ware muß, genau wie die Frangula-Rinde, mindestens ein Jahr gelagert haben, bevor sie dem Konsum zugeführt werden darf. — Im Erg.B. z. D.A.B. v. 1941 aufgeführt.

Nr. 68 **Cortex Cascarillae**

Cascarilla (hom.)

Handelsbez.: Kaskarill-Rinde.
St. Pfl.: Croton Eluteria.
Familie: Euphorbiaceae.
Herkunftsgeb.: Bahamas-Inseln (New Providence), Kuba und andere westindische Inseln. —

Bestandteile:	1 bis 3,5% äther. Öl, ca. 15% Harz, Gerbstoff, Cascarillin, ein Bitterstoff, — Cascarillsäure, Vanillin. —
Anwend.:	Tonikum und aromatisches Bittermittel, bei Blutarmut, Verdauungsstörungen, für Rekonvaleszenten, bei Magen- und Darmleiden. — Zur Herstellung von Tinkturen und Extrakten. Zu Räucherpulvern — In der Likör- und Tabakindustrie. —
Bemerk.:	Offizinell im Homöopath. Arzneibuch. — Man unterscheidet im Handel naturelle und electe Röhren und Bruch (siftings). — Im Erg B z D A B v 1941 aufgeführt

Cortex Chinae succirubrae — Nr. 69

China (hom.)

Handelsbez	Chinarinde, Succirubra-Rinde, Fieberrinde
St. Pfl.:	Cinchona succirubra —
Familie:	Rubiaceae
Herkunftsgeb.:	Tropengebiete Asiens, mit feuchtwarmer Temperatur und vulkanischem Boden, besonders Java, im Westen der Insel auf Plantagen. — Bei Darjeeling am Himalaja, Assam und Nilgiris, Südindien und Ceylon. — Höhere Lagen der Westafrika vorgelagerten Insel St Thomé, in geringerem Maße Kamerun, Ostafrika und Usambara. —
Bestandteile.	Zahlreiche, ca 25 verschiedene, an China- und Chinagerbsäure gebundene Alkaloide, in Mengen von 3 bis 18%, — nach dem D A B 6 muß der Gesamtalkaloidgehalt mindestens 6,5% betragen — Die wichtigsten Alkaloide sind Chinin, Chinidin, Cinchonin und Cinchonidin — Ferner enthält die Rinde noch Chinovin, ein Glykosid, — Chinasäure, — Chinagerbsäure, — Chinarot, — Harz, — äther Öl — Der Aschegehalt darf 5% nicht übersteigen —
Anwend.:	Bitteres Tonikum, Fiebermittel besonders bei Malaria, bei Nervenleiden, Typhus, Ruhr, Grippe, Magenleiden, Geschwüren — Bei Blutkrankheiten, Rheuma, Leber- und Gallenleiden. — Bestandteil zahlreicher Tees und pharmazeutischer Präparate — Zur Herstellung von Extrakten, Tinkturen, tonischen Weinen. — Zur Fabrikation der Chininsalze und ihrer Verbindungen —
Bemerk.:	Offizinell im D A B 6 und im Homöopath. Arzneibuch — Es wird die Stamm-, Zweig- und Wurzelrinde der kultivierten Cinchona succirubra gehandelt —

Cortex Chinae Calisayae — Nr. 70

Cortex Chinae regiae

Handelsbez.:	Echte Königschinarinde, Calisaya-Rinde. —
St. Pfl.:	Cinchona Calisaya.
Familie:	Rubiaceae.

Herkunftsgeb.: Bolivien, — Ekuador, — Peru. — Auch auf Plantagen. —
Bestandteile: Vergleiche Nr. 69.
Anwend.: Vergleiche Nr. 69.
Bemerk.: Die Rinde ist nicht offizinell, wird aber in großen Mengen medizinisch und zur Fabrikation der Alkaloide verwendet. — Gehandelt werden meist die bolivianischen Qualitäten, flach und in Röhren, sowie ekuadorianisch, rotbrechend. — Im Erg.B. z. D.A.B. v. 1941 aufgeführt.

Nr. 71 **Cortex Chinae flavae**
Handelsbez.: Gelbe Chinarinde.
St. Pfl.: Diverse Cinchona-Arten, besonders C. lancifolia, C. tucuyensis und C. cordifolia. —
Familie: Rubiaceae.
Herkunftsgeb.: Venezuela, Nordanden (Maracaibo, Puerto Cabello). — Wildwachsend. —
Bestandteile: Vergleiche Nr. 69. — Die Droge hat nur geringen oder keinen Alkaloidgehalt. —
Anwend.: Vergleiche Nr. 69.
Bemerk.: Es wird Cartagena-, Maracaibo-, Pto. Cabello- und Costrona-Rinde gehandelt, meist in flacher Form oder in Röhren. —

Nr. 72 **Cortex Chinae fuscae**
Handelsbez.: Braune oder graue Chinarinde.
St. Pfl.: Diverse Cinchona-Arten, besonders C. officinalis, C. micrantha und C. nitida. —
Familie: Rubiaceae.
Herkunftsgeb.: Ecuador, Nord-Peru. — Wildwachsend. —
Bestandteile: Vergleiche Nr. 69. — Die Droge hat nur geringen oder keinen Alkaloidgehalt. —
Anwend.: Vergleiche Nr. 69.
Bemerk.: Es wird Loxa-, Huanoco- und Guayaquil-Rinde gehandelt, meist in dicken, mitteldicken oder dünnen Röhren. —

Nr. 73 **Cortex Chinae rubrae**
Handelsbez.: Rote Chinarinde.
St. Pfl.: Diverse Cinchona-Arten, besonders auch die südamerikanische [C. succirubra.
Familie: Rubiaceae.
Herkunftsgeb.: Ekuador, Bolivien. — Wildwachsend. —
Bestandteile: Vergleiche Nr. 69.
Anwend.: Vergleiche Nr. 69.
Bemerk.: Die Ware wird in flachen, meist warzigen Stücken gehandelt. — Ferner werden noch C. Calisaya var. Ledgeriana, C. officinalis-Varietäten und viele Bastarde kultiviert und ausgebeutet. —

Cortex Cinnamomi Cassiae Nr. 74

Cassia lignea

Handelsbez.: Chinesische Zimtrinde, — Kancel.

St. Pfl.: Cinnamomum Cassia.

Familie: Lauraceae.

Herkunftsgeb.: Südöstliche Provinzen Chinas, Kwangsi und Kwangtung, — Annam, — Cochinchina, — Sumatra, — Java, — Japan, — zum Teil kultiviert. —

Bestandteile: 1 bis 2% äther. Öl, Gerbstoff, Harz, Zucker, Stärke, Schleim, Asche 3 bis 8%. —

Anwend.: Vergleiche Cortex Cinnamomi ceylanici Nr. 75.—

Bemerk.: Im Erg.B. z. D.A.B. v. 1941 aufgeführt. — Der Saigonzimt wird von Cinnamomum Loureirii in China und Japan gewonnen. — Padangzimt oder Cassia vera stammt von Cinnamomum Burmannii aus Niederländisch-Indien. — Seychellenzimt stammt von verwilderten Exemplaren des Cinnamomum ceylanicum von den Seychellen und den umliegenden Inselgruppen. — Der Cayennezimt stammt ebenfalls von verwilderten Cinnamomum ceylanicum Sträuchern in Brasilien und auf den Westindischen Inseln. — Alle vier Sorten werden in ähnlicher Weise wie Ceylonzimt (vergl. Nr. 75) verwendet, sind aber qualitativ minderwertig. — Vergleiche ferner Nr. 142 Flores Cassiae. —

Cortex Cinnamomi ceylanici Nr. 75.

Cinnamomum (hom.)

Handelsbez.: Ceylonzimt, — Kaneel.

St. Pfl.: Cinnamomum ceylanicum.

Familie: Lauraceae.

Herkunftsgeb.: Ceylon (Südwestseite der Insel), — Vorderindien.

Bestandteile: Äther. Öl, — nach dem D.A.B. 6 mind. 1%, — Gerbstoff. — Schleim, — Stärke, — Asche max. 5%.

Anwend.: Magenmittel, — Geruchs- und Geschmackskorrigens, — bei Verdauungsschwäche, chronischem Erbrechen, Darmkatarrh, Lähmungen. — Blutstillendes Mittel bei Frauenleiden. — Zu Zahnmedikamenten. — Bekanntes Gewürz, zu Backwaren, in der Likörindustrie. — Zur Herstellung von Oleum Cinnamomi aethereum.

Bemerk.: Offizinell im D.A.B. 6 und im Homöopath. Arzneibuch. — Die Sorten werden nach der Dicke der Stangen ausgewählt.

Cortex Citri fructus Nr. 76

Pericarpium Citri

Handelsbez.: Zitronenschalen.

St. Pfl.: Citrus medica.

Familie: Rutaceae.

Herkunftsgeb.: Mittelmeerländer, besonders Süditalien, Sizilien und Südspanien. — In subtropischen Ländern kultiviert.

Bestandteile: Äther. Öl, — Hesperidin und andere Bitterstoffe, — Schleim, — Gerbstoff.

Anwend.: Appetit- und verdauungsanregendes Mittel wie Cortex Aurantii. — Geruchs- und Geschmackskorrigens. — In frischem Zustande zur Gewinnung von Oleum Citri aethereum.

Bemerk.: Offizinell im D.A..B. 6. — Die Droge wird in Vierteln und in Bändern gehandelt.

Nr. 77

Cortex Condurango

Cortex Condurango Mataperro

Condùrango (hom.)

Handelsbez.: Kondurango-Rinde.

St. Pfl.: Marsdenia Condurango und andere Arten.

Familie: Asclepiadaceae.

Herkunftsgeb.: Ecuador, Peru, Kolumbien — Westabhänge der Kordilleren. — In Ostafrika kultiviert. —

Bestandteile: Condurangin und andere Glykoside. — Äther. Öl, Harz, eine kautschukartige Masse, wenig Gerbstoff und Zucker. — Asche max. 12 $^{0}{}_{0}$. —

Anwend.: Bei Magenleiden, Neuralgie und chronischen Bluterkrankungen. — Bittermittel. — Zur Herstellung von Extrakten und Weinen. —

Bemerk.: Offizinell im D.A.B. 6 und im Homöopath. Arzneibuch. — Außer den genannten Stammpflanzen werden auch die Rinden verschiedener Macrocepis-Arten geerntet. —

Nr. 78

Cortex Copalchi

Handelsbez.: Copalchi-Rinde.

St. Pfl.: Croton niveus.

Familie: Euphorbiacae.

Herkunftsgeb.: Mittel- und Südamerika.

Bestandteile: Bitterstoffe.

Anwend.: Aromatikum, — Ersatz für China-Rinde.

Nr. 79

Cortex Coto

Handelsbez.: Kotorinde.

St. Pfl.: Wahrscheinlich Nectandra coto oder eine verwandte Cryptocarya Art. —

Familie: Lauraceae.

Herkunftsgeb.: Brasilien.

Bestandteile: Äther. Öl, — Cotoïn und seine Verbindungen, — Alkaloide, — Harz, — Gerbstoffe.

Anwend.:	Spezifikum gegen Ruhr und Diarrhöe. — Zur Herstellung des Cotoïns.
Bemerk.:	GIFTDROGE! — Im Erg.B. z. D A B. v. 1941 aufgeführt.

Cortex Coto Para Nr. 80

Handelsbez.:	Para-Kotorinde. —
St. Pfl.:	unbekannt.
Familie:	Lauraceae.
Herkunftsgeb.:	Brasilien, — Bolivien.
Bestandteile:	Paracotoïn, — Protocoteïn usw. — Äther. Öl. — Gerbstoff.
Anwend.:	Gegen Diarrhöe und Ruhr. — In der Homöopathie.
Bemerk.:	GIFTDROGE!

Cortex Evonymi atropurpurei Nr. 81

Handelsbez.:	Pfaffenhütlein-Rinde.
St. Pfl.:	Evonymus atropurpureus.
Familie:	Celastraceae.
Herkunftsgeb.:	Nordamerika.
Bestandteile:	Evonymin (Harz).
Anwend.:	Bei Gallen- und Leberleiden. — In der Homöopathie
Bemerk.:	Offizinell im Homöopath. Arzneibuch ist die frische Rinde der Zweige und Wurzeln. —

Cortex Frangulae Nr. 82

Frangula (hom.)

Handelsbez.:	Faulbaumrinde, Pulverholz.
St. Pfl.:	Rhamnus Frangula.
Familie:	Rhamnaceae
Herkunftsgeb.:	Europa, besonders Osteuropa, Rußland, — Nordafrika —
Bestandteile:	Glukofrangulin, Frangulin, Frangulaemodin, Chrysophanol und andere Anthrachinonderivate, ferner Rhamnozerin, Rhamnol usw. Zucker, flüchtige Riechstoffe, Bitterstoffe, Asche max. 10% —
Anwend.:	Bekanntes und billiges Abführmittel, besonders bei Leber-, Milz- und Hämorrhoidalleiden. — Bestandteil zahlreicher Abführ-, Blutreinigungs-, Gallen- und Entfettungstees. — Zur Herstellung von Extrakten, Tinkturen, Weinen und dergl. — Die Droge wird auch als menstruationsförderndes Mittel verwendet. —
Bemerk.:	Offizinell im D.A.B. 6. — Arzneibuchware muß mindestens ein Jahr gelagert haben, da die Droge sonst emetische Eigenschaften hat — Die Rinde von Rh. Fallax (Rh. carniolica) aus Italien und den Balkanländern wirkt in ähnlicher Weise. — (Als Ersatz gehandelt) — Offizinell im Homöopath. Arzneibuch ist die frische Rinde. — Vergleiche Nr. 300 Fructus Rhamni Frangulae. —

Nr. 83 **Cortex Fraxini**

Handelsbez.: Eschenrinde.
St. Pfl.: Fraxinus excelsior.
Familie: Oleaceae.
Herkunftsgeb.: Europa.
Bestandteile: Fraxin, — Gerbstoff.
Anwend.: Fiebermittel, — bei Muskelrheumatismus. — In der Homöopathie. — Technisch zum Färben und Gerben.
Bemerk.: Vergleiche Nr. 208 Folia Fraxini.

Nr. 84 **Cortex Gossypii radicis**

Handelsbez.: Baumwollstauden-Wurzelrinde.
St. Pfl.: Verschiedene Gossypium-Arten, besonders Gossypium herbaceum. —
Familie: Malvaceae.
Herkunftsgeb.: Nordamerika.
Bestandteile: Harze.
Anwend.: Bei Frauenleiden. — Ersatz für Secale cornutum, besonders in Form des Fluidextraktes. —
Bemerk.: Im Erg.B. z. D.A.B. v. 1941 aufgeführt. — Offizinell im Homöopath. Arzneibuch ist die frische, innere Wurzelrinde. — Vergleiche Nr. 324 Gossypium depuratum; Nr. 601 Oleum Gossypii.

Nr. 85 **Cortex Granati arboris und radicis**

Handelsbez.: Granatbaumrinde (Zweig- und Wurzelrinde).
St. Pfl.: Punica Granatum.
Familie: Punicaceae.
Herkunftsgeb.: Mittelmeergebiete, Kleinasien, Nordwestindien, am Golf von Oman und am Persischen Meerbusen. — In zahlreichen subtropischen Gebieten kultiviert. —
Bestandteile: Ca. 25% Gerbstoff, Pelletierin und Nebenalkaloide (nach dem D.A.B. 6 mindestens 0,4%), Säuren, Asche max. 17%. —
Anwend.: Bandwurmmittel, — gegen Diarrhöe. — äußerlich zu Gurgelwässern. — Technisch in der Gerberei. —
Bemerk.: Offizinell im D.A.B. 6. — Offizinell im Homöopath. Arzneibuch ist die frische Rinde. — Vergleiche Nr. 156 Flores Granati.

Nr. 86 **Cortex Granati fructuum**

Handelsbez.: Granatapfelschalen. —
St. Pfl.: Punica Granatum.
Familie: Punicaceae.
Herkunftsgeb.: Vergleiche Nr. 85.

Bestandteile: Gerbsäure und andere Säuren. —

Anwend.: Adstringens bei Diarrhöe und Ruhr. — Mittel gegen Würmer. — Technisch in der Gerberei bei der Herstellung von Saffianleder. —

Bemerk.: Vergleiche Nr. 156 Flores Granati.

Cortex Guajaci ligni Nr. 87

Handelsbez.: Pockholz-Rinde, Franzosenholzrinde.

St. Pfl.: Guajacum officinale und Guajacum sanctum.

Familie: Zygophyllaceae.

Herkunftsgeb.: Vergleiche Nr. 583 Lignum Guajaci.

Bestandteile: Guajakrindensaponinsäure, neutrales Saponin.

Anwend.: Vergleiche Nr. 583 Lignum Guajaci.

Bemerk.: Vergleiche ferner Nr. 389 Gummi Guajaci.

Cortex Hamamelidis virginianae Nr. 88

Hamamelis (hom.)

Handelsbez.: Hamamelisrinde, Zauberstrauchrinde.

St. Pfl.: Hamamelis virginiana.

Familie: Hamamelidaceae.

Herkunftsgeb.: Atlantisches Nordamerika.

Bestandteile: Tannin, Hamamelitannin, Harz.

Anwend.: Tonikum und zusammenziehendes Mittel bei Hämorrhoidalleiden und Blutungen. — Wundheilmittel, gegen Hautkrankheiten. — Zur Herstellung der Hamamelis-Salben und Zäpfchen. —

Bemerk.: Im Erg.B. z. D.A B. v. 1941 aufgeführt. — Offizinell im Homöopath. Arzneibuch ist die frische Rinde der Zweige und Wurzeln. — Vergleiche Nr. 210 Folia Hamamelidis.

Cortex Hippocastani Nr. 89

Handelsbez.: Roßkastanienrinde.

St. Pfl.: Aesculus Hippocastanum

Familie: Hippocastanaceae.

Herkunftsgeb.: Europa, — Kleinasien, — kultiviert.

Bestandteile: Aesculin, — Aesculetin, — Kastaniengerbsäure.

Anwend.: Fiebermittel, — Adstringens. — Bei Hautleiden, besonders bei Lupus.

Bemerk.: Vergleiche Nr. 159 Flores Hippocastani; Nr. 282 Fructus Hippocastani.

Cortex Holarrhenae antidysentericae Nr. 90

Handelsbez.: Kurchi, — Conessirinde.

St. Pfl.: Holarrhena antidysenterica.

Familie:	Apocynaceae.
Herkunftsgeb.:	Indien, — Westafrika.
Bestandteile:	Ein Alkaloid, — Gerbstoff.
Anwend.:	Gegen Ruhr und Durchfall.
Bemerk.:	Vergleiche Nr. 820 Semen Holarrhenae.

Nr. 91 **Cortex Juglandis cinereae**

Handelsbez.:	Amerikanische Nußrinde, — Butternußrinde.
St. Pfl.:	Juglans cinerea.
Familie:	Juglandaceae.
Herkunftsgeb.:	Nordamerika, — von Kanada bis Georgien.
Bestandteile:	Juglandin, — fettes Öl.
Anwend.:	Abführmittel, — bei Leber-, Magen- und Darmleiden. In der Homöopathie.
Bemerk.:	Offizinell im Homöopath. Arzneibuch ist die frische Rinde. — Es wird Stamm- und Wurzelrinde gehandelt.

Nr. 92 **Cortex Juglandis regiae nucum**

Juglans (hom.)

Handelsbez.:	Walnußschalen.
St. Pfl.:	Juglans regia. (Die äußeren, getrockneten Fruchtschalen.)
Familie:	Juglandaceae.
Herkunftsgeb.:	Mittel- und Südeuropa, auch kultiviert. —
Bestandteile:	Juglon, Gerbsäure, Inosit. —
Anwend.:	Bei Blutungen, schweißhemmendes Mittel. — Gegen Gicht, Magenkatarrhe, Durchfall, bei Hautkrankheiten. — Zu Bädern und Umschlägen. — In der Likörindustrie, in der Kosmetik zu Haarfärbemitteln. —
Bemerk.:	Offizinell im Homöopath. Arzneibuch sind die frischen, grünen Fruchtschalen und Blätter (1:1). — Vergleiche Nr. 217 Folia Juglandis.

Nr. 93 **Cortex Mezerei**

Mezereum (hom.)

Handelsbez.:	Seidelbastrinde.
St. Pfl.:	Daphne Mezereum.
Familie:	Tymelaeaceae.
Herkunftsgeb.:	Bergländer Mittel- und Osteuropas. —
Bestandteile:	Mezereïn, Daphnin (Glykosid), Umbelliferon, Harz, fettes Öl. —
Anwend.:	Blasenziehendes Mittel bei Hautleiden und Geschwüren. — Bei Lähmungen und Funktionsanomalien. Zur Herstellung von Pflastern und Salben. —

Bemerk.:	Im Erg.B. z. D.A.B. v. 1941 aufgeführt. — Offizinell im Homöopath. Arzneibuch ist die frische Rinde. — GIFT-DROGE! — Vergleiche Nr. 804 Semen Coccognidii.

Cortex Monesiae — Nr. 94

Handelsbez.:	Monesia-Rinde.
St. Pfl.:	Chrysophyllum glycyphloeum.
Familie:	Sapotaceae.
Herkunftsgeb.:	Brasilien.
Bestandteile:	Saponin, — Gerbstoff.
Anwend.:	Adstringens und Magenstärkungsmittel, — Expektorans. — In der Homöopathie.

Cortex Piri mali fruct. — Nr. 95

Handelsbez.:	Apfelschalen.
St. Pfl.:	Pirus Malus.
Familie:	Rosaceae.
Herkunftsgeb.:	Europa. — Nordamerika. — Kultiviert.
Bestandteile:	Schleim, — aromatische Stoffe.
Anwend.:	Ersatz des chinesischen Tees. — Zu Gesundheitstee-Mischungen.

Cortex Piscidiae erythrinae — Nr. 96

Handelsbez.:	Fischrinde. — Piszidiawurzelrinde.
St. Pfl.:	Piscidia erythrina.
Familie:	Leguminosae.
Herkunftsgeb.:	Tropisches Amerika und besonders Florida.
Bestandteile:	Piscidin (Saponin), Gerbstoffe, harzartige Substanzen, ein Glykosid. —
Anwend.:	Narkotikum gegen Asthma, Krämpfe und Keuchhusten. — Schweiß- und harntreibendes Mittel. —
Bemerk.:	Offizinell im Homöopath. Arzneibuch. — Im Erg.B. z. D.A.B. v. 1941 aufgeführt.

Cortex Populi — Nr. 97

Handelsbez.:	Pappelrinde.
St. Pfl.:	Populus alba und andere Arten.
Familie:	Salicaceae.
Herkunftsgeb.:	Europa.
Bestandteile:	Das Glykosid Salicin.
Anwend.:	Bei Blasenleiden, — gegen Fieber. — Aromatikum. — Zu Farbzwecken.
Bemerk.:	Vergleiche Nr. 323 Gemmae Populi.

Nr. 98 **Cortex Pruni Padi**

Handelsbez.: Ahl- oder Traubenkirschenrinde.
St. Pfl.: Prunus Padus.
Familie: Rosaceae.
Herkunftsgeb.: Mittel- und Südeuropa, — Asien, — atlantisches Nordamerika.
Bestandteile: Gerbsäure, — Amygdalin.
Anwend.: Fiebermittel, — gegen Krampfhusten und Lungenleiden, — Tonikum und Beruhigungsmittel. — In der Homöopathie.
Bemerk.: Offizinell im Homöopath. Arzneibuch ist die frische Rinde.— Die Rinde von P. virginiana wird in ähnlicher Weise benutzt. —

Nr. 99 **Cortex Quassiae**

Handelsbez.: Fliegenholzrinde.
St. Pfl.: Quassia amara und Picrasma excelsa.
Familie: Simarubaceae.
Herkunftsgeb.: Jamaika, Kleine Antillen.
Bestandteile: Bitterstoffe, Harz.
Anwend.: Bitteres Tonikum bei Verdauungsstörungen. — Zur Herstellung von Quassia-Extrakten und Insektenvertilgungsmitteln. — Wesentlicher Bestandteil verschiedener Pflanzenschutzmittel. —
Bemerk.: Vergleiche Nr. 587 Lignum Quassiae.

Nr. 100 **Cortex Quebracho**

Quebracho (hom.)

Handelsbez.: Quebracho-Rinde.
St. Pfl.: Aspidosperma quebracho.
Familie: Apocynaceae.
Herkunftsgeb.: Argentinien, Chile, Bolivien.
Bestandteile: Quebrachin und andere Alkaloide, ca. $3^1/_2{}^0/_0$ Gerbsäure, Zucker, Stärke.
Anwend.: Fiebermittel, gegen Asthma, Atemstörungen, Bronchitis. — Äußerlich bei Wunden. — Zu Inhalationen. — Zur Herstellung der Alkaloide und des Quebracho-Extraktes (Gerbmittel). —
Bemerk.: Offizinell im Homöopath. Arzneibuch. —
Im Erg.B. z. D.A.B. v. 1941 aufgeführt.

Nr. 101 **Cortex Quercus**

Handelsbez.: Eichenrinde.
St. Pfl.: Quercus robur (Sommereiche) und Quercus sessiliflora (Wintereiche).
Familie: Fagaceae.

Herkunftsgeb.:	In fast allen Erdteilen, besonders in Osteuropa, Ungarn und Jugoslavien, in sogenannten Eichenschälwaldungen. —
Bestandteile:	Bis 20% Gerbstoff, Gallussäure, Ellagsäure, Katechin, Querzit und Querzin, Harz, Farbstoffe, Stärke usw. Asche max. 8%.—
Anwend.:	Adstringens bei chronischen Darmkatarrhen, seltener bei Leber- und Gallenleiden. — Zur Blutstillung. — In der Veterinärmedizin gegen Durchfall. — Äußerlich gegen Frostbeulen, Geschwüre und Ausschlag. —Technisch zu Gerbereizwecken. —
Bemerk.:	Offizinell im D.A.B. 6. — Offizinell im Homöopath. Arzneibuch ist die frische Rinde junger Zweige. — Vergleiche Nr. 837 Semen Quercus. — Der Flaschenkork stammt aus den Mittelmeergebieten von Quercus Suber, der Korkeiche. —

Cortex Quillaiae — Nr. 102

Handelsbez.:	Quillaia-Rinde, Seifenrinde, Panamaholz oder Panamaspäne.—
St. Pfl.:	Quillaia Saponaria.
Familie:	Rosaceae.
Herkunftsgeb.:	Peru, Chile, Bolivien. —
Bestandteile:	Ca. 10% Saponine (die giftigen Körper Quillaia-Säure und Sapotoxin), Säuren, Stärke, Bitterstoff, Calciumoxalat. — Asche max. 18%. —
Anwend.:	Expektorans bei chronischer Bronchitis und Rachenentzündungen. — Zur Herstellung von Saponinen. — Die Droge findet große technische Verwendung bei der Herstellung von Schaumlöschmitteln, — kosmetischen Präparaten, — Wasch- und Ungeziefermitteln. — Bestandteil zahlreicher Fleckenreinigungsmittel. —
Bemerk.:	Offizinell im D.A.B. 6. — Zeitweise befinden sich unter der Handelsware auch die Rinden von Quillaia Poeppigi und Qu. smegmadermos, welche der oben genannten Art sehr ähnlich sind. —

Cortex Rhamni catharticae — Nr. 103

Handelsbez.:	Kreuzdornrinde.
St. Pfl.:	Rhamnus cathartica.
Familie:	Rhamnaceae.
Herkunftsgeb.:	Europa, — Asien.
Bestandteile:	Anthrachinone.
Anwend.:	Abführmittel. — In der Homöopathie bei Darmkrankheiten. — Technisch zum Färben.
Bemerk.:	Vergleiche Nr. 298 Fructus Rhamni catharticae immaturi; Nr. 299 Fructus Rhamni catharticae maturi.

Cortex Rhois aromaticae — Nr. 104

Handelsbez.:	Süße Sumachrinde, Gewürz-Sumachwurzelrinde.
St. Pfl.:	Rhus aromatica.

Familie: Ancardiaceae.
Herkunftsgeb.: Atlantisches Nordamerika.
Bestandteile: Äther. Öl, Gerbstoff, Fett, Harz, Säuren. —
Anwend.: Diuretikum bei Blasen- und Nierenkrankheiten. — Gegen Zucker und Diarrhöe. —
Bemerk.: Im Erg.B. z. D.A.B. v. 1941 aufgeführt.

Nr. 105 **Cortex Salicis**

Handelsbez.: Weidenrinde.
St. Pfl.: Verschiedene Salix-Arten. — Besonders Salix fragilis und Salix alba. —
Familie: Salicaceae.
Herkunftsgeb.: Nord- und Mitteleuropa.
Bestandteile: Salicin (ein Glykosid), ca. 10% Gerbstoff. —
Anwend.: Gegen Fieber, Darmleiden, Rheuma, Gicht Grippe, Husten, besonders Bluthusten, Blasen- und Gallenleiden, bisweilen bei Bettnässen wirksam. — Zu Umschlägen bei Wunden und Geschwüren. —
Bemerk.: Im Erg.B. z. D.A.B. v. 1941 aufgeführt. — Vergleiche Nr. 241 Folia Salicis.

Nr 106 **Cortex Salicis nigrae**

Handelsbez.: Schwarze Weidenrinde, — amerikanische Weidenrinde.
St. Pfl.: Salix nigra.
Familie: Salicaceae.
Herkunftsgeb.: Nordamerika.
Bestandteile: Salicin, — Salinigrin (ein Glykosid), — Gerbstoff.
Anwend.: Sexuelles Tonikum und Beruhigungsmittel. — Ferner bei Gicht und Asthma. — Äußerlich zu Umschlägen gegen Geschwüre.

Nr. 107 **Cortex Salicis purpureae**

Handelsbez.: Purpurweidenrinde.
St. Pfl.: Salix purpurea.
Familie: Salicaceae.
Herkunftsgeb.: Mitteleuropa.
Bestandteile: Das Glykosid Salicin, — Populin, — Salipurposid, — Gerbstoff. —
Anwend.: Gegen Fieber. — In der Homöopathie.
Bemerk.: Offizinell im Homöopath. Arzneibuch ist die frische Rinde. —

Nr. 108 **Cortex Sambuci**

Handelsbez.: Flieder- oder Holunderrinde.
St. Pfl.: Sambucus nigra.
Familie: Caprifoliaceae.

Herkunftsgeb.:	Europa, — Kaukasus.
Bestandteile:	Angeblich ein Alkaloid.
Anwend.:	Diuretikum, — schweißtreibendes Mittel. In der Homöopathie.
Bemerk.:	Offizinell im Homöopath. Arzneibuch ist die frische Rinde. — Vergleiche Nr. 175 Flores Sambuci; Nr. 243 Folia Sambuci nigrae; Nr. 303 Fructus Sambuci; Nr. 741 Radix Sambuci nigrae.

Cortex Sassafras — Nr. 109

Handelsbez.:	Sassafras-Rinde, Fenchelholzrinde.
St. Pfl.:	Sassafras officinale (= S. variifolium).
Familie:	Lauraceae.
Herkunftsgeb.:	Atlantisches Nordamerika.
Bestandteile:	Ca. 8% ätherisches Öl mit Safrol, Gerbstoffe, Gerbstoff-Rote, Stärke. —
Anwend.:	Schweiß- und harntreibendes Mittel, besonders bei Hautleiden, Gicht, Rheuma. — Zur Herstellung des ätherischen Öls. —
Bemerk.:	Im Erg.B. z. D.A.B. v. 1941 aufgeführt. — Die gehandelte Ware stammt meist von der Wurzel. — Vergleiche Nr. 591 Lignum Sassafras.

Cortex Simarubae — Nr. 110

Handelsbez.:	Ruhrrinde.
St. Pfl.:	Simaruba amara und andere Arten.
Familie:	Simarubaceae.
Herkunftsgeb.:	Nördliches Südamerika — Orinokogebiet, Maracaibo, Guayana, Guatemala, Jamaika. —
Bestandteile:	Ca. 25% Gerbstoffe, Bitterstoffe, äther. Öl, ein Alkaloid.
Anwend.:	Mittel gegen Ruhr, Durchfall, chronische Verdauungsstörungen und Darmkatarrhe. — Bittermittel. — Gegen Fieber. —
Bemerk.:	Im Erg.B. z. D.A.B. v. 1941 aufgeführt. — Die Handelsware stammt meist von der Wurzel.

Cortex Styracis — Nr. 111

Cortex Thymiamatis

Handelsbez.:	Styraxrinde.
St. Pfl.:	Liquidambar orientalis.
Familie:	Hamamelidaceae.
Herkunftsgeb.:	Kleinasien, — Dodekanes.
Bestandteile:	Styrol, — Zimtsäure usw.
Anwend.:	Zu Räuchermitteln. — In der Parfümerieindustrie.
Bemerk.:	Vergleiche Nr. 349 Gummi Styrax Calamitus; Nr. 350 Gummi Styrax liquidus.

Nr. 112 **Cortex Syzygii jambolani**

Handelsbez.: Jamboulrinde.
St. Pfl.: Syzygium jambolana.
Familie: Myrtaceae.
Herkunftsgeb.: Ostindien, Malayischer Archipel.
Bestandteile: Harz, Gerbstoffe, Gallussäure.
Anwend.: Adstringens. Technisch als Gerbmaterial. —
Bemerk.: Im Erg.B. z. D.A.B. v. 1941 aufgeführt. — Offizinell im Homöopath. Arzneibuch. — Vergleiche Nr. 308 Fructus Syzygii jambolani; Nr. 848 Semen Syzygii jambolani.

Nr. 113 **Cortex Tsugae**

Handelsbez.: Hemlock- oder Schierlingstannenrinde.
St. Pfl.: Tsuga americana.
Familie: Pinaceae.
Herkunftsgeb.: Atlantisches Nordamerika.
Bestandteile: Gerbstoff.
Anwend.: Adstringens. — In der Homöopathie. — Technisch als Gerbmaterial.
Bemerk.: Offizinell im Homöopath. Arzneibuch sind die frischen, jungen Zweige. —

Nr. 114 **Cortex Ulmi**

Handelsbez.: Ulmen- oder Rüsterrinde.
St. Pfl.: Ulmus campestris und andere Arten.
Familie: Ulmaceae.
Herkunftsgeb.: Mittel- und Osteuropa.
Bestandteile: Schleim, Gerbstoff.
Anwend.: Erweichendes und Schleimmittel. — Adstringens. — In der Wundheilkunde. —
Bemerk.: Offizinell im Homöopath. Arzneibuch ist die frische, innere Rinde. —

Nr. 115 **Cortex Viburni opuli**

Handelsbez.: Schneeballrinde.
St. Pfl.: Viburnum opulus.
Familie: Caprifoliaceae.
Herkunftsgeb.: Europa, — Nordamerika.
Bestandteile: Viburnin (Bitterstoff).
Anwend.: Gegen Krämpfe und Hysterie, — bei schmerzhafter Menstruation. — In der Homöopathie. —
Bemerk.: Offizinell im Homöopath. Arzneibuch ist die frische Rinde. — Vergleiche Nr. 558 Herba Viburni opuli.

Cortex Viburni prunifolii Nr. 116

Handelsbez.: Amerikanische Schneeballrinde.
St. Pfl.: Viburnum prunifolium.
Familie: Caprifoliaceae.
Herkunftsgeb.: Östliches und südliches Nordamerika.
Bestandteile: Viburnin, Gerbstoffe, Harz, Baldrian- und andere Säuren. —
Anwend.: In der Gynaekologie. — Beruhigungsmittel in der Gebärmuttertherapie, gegen Krämpfe und Koliken. — Antiasthmatikum. — Zur Herstellung des Fluidextraktes. —
Bemerk.: Im Erg.B. z. D.A.B. v. 1941 aufgeführt. — Es werden die Qualitäten „arboris" und „radicis" von Cortex Viburni prunifoli gehandelt. —

Cortex Winteranus verus Nr. 117

Handelsbez.: Wintersrinde.
St. Pfl.: Drimys Winteri.
Familie: Magnoliaceae.
Herkunftsgeb.: Mittel- und Südeuropa.
Bestandteile: Äther. Öl, — Gerbstoff, — Harz.
Anwend.: Gegen Skorbut.

Cortex Yohimbehe Nr. 118

Handelsbez.: Yohimberinde, Yohimbéhé. —
St. Pfl.: Pausinystalia Yohimbe.
Familie: Rubiaceae.
Herkunftsgeb.: Westafrika, Kamerun, Spanisch-Guinea, St. Thomé, — Ostafrika, Usambara. —
Bestandteile: Yohimbin und andere Alkaloide. — Gerbstoff. —
Anwend.: Anregungsmittel für die Geschlechtsorgane. — Zur Herstellung des Yohimbinum hydrochloricum. —
Bemerk.: Im Erg.B. z. D.A.B. v. 1941 aufgeführt.

Crocus Nr. 119
Flores Croci
Stigmata Croci

Handelsbez.: Safran, Krokus. —
St. Pfl.: Crocus sativus (getrocknete Narbenschenkel).
Familie: Iridaceae.
Herkunftsgeb.: Frankreich, Spanien, Portugal, Griechenland, Südrußland, Kleinasien, Syrien, Iran. — (Die Droge stammt aus Kulturen.)
Bestandteile: Glykosidische Farbstoffe. — Das Glykosid Picrocrocin, äther. Öl, Wachs, fettes Öl, Säuren, Asche max. 1,3%. —
Anwend.: Nervenberuhigungsmittel, bei Krämpfen, Hysterie, Asthma, (Bestandteil von Tinctura Opii crocata). — Große Dosen

	wirken giftig. — Äußerlich zu Umschlägen bei Furunkulose. — Gewürz, Färbemittel für Backwaren, Liköre und pharmazeutische Spezialitäten. —
Bemerk.:	Offizinell im D.A.B. 6 und im Homöopath. Arzneibuch. — Es werden die Qualitäten „naturell" und „electa" gehandelt. —

Nr. 120

Dextrinum

Handelsbez.:	Dextrin.
Abst.:	Umwandlungsprodukt verschiedener Stärkearten meist von Kartoffel-, Weizen- oder Maisstärke. Die Herstellung erfolgt durch ein Röstverfahren.
Bestandteile:	Dextrin ist kein einheitlicher Stoff, sondern umfaßt eine Gruppe von Stoffen, welche bei der Umwandlung von Stärke in Glucose als Zwischenprodukte entstehen.
Anwend.:	Als Ausgleichsmittel z. B. bei zu hohem Alkaloidgehalt, besonders in der Extraktfabrikation. Technisch als Klebemittel.

Nr. 121

Dolichos pruriens

Handelsbez.:	Juckbohne.
St. Pfl.:	Mucuna pruriens.
Familie:	Leguminosae.
Herkunftsgeb.:	Tropenländer, — besonders Afrika.
Anwend.:	Bei Leber- und Gallenleiden, — zu Hautreizmitteln.
Bemerk.:	Offizinell im Homöopath. Arzneibuch. —

Fabae siehe auch **Semen**

Nr. 122

Fabae albae

Handelsbez.:	Weiße Bohnen.
St. Pfl.:	Phaseolus vulgaris.
Familie:	Leguminosae.
Herkunftsgeb.:	In europäischen Ländern kultiviert.
Bestandteile:	Amylin, — Legumin.
Anwend.:	Außer der Verwendung als Nährmittel, in gepulverter Form zu Kataplasmen, als Pillenbindemittel.
Bemerk.:	Vergleiche Nr. 291 Fructus Phaseoli sine semine.

Nr. 123

Fabae Calabaricae

Semen Physostigmatis

Calabar (hom.)

Handelsbez.:	Kalabarbohnen, Gottesurteilbohnen.
St. Pfl.:	Physostigma venenosum.
Familie:	Leguminosae.
Herkunftsgeb.:	Tropisches Westafrika, besonders Kamerun.
Bestandteile:	Die Alkaloide Physostigmin, auch Eserin genannt, — Geneserin und Nebenalkaloide, fettes Öl. —

Anwend.:	Gegen Neuralgie und Krämpfe. — Darmerregungsmittel. — Bei Wundrose und in der Augenheilkunde. — Zur Darstellung der Alkaloide. —
Bemerk.:	Im Erg.B. z. D.A.B. v. 1941 aufgeführt. — Offizinell im Homöopath. Arzneibuch. — GIFTDROGE! —

Fabae Impigem Nr. 124

Handelsbez.:	Paracaxibohnen.
St. Pfl.:	Crudya obliqua.
Familie:	Leguminosae.
Herkunftsgeb.:	Brasilien.
Anwend.:	Bei Hautleiden.

Fabae Pichurim Nr. 125

Handelsbez.:	Pichurimbohnen, Sassafrasnüsse —
St. Pfl.:	Nectandra puchury. —
Familie:	Lauraceae —
Herkunftsgeb:	Tropisches Amerika.
Anwend.:	Aromatikum, Vanilleersatz. —

Fabae Sojae Nr. 126

Handelsbez.:	Sojabohnen.
St. Pfl.:	Glycine Soja (= Soja hispida)
Familie:	Leguminosae.
Herkunftsgeb.:	Ostasien, besonders Mandschurei und Japan
Bestandteile:	Ca. 35% Eiweiß, ca. 15—20% Öl, ca. 25% Stärke, Lezithin, ferner Bitterstoff
Anwend.:	Im Fernen Osten wichtiges Nahrungsmittel.— Zur Herstellung von Diabetikerpräperaten. Zur Öl- und Lezithingewinnung. — Zur Herstellung von Speisewürzen. —

Fabae St. Ignatii Nr. 127

Ignatia (hom.)

Handelsbez.:	Ignatiusbohnen.
St. Pfl.:	Strychnos Ignatius.
Familie:	Loganiaceae.
Herkunftsgeb.:	Cochinchina,— Philippinen.
Bestandteile:	Strychnin, — Brucin und andere Alkaloide, — Kaffeegerbsäure, — Glykoside, — Stärke, — fettes Öl. —
Anwend.:	Tonikum und Bittermittel. Bei Lähmungen, — Anämie und Schlaflosigkeit. — Bei Neurasthenie. — Zur Herstellung von Strychnin und Brucin.
Bemerk.:	Offizinell im Homöopath. Arzneibuch. — GIFTDROGE! — Vergleiche Nr. 847 Semen Strychni.

Nr. 128 **Fabae Tonca**

Handelsbez.: Tonkabohnen.
St. Pfl.: Dipteryx odorata und andere Arten. —
Familie: Leguminosae
Herkunftsgeb.: Nordbrasilien, Guayana (Para-Qualität) — Venezuela (Angostura-Qualität) —
Bestandteile: Cumarin, fettes Öl, Phytosterin. Stärke. —
Anwend.: Pharmazeutisch als Geruchskorrigens. — Zu Räuchermitteln. — Zur Herstellung des Cumarins. — In der Parfümerie-, Kautabak- und Likörindustrie. —
Bemerk.: Im Erg.B. z. D.A.B. v. 1941 aufgeführt.

Nr. 129 **Faex medicinalis**

Handelsbez.: Medizinische Hefe, — ausgewaschene, entbitterte, untergärige Bierhefe
St. Pfl.: Saccharomyces cerevisiae.
Familie: Saccharomycetaceae.
Herkunftsgeb.: In Deutschland fabriziert.
Bestandteile: Ca. 50% Eiweiß, — ca. 25% Kohlehydrate, — Fett, — Sterine, — Glukokinine, — Vitamine und Enzyme.
Anwend.: Gegen Hautausschläge, — Furunkulose, — Akne. — Gegen Wunden. — Zu Nährmitteln, — Ersatz für Fleischextrakt. — Pillenbindemittel (Extraktum Faecis). —
Bemerk.: Offizinell im D.A.B. 6. — Faex compressa = Preßhefe wird in der Bierbereitung und in der Bäckerei verwendet. —

Nr. 130 **Flores Achillae moschatae**

Flores Ivae moschatae

Handelsbez.: Moschus- oder Ivablüten.
St. Pfl.: Achillae moschata.
Familie: Compositae.
Herkunftsgeb.: Alpenländer.
Bestandteile: Achilleïn.
Anwend.: Schweißtreibendes und Wundmittel. —
Bemerk.: Vergleiche Nr. 361 Herba Achilleae moschatae. —

Nr. 131 **Flores Althaeae**

Handelsbez.: Eibischblüten.
St. Pfl.: Althaea officinalis.
Familie: Malvaceae.
Herkunftsgeb.: Mitteleuropa.
Bestandteile: Schleim, Zucker, Stärke, fettes Öl.

Anwend.:	Reizmilderndes Schleimmittel, bei Katarrhen der Luft- und Harnwege, sowie des Darmes. Bei Nierenleiden. Zu Gurgelwässern.
Bemerk.:	Vergleiche Nr. 191 Folia Althaeae; Nr. 630 Radix Althaeae.

Flores Anthyllidis — Nr. 132

Flores Anthyllidis vulnerariae

Handelsbez.:	Wundklee.
St. Pfl.:	Anthyllis vulneraria.
Familie:	Leguminosae.
Herkunftsgeb.:	Osteuropa, Balkanländer.
Anwend.:	Wundheilmittel.

Flores Arnicae — Nr. 133

Handelsbez.:	Arnikablüten, Bergwohlverleih, Fallkrautblüten.
St. Pfl.:	Arnica montana.
Familie:	Compositae.
Herkunftsgeb.:	Gebirge Mittel- und Südeuropas. — Hauptherkunftsgebiete Tschechoslowakei und Norditalien. —
Bestandteile:	Ca. 0,1% äther. Öl, Bitterstoff (Arnicin), Gerbstoffe, Harz, Fett, Farbstoff. — Asche max. 8%. —
Anwend.:	Fieber- und Nervenmittel. — Wundheilmittel. — Expektorans. Bei Wechselfieber, Lungenentzündung, Furunkulose, Blutergüssen. — Gegen Rheuma und Arteriosklerose, bei Angina pectoris, Keuchhusten, Nierenleiden, gegen Durchfall. — Äußerlich zu Umschlägen bei Quetschungen, Hautreizmittel. — Zur Herstellung der Tinctura Arnicae. —
Bemerk.:	Offizinell im D.A.B. 6. — Vielfach als Giftdroge bezeichnet. Es werden Flores Arnicae „cum" und „sine" calycibus gehandelt. — Vergleiche Nr. 380 Herba Arnicae montanae; Nr. 640 Radix Arnicae montanae.

Flores Aurantii — Nr. 134

Flores Naphae

Handelsbez.:	Orangenblüten. —
St. Pfl.:	Citrus aurantium var. amara.
Familie:	Rutaceae.
Herkunftsgeb.:	Mittelmeerländer, besonders Italien und Südfrankreich, — Spanien, — ferner Westindien, — Florida.
Bestandteile:	Äther. Öl, — Bitterstoff, — Hesperidin.
Anwend.:	Nervenberuhigungs- und Magenmittel. — Zur Herstellung des Orangenblütenwassers. — Geruchs- und Geschmackskorrigens.
Bemerk.:	Im Erg.B. z. D.A.B. v. 1941 aufgeführt. — Vergleiche Nr. 58 Cortex Aurantii fruct.; Nr. 192 Folia Aurantii; Nr. 259 Fructus Aurantii immaturi.

Nr. 135 **Flores Bellidis**

Handelsbez.: Gänseblümchen.
St. Pfl.: Bellis perennis.
Familie: Compositae.
Herkunftsgeb.: Mittel- und Osteuropa.
Bestandteile: Äther. und fettes Öl, Bitter- und Gerbstoffe.
Anwend.: Zu Brusttee, Wundmittel, bei Furunkulose. —
Bemerk.: Vergleiche Nr. 392 Herba Bellidis. —

Nr. 136 **Flores Borraginis**

Handelsbez.: Borretschblüten, Gurkenkraut.
St. Pfl.: Borrago officinalis.
Familie: Borraginaceae.
Herkunftsgeb.: Mitteleuropa, Balkanländer, Kleinasien.
Bestandteile: Harz und Schleim.
Anwend.: Erweichendes und Schleimmittel, Diuretikum, Blutreinigungsmittel. —
Bemerk.: Vergleiche Nr. 396 Herba Borraginis.

Nr. 137 **Flores Cacti grandifloris**
Cactus (hom.)

Handelsbez.: Kaktusblüten.
St. Pfl.: Verschiedene Cereus-Arten.
Familie: Cactaceae.
Herkunftsgeb.: Mittelamerika.
Bestandteile: Alkaloide und Glykoside.
Anwend.: Bei Herzleiden, in der Homöopathie.
Bemerk.: Offizinell im Homöopath. Arzneibuch sind die frischen, jungen Stengel und Blüten. —

Nr. 138 **Flores Calcatrippae**

Handelsbez.: Rittersopornblüten.
St. Pfl.: Delphinium consolida.
Familie: Ranunculaceae.
Herkunftsgeb.: Europa.
Bestandteile: Bitter- und Gerbstoff, ein Alkaloid.
Anwend.: Diuretikum, gegen Würmer, Teeverschönerungsmittel. — In der Homöopathie. —
Bemerk.: Im Erg.B. z. D.A.B. v. 1941 aufgeführt. — Vergleiche Nr. 796 Semen Calcatrippae. —

Nr. 139 **Flores Calendulae**

Handelsbez.: Ringelblumen, Studentenblumen.
St. Pfl.: Calendula officinalis.

Familie:	Compositae.
Herkunftsgeb.:	Mitteleuropa, Balkanländer (orange-gelbe Ware). — Syrien, Ägypten (orange-rote Ware). —
Bestandteile:	Ätherisches Öl, Bitterstoff, Säuren, Saponin. —
Anwend.:	Früher bei typhösen Erkrankungen, Leberleiden und Gelbsucht. Harn u. schweißtreibendes Mittel gegen Krämpfe, als Teeverschönerungsmittel. — Äußerlich bei Hautwunden. — Zu Räuchermitteln. — Die Droge wurde wiederholt als Safranverfälschungsmittel beobachtet. —
Bemerk.:	Im Erg.B. z. D.A.B. v. 1941 aufgeführt. — Es werden Flores Calendulae „cum" und „sine" calycibus gehandelt. — Vergleiche Nr. 401 Herba Calendulae.

Flores Carthami — Nr. 140

Handelsbez.:	Färberdistelblüten, wilder Safran, Saflor.
St. Pfl.:	Carthamus tinctorius.
Familie:	Compositae.
Herkunftsgeb.:	Belgien, Frankreich, Balkan- und Mittelmeerländer, Nordafrika, Iran.
Bestandteile:	Gelber und roter Farbstoff.
Anwend.:	Färbemittel, Safranverfälschung, zu Räuchertees. —
Bemerk.:	Die Samen werden zur Ölgewinnung benutzt. —

Flores Caryophylli — Nr. 141

Caryophylli

Handelsbez.:	Gewürznelken.
St. Pfl.:	Eugenia Caryophyllata (= Jambosa Caryophyllus).
Familie:	Myrtaceae.
Herkunftsgeb.:	Molukken und südliche Philippinen, — Zanzibar, — Madagaskar, — Seychellen, — Mauritius und andere Tropengebiete, kultiviert. — Westliches Neuguinea, — Bismarckarchipel. —
Bestandteile:	Ca. 20—25% äther. Öl (nach dem D.A.B. 6 mind. 15%) mit Eugenol, — Gerbstoff, — Caryophyllin, — Schleim, — Harz, — Fett, — Wachs. — Asche max. 8%. —
Anwend.:	Magenmittel und Aromatikum. — In der Zahnheilkunde. — Zu Tinkturen, — Wässern und Tees. — Zur Herstellung des äther. Öls und des Eugenols. — In der Parfüm- und Likörindustrie. — Gewürz.
Bemerk.:	Offizinell im D.A.B. 6. — Im Handel unterscheidet man Penang-, Amboina- (hellbraune), und Zanzibar- (dunkelbraune) Nelken. Etwa $^4/_5$ der gehandelten Nelken kommen aus Zanzibar. Vergleiche Nr. 12 Antophylli.

Flores Cassiae — Nr. 142

Handelsbez.:	Zimtblüten.
St. Pfl.:	Cinnamomum Cassia.
Familie:	Lauraceae.

Herkunftsgeb.: Südchina.
Bestandteile: Äther. Öl, Zimtaldehyd, Gerbstoffe.
Anwend.: Aromatikum, Gewürz.
Bemerk.: Vergleiche Nr. 74 Cortex Cinnamomi Cassiae.

Nr. 143 **Flores Chamomillae romanae**

Chamomilla romana (hom.)

Handelsbez.: Römische Kamillen.
St. Pfl.: Anthemis nobilis.
Familie: Compositae.
Herkunftsgeb.: Mitteleuropa, besonders Belgien. —
Bestandteile: Ca. 0,5 bis 1% äther. Öl, Bitterstoff, Säuren. —
Anwend.: Schweißtreibendes Mittel, besonders bei krampfartigen Zuständen. — Vergleiche auch Flores Chamomillae vulgaris. — In der Kosmetik als Haarwaschmittel bekannt. —
Bemerk.: Im Erg.B. z. D.A.B. v. 1941 aufgeführt. — Offizinell im Homöopath. Arzneibuch ist die frische, ganze, blühende Pflanze. —

Nr. 144 **Flores Chamomillae vulgaris**

Handelsbez.: Kamillen, Kamillentee, Kamillenblüten.
St. Pfl.: Matricaria chamomilla.
Familie: Compositae.
Herkunftsgeb.: Mitteldeutschland, besonders Franken. (Die sogenannten „Marschkamillen" sind kaum im Handel.) — Hauptherkunftsgebiete sind die Balkanländer sowie Rußland. —
Bestandteile: Schweißtreibende Glykoside, ca. 0,3 bis 1% Azulen führendes äther. Öl, Bitterstoff, Harz, Säuren. —
Anwend.: Schweißtreibendes und erweichendes Mittel bei Krämpfen, Verdauungsbeschwerden, Koliken, Diarrhöe, Menstruationsstörungen, Bleichsucht, rheumatischen und katarrhalischen Affektionen. — Bei Bronchitis. — Gegen Fieber und Gallenleiden. — Äußerlich gegen Verbrennungen, Ekzeme, Wunden, Entzündungen, Geschwüre, zu Spülungen. — Zur Herstellung des äther. Öls und des Fluidextraktes. — Zu Haarpflegemitteln. —
Bemerk.: Offizinell im D.A.B. 6. — Offizinell im Homöopath. Arzneibuch ist die frische, ganze, blühende Pflanze. — M. discoidea — die strahlenlose Kamille — welche als Ersatz für M. chamomilla vorgeschlagen wurde, enthält das wirksame Blauöl nicht. —

Nr. 145 **Flores Chrysanthemi**

Flores Pyrethri insecticidi

Handelsbez.: Chrysanthemumblüten, Pyrethrumblüten, Insektenpulver. —
St. Pfl.: Verschiedene Chrysanthemum-Arten, besonders Chr. cine-

	rariifolium (Dalmatien), Chr. roseum und Chr. Marschalli (Kaukasus, Armenien, Iran), Chr. indicum und Chr. sinense (China, Japan).
Familie:	Compositae.
Herkunftsgeb.:	Italien, Dalmatien, Kaukasusgebiete, Armenien, Iran, in Höhen bis ca. 2000 m. — Ferner Nordafrika. — Große Mengen der Droge kommen aus Japan. —
Bestandteile:	Pyrethrin I und II (0,75—1 %). Ätherisches Öl, Saponin. —
Anwend.:	Innerlich in der Medizin gegen Würmer. — Zu Verbänden, um die Madenbildung zu verhindern. — Zur Herstellung von Extrakten und Pulvern. — Bekanntestes Insektenvertilgungsmittel, besonders gegen Fliegen. —
Bemerk.:	Im Erg.B. z. D.A.B. v. 1941 aufgeführt.

Flores Cinae — Nr. 146

fälschlich SEMEN Cinae genannt

Cina (hom.)

Handelsbez.:	Zitwerblüten, Zitwersamen, Wurmsamen. —
St. Pfl.:	Artemisia Cina.
Familie:	Compositae.
Herkunftsgeb.:	Steppen des nördlichen Turkestan, vor allem um Taschkent, an den Ufern des Syrdaja, am Bandansee, im östlichen Transkaukasien und Transkaspien. — In Deutschland (Thüringen) versuchsweise angebaut.
Bestandteile:	Ca. 1,7 bis 2% resp. 2,6% Santonin, nach dem D.A.B. 6 mindestens 2%, — Artemisin, ein Bitterstoff, — ca. 2% äther. Öl, Harz, Fett, Gummi usw. — Asche max. 10%. —
Anwend.:	Wurmmittel, besonders bei Spulwürmern. — Zur Herstellung des Santonins und des Cinakonfekts. —
Bemerk.:	Offizinell im D.A.B. 6 und im Homöopath. Arzneibuch. — Außer der oben genannten Droge kommt aus Kleinasien eine „santoninarme" oder „santoninfreie" Ware in den Handel, — Flores Cinae levant. — Sie wird zu Freßpulvern in der Tierheilkunde verwendet. —

Flores Convallariae majalis — Nr. 147

Handelsbez.:	Maiglöckchen.
St. Pfl.:	Convallaria majalis.
Familie:	Liliaceae.
Herkunftsgeb.:	Mittel- und Südeuropa — Balkanländer.
Bestandteile:	Äther. Öl, — Convallarin, — Convallamarin usw.
Anwend.:	Diuretikum bei Herzbeschwerden. — Zu Schnupfpulvern.
Bemerk.:	Im Erg.B. z. D.A.B. v. 1941 aufgeführt. — GIFTDROGE! — Vergleiche Nr. 417 Herba Convallariae majalis; Nr. 668 Radix Convallariae.

Nr. 148 **Flores Convolvuli arvensis**

Handelsbez.: Ackerwindenblüten.
St. Pfl.: Convolvulus arvensis.
Familie: Convolvulaceae.
Herkunftsgeb.: Mitteleuropa.
Anwend.: Abführmittel, Wundheilmittel. In der Homöopathie.
Bemerk.: Vergleiche Nr. 418 Herba Convolvuli arvensis. Nr. 669 Radix Convolvuli arvensis.

Nr. 149 **Flores Crataegi oxyacanthae**

Handelsbez.: Weißdornblüten.
St. Pfl.: Crataegus oxycantha.
Familie: Rosaceae.
Herkunftsgeb.: Europa.
Bestandteile: Bitterstoff, Duftstoff, (Trimethylamin). Ein Glykosid.
Anwend.: Blutdrucksenkendes Mittel, gegen Arteriosklerose.
Bemerk.: Im Erg.B. z. D.A.B. v. 1941 aufgeführt. — Vergleiche Nr. 274 Fructus Crataegi oxyacanthae; Nr. 421 Herba Crataegi oxyacanthae.

Nr. 150 **Flores Cyani**

Handelsbez.: Kornblumen.
St. Pfl.: Centaurea Cyanus.
Familie: Compositae.
Herkunftsgeb.: Europa, besonders die Balkanländer.
Bestandteile: Gerbstoff.
Anwend.: Diuretikum, Fiebermittel, zu Räucherpulvern, Teeverschönerungsmittel. —
Bemerk.: Im Erg.B. z. D.A.B. v. 1941 aufgeführt.

Nr. 151 **Flores Ericae**

Handelsbez.: Heideblüten.
St. Pfl.: Calluna vulgaris.
Familie: Ericaceae.
Herkunftsgeb.: Europa, — auf Heiden und Mooren.
Bestandteile: Arbutin, — Fumarsäure und andere Säuren, — Ericolin, — (ein alkaloidartiger Stoff).
Anwend.: Gegen Erkältungskrankheiten, — Durchfall, — Schlaflosigkeit, Nervosität, — Frauenleiden. — Die Droge hat desinfizierende und blutreinigende Wirkung. —
Bemerk.: Vergleiche Nr. 430 Herba Ericae.

Flores Ericae tetralicis Nr. 152

Handelsbez.: Sumpfheide.
St. Pfl.: Erica tetralix.
Familie: Ericaceae.
Herkunftsgeb.: Norddeutschland.
Anwend.: Gegen fiebrige Erkrankungen.

Flores Farfarae Nr. 153

Handelsbez.: Huflattichblüten.
St. Pfl.: Tussilago Farfara.
Familie: Compositae.
Herkunftsgeb.: Mittel- und Osteuropa, Balkanländer, Italien.
Bestandteile: Schleim-, Bitter- und Gerbstoff.
Anwend.: Schleimmittel bei Husten und Bronchialkatarrh, zu Umschlägen, zu Gurgeltees.
Bemerk.: Im Erg.B. z. D.A.B. v. 1941 aufgeführt. — Vergleiche Nr. 207 Folia Farfarae.

Flores Gnaphalii Nr. 154

Flores Pedis cati

Handelsbez.: Weiße oder rote Katzenpfötchen.
St. Pfl.: Gnaphalium dioicum.
Familie: Compositae.
Herkunftsgeb.: Heidegebiete Mitteleuropas.
Bestandteile: Harz, — Gerbstoff.
Anwend.: Hustenmittel, — Diuretikum. — Bei Blutungen, — Magenkatarrhen, — Durchfall, — Gallenleiden. — Gegen Nervenschmerzen.

Flores Graminis Nr. 155

Handelsbez.: Heublumen.
St. Pfl.: Inflorescenzen verschiedener Gramineen.
Familie: Gramineae.
Herkunftsgeb.: Europa.
Anwend.: Zu Kräuterbädern.

Flores Granati Nr. 156

Flores Balaustii

Handelsbez.: Granatbaumblüten.
St. Pfl.: Punica Granatum.
Familie: Punicaceae.
Herkunftsgeb.: In den Tropen und Subtropen kultiviert (Mittelmeerländer).

Bestandteile: Gerbstoffe.
Anwend.: Adstringens, gegen Diarrhöe.
Bemerk.: Vergleiche Nr. 85 Cortex Granati arboris und radicis; Nr. 86 Cortex Granati fructus.

Nr. 157 **Flores Helianthi annui**

Handelsbez.: Sonnenblumen.
St. Pfl.: Helianthus annuus.
Familie: Compositae.
Herkunftsgeb.: Überall kultiviert, besonders in Deutschland und den Balkanländern.
Bestandteile: Fettes Öl.
Anwend.: Volksheilmittel, gegen Fieber.
Bemerk.: Vergleiche Nr. 819 Semen Helianthi annui.

Nr. 158 **Flores Hibisci sabdarifa**

Handelsbez.: Afrikanische Malve, Cardiaca.
St. Pfl.: Hibiscus sabdarifa.
Familie: Malvaceae.
Herkunftsgeb.: Ägypten, Abessinien.
Bestandteile: Aromatische Säuren, Farbstoff.
Anwend.: Aromatikum, zu Teemischungen, als Ersatz des chinesischen Tees. Erfrischungsmittel.

Nr. 159 **Flores Hippocastani**

Handelsbez.: Roßkastanienblüten.
St. Pfl.: Aesculus Hippocastanum.
Familie: Hippocastanaceae.
Herkunftsgeb.: Mitteleuropa, Kleinasien.
Bestandteile: Querzitrin.
Anwend.: Adstringens, Tonikum, gegen Hautflechten.
Bemerk.: Offizinell im Homöopath. Arzneibuch sind die frischen Blüten. — Es werden die Qualitäten „album" und „rubrum" gehandelt. — Vergleiche Nr. 89 Cortex Hippocastani; Nr. 282 Fructus Hippocastani.

Nr. 160 **Flores Humuli lupuli**

richtiger: Strobili Lupuli oder Glandulae Lupuli
Flores Lupuli
Lupulus (hom.)

Handelsbez.: Hopfenzapfen.
St. Pfl.: Humulus lupulus
Familie: Moraceae.

Herkunftsgeb.: Mitteleuropa, besonders Franken u. Bayern. Tschechoslowakei — kultiviert. — Japan. —

Bestandteile: Lupulin, — Harz, — äther. Öl, — Gerbstoffe.

Anwend.: Antaphrodisiakum. — Diuretikum, — gegen Krämpfe, — Schlafmittel, — Bittermittel bei Verdauungsstörungen. In der Bierbrauerei.

Bemerk.: Im Erg.B z. D.A.B. v. 1941 aufgeführt. — Offizinell im Homöopath. Arzneibuch sind die frischen Fruchtzapfen. — Man unterscheidet im Handel hauptsächlich Saazer, — Hallertauer, — Tettnanger, — Bayrischen und Württemberger Hopfen. — Vergleiche Nr. 592 Lupulinum.

Flores Koso — Nr. 161

Koso (hom.)

Handelsbez.: Koso- oder Kussoblüten.

St. Pfl.: Hagenia abyssinica.

Familie: Rosaceae.

Herkunftsgeb.: Ägypten, Abessinien, Usambara-Gebiete, Kilimandscharo und die Berglandschaften von Deutsch-Ostafrika in Höhenlagen von 2000 bis 3500 m. —

Bestandteile: Kosotoxin, Kosin usw. (Methylphloroglucide), ca. 24 % Gerbstoff, Wachs, Gummi, Harz. — Asche max. 14 %. —

Anwend.: Bandwurmmittel. — Zur Herstellung von Extrakten. —

Bemerk.: Offizinell im D.A.B. 6 und im Homöopath. Arzneibuch. —

Flores Lamii albi — Nr. 162

Handelsbez.: Weiße Taubnesselblüten.

St. Pfl.: Lamium album.

Familie: Labiatae.

Herkunftsgeb.: Deutschland, Haupterntegebiet Tschechoslowakei, — Balkanländer. —

Bestandteile: Ein Glykosid, Schleim, Gerbstoff. —

Anwend.: Gegen Schlaflosigkeit. — Blutstill- und Blutreinigungsmittel bei Frauenleiden, Darmträgheit, Koliken, Menstruationsbeschwerden. — Gegen Bleichsucht, Katarrhe, Harnbeschwerden und Hämorrhoidalblutungen. —

Bemerk.: Im Erg.B. z. D.A.B. v. 1941 aufgeführt.

Flores Lavandulae — Nr. 163

Handelsbez.: Lavendelblüten.

St. Pfl.: Lavandula spica (= L. vera).

Familie: Labiatae.

Herkunftsgeb.: Westliche Mittelmeergebiete, besonders Südfrankreich, ferner Spanien, Italien und Ungarn — England.

Bestandteile:	Ca. 3% äther. Öl, ca. 10 bis 12% Bitterstoff, Harz, Gerbstoff. —
Anwend.:	Mittel gegen Kopf- und Nervenschmerzen, Lähmungen, Ohnmachtsanfälle. — Diuretikum. — Gegen Blähungen, — Hautreizmittel, — zu Räuchertees, — Kräuterkissen. — Geruchs- und Geschmackskorrigens. — Das ätherische Öl wird aus den frischen Blüten hergestellt und findet ausgedehnte Verwendung in der Parfümerie- und Seifenindustrie. — Die Droge wird auch als Mottenschutzmittel verwendet. —
Bemerk.:	Offizinell im D.A.B. 6. — Das ätherische Öl von Lavandula latifolia, das Spik-Öl ist geringwertiger als das echte Lavendelöl. —

Nr. 164

Flores Malvae arboreae

Handelsbez.:	Stockrosenblüten, Baummalven.
St. Pfl.:	Althaea rosea.
Familie:	Malvaceae.
Herkunftsgeb.:	Belgien, Ostdeutschland, Rußland, Balkanländer.
Bestandteile:	Schleim, Gerbstoff, Stärke, Farbstoff.
Anwend.:	Schleimmittel bei Husten, Heiserkeit, Harnbeschwerden, Geschwüren, Entzündungen. — Färbemittel. —
Bemerk.:	Die Droge wird „cum" und „sine" calycibus gehandelt. — Im Erg.B. z. D.A.B. v. 1941 aufgeführt.

Nr. 165

Flores Malvae silvestris

Handelsbez.:	Malvenblüten, Käsepappelblüten.
St. Pfl.:	Malva silvestris.
Familie:	Malvaceae.
Herkunftsgeb.:	Mitteleuropa, Balkanländer.
Bestandteile:	Schleim, Gerbstoff, Stärke, Malvin (Farbstoff).
Anwend.:	Schleimmittel und erweichendes Mittel bei Husten, Heiserkeit, Harnbeschwerden, Geschwüren und Entzündungen. — Gegen Durchfall. — Zu Mund- und Gurgelwässern. — Verbotenes Färbemittel für Rotweine. —
Bemerk.:	Offizinell im D.A.B. 6. — Vergleiche Nr. 221 Folia Malvae. —

Nr. 166

Flores Millefolii

Handelsbez.:	Schafgarbenblüten.
St. Pfl.:	Achillea Millefolium.
Familie:	Compositae.
Herkunftsgeb.:	Deutschland, Italien, Osteuropa, Balkanländer.
Bestandteile:	Azulen führendes äther. Öl, Gerbstoffe, Bitterstoffe, Säuren, Harz.
Anwend.:	Stimulans, Bittermittel, — bei Lungen- und Uterusblutungen

	Hämorrhoiden, Menstruationsbeschwerden, Magenkatarrhen, Asthma, Durchfall. Äußerlich gegen Wunden und Geschwüre. —
Bemerk.:	Im Erg.B. z. D.A.B. v. 1941 aufgeführt. — Vergleiche Nr. 482 Herba Millefolii.

Flores Nuphari Nr. 167

Handelsbez.:	Gelbe und weiße Teichrosen, — Mummeln. —
St. Pfl.:	Nuphar luteum und Nuphar pumilum.
Familie:	Nymphaeaceae.
Herkunftsgeb.:	Europa, in Teichen. —
Bestandteile:	Ein Alkaloid (?).
Anwend.:	In der Biochemie und Homöopathie als ein die Geschlechtsfunktionen anregendes (N. luteum) resp. beruhigendes Mittel (N. pumilum). —

Flores Paeoniae rubrae Nr. 168

Handelsbez.:	Pfingst- oder Bauernrosenblüten.
St. Pfl.:	Paeonia officinalis.
Familie:	Ranunculaceae.
Herkunftsgeb.:	In Mittel- und Südeuropa, kultiviert. —
Bestandteile:	Gerbstoff, — Paeonidin (glykosidischer Farbstoff). —
Anwend.:	Gegen Epilepsie. — Zu Husten- und Räuchertees. —
Bemerk.:	Im Erg.B. z. D.A.B. v. 1941 aufgeführt. — Vergleiche Nr. 720 Radix Paeoniae; Nr. 834 Semen Paeoniae.

Flores Primulae Nr. 169

Handelsbez.:	Schlüsselblumen, Himmelsschlüssel.
St. Pfl.:	Primula officinalis und Primula elatior.
Familie:	Primulaceae.
Herkunftsgeb.:	Deutschland, Osteuropa, Balkanländer.
Bestandteile:	Fettes und äther. Öl, Saponin, Harz, Flavone.
Anwend.:	Expektorans Diuretikum und schweißtreibendes Mittel. — Gegen Husten, Erkältungen, Lähmungen, Migräne und bei Herzschwäche. —
Bemerk.:	Im Erg.B. z. D.A.B. v. 1941 sind Flores P. cum und sine cal. aufgeführt. — Vergleiche Nr. 511 Herba Primulae; Nr. 732 Radix Primulae.

Flores Pruni spinosae Nr. 170

Flores Acaciae

Handelsbez.:	Schlehdornblüten, Schwarzdornblüten.
St. Pfl.:	Prunus spinosa.
Familie:	Rosaceae.

Herkunftsgeb.: Osteuropa, Balkanländer, Italien. —

Bestandteile: Ein Nitrilglykosid.

Anwend.: Blutreinigungs- und schwaches Abführmittel. — Gegen Husten. — Menstruationsförderndes Mittel und Diuretikum. —

Bemerk.: Im Erg.B. v. D.A.B. v. 1941 aufgeführt. — Offizinell im Homöopath. Arzneibuch sind die frischen Blüten. — Vergleiche Nr. 297 Fructus Pruni spinosae

Nr. 171

Flores Rhoeados

Flores Papaveris rhoeados

Handelsbez.: Klatschrosen, Klatschmohn.

St. Pfl.: Papaver Rhoeas.

Familie: Papaveraceae.

Herkunftsgeb.: Europa, — Hauptlieferländer Jugoslawien, Ungarn, Spanien. —

Bestandteile: Säuren, Farbstoffe, Rhoeadin, Schleim, Gerbstoff.

Anwend.: Schleimmittel mit schmerzstillender Wirkung. — Gegen Husten und Heiserkeit. —

Bemerk.: Im Erg.B. z. D.A.B. v. 1941 aufgeführt.

Nr. 172

Flores Robiniae pseudacaciae

Handelsbez.: Akazienblüten.

St. Pfl.: Robinia Pseud-Acacia.

Familie: Leguminosae.

Herkunftsgeb.: Europa, besonders Osteuropa.

Anwend.: Zur Herstellung aromatischer Wässer sowie des Sorbetts. —

Nr. 173

Flores Rosae

Rosa (hom.)

Handelsbez.: Rosenblüten.

St. Pfl.: Rosa centifolia, Rosa gallica und andere Arten. —

Familie: Rosaceae.

Herkunftsgeb.: In Europa kultiviert, ferner in Nordafrika, — Marokko, Ägypten, — Transkaukasien, — Bengalen. — Hauptliefergebiete Frankreich und Bulgarien. —

Bestandteile: Ca. 0,02% ätherisches Öl, fettes Öl, Querzitrin, Querzetin, Gerbstoff, Farbstoff, Zucker. —

Anwend.: Adstringens. — Zu Mund-, Augen- und Gurgelwässern. — Zu Räucherpulvern. — In der Parfümerieindustrie. —

Bemerk.: Im Erg.B. z. D.A.B. v. 1941 aufgeführt. — Hellrote Ware stammt von Rosa centifolia, dunkelrote von Rosa gallica. — Das Rosenöl wird meist aus den Blüten der Kulturform Rosa damascena gewonnen. — Besonders im Balkan kultiviert. — Offizinell im Homöopath. Arzneibuch sind die frischen Blumenblätter von Rosa centifolia. —

Flores Rosmarini Nr. 174

Flores Anthos

Handelsbez.: Rosmarinblüten.

St. Pfl.: Rosmarinus officinalis.

Familie: Labiatae.

Herkunftsgeb.: Mittelmeergebiete, besonders Frankreich und Spanien, sowie Dalmatien. —

Bestandteile: Ätherisches Öl.

Anwend.: Schweiß- und blähungtreibendes Mittel. — Aromatikum. — Zu Bädern und Umschlägen. —

Bemerk.: Vergleiche Nr. 238 Folia Rosmarini.

Flores Sambuci Nr. 175

Handelsbez.: Fliederblüten, Holunderblüten. —

St. Pfl.: Sambucus nigra.

Familie: Caprifoliaceae.

Herkunftsgeb.: Die Hauptlieferländer sind Oesterreich, die Tschechoslowakei, die ostdeutschen Gebiete, Rußland, die Balkanländer und Italien. —

Bestandteile: Ätherisches Öl, Schleim, Glykoside, Säuren, Gerbstoffe, Harze, Zucker. —

Anwend.: Diuretikum bei Nieren- und Blasenleiden. — Schweißtreibendes Mittel bei katarrhalischen Erkrankungen und rheumatischen Affektionen. — Bestandteil zahlreicher Blutreinigungstees, Hämorrhoidal- und Abführtees. — Gurgelmittel. — Äußerlich zu Umschlägen und Inhalationen. —

Bemerk.: Offizinell im D.A.B. 6. — Die Droge wird „gerebelt" und „in Trauben" gehandelt. — Offizinell im Homöopath. Arzneibuch sind die frischen Blüten und Blätter zu gleichen Teilen. — Vergleiche Nr. 108 Cortex Sambuci; Nr. 243 Folia Sambuci nigrae; Nr. 303 Fructus Sambuci; Nr. 741 Radix Sambuci.

Flores Spartii scoparii Nr. 176

Flores Sarothamni scoparii

Handelsbez.: Besenginsterblüten.

St. Pfl.: Cytisus (Sarothamnus) scoparius.

Familie: Leguminosae.

Herkunftsgeb.: Mittel- und Osteuropa, Balkanländer. —

Bestandteile: Sparteïn und seine Nebenalkaloide, Farbstoff, äther. Öl, Bitterstoff. —

Anwend.: Herzberuhigungsmittel. — Diuretikum. — Zur Herstellung des Sparteïns. —

Bemerk.: Vergleiche Nr. 541 Herba Spartii scoparii; Nr. 756 Radix Spartii scoparii; Nr. 843 Semen Spartii scoparii.

Nr. 177 **Flores Spilanthis oleraceae**

Handelsbez.: Parakressenblüten.
St. Pfl.: Spilanthes oleracea.
Familie: Compositae.
Herkunftsgeb.: Südamerika, Westindien. —
Bestandteile: Harz, Spilanthin.
Anwend.: Gegen Zahnschmerzen. — Bei Blasenleiden. — Zur Herstellung von Tinkturen. —
Bemerk.: Vergleiche Nr. 543 Herba Spilanthis oleraceae.

Nr. 178 **Flores Spiraeae ulmariae**

Handelsbez.: Mädesüß, Sumpfspireen, Spierblumen. —
St. Pfl.: Filipendula ulmaria.
Familie: Rosaceae.
Herkunftsgeb.: Mitteleuropa, besonders auch Deutschland. —
Bestandteile: Ätherisches Öl, Vanillin, Salicylsäure und ihre Verbindungen. —
Anwend.: Zusammenziehendes Mittel. — Gegen Husten, Grippe, Blasenleiden, Rheuma und Gicht. —
Bemerk.: Im Erg.B. z. D.A.B. v. 1941 aufgeführt. — Vergleiche Nr. 544 Herba Spiraeae ulmariae.

Nr. 179 **Flores Staticis**

Handelsbez.: Echter Widerstoß.
St. Pfl.: Statice limonium.
Familie: Plumbaginaceae.
Herkunftsgeb.: Mittelmeergebiete. In Deutschland an den Meeresufern. —
Anwend.: Gegen Durchfall und Blutungen. —

Nr. 180 **Flores Stoechados citrinae**

Handelsbez.: Immortellen, gelbe Katzenpfötchen.
St. Pfl.: Helichrysum arenarium.
Familie: Compositae.
Herkunftsgeb.: Mittel- und Osteuropa, Balkanländer, — auf Heiden und Sandflächen. —
Bestandteile: Gerbstoff, Bitterstoff, äther. Öl und unbekannte diuretisch wirkende Stoffe. —
Anwend.: Diuretikum. — Bei Gicht, Nieren- und Blasenleiden, Wassersucht und Gallenleiden. — Adstringens bei Durchfällen und Magenleiden. —
Bemerk.: Im Erg.B. z. D.A.B. v. 1941 aufgeführt.

Nr. 181 **Flores Syringae**

Handelsbez.: Flieder, — spanischer oder türkischer Flieder.
St. Pfl.: Syringa vulgaris.

Familie:	Oleaceae.
Herkunftsgeb.:	Heimat Südosteuropa, — Orient. — In Mitteleuropa kultiviert.
Bestandteile:	Syringin.
Anwend.:	Gegen Fieber, besonders gegen alte Malaria.
Bemerk.:	Offizinell im Homöopath. Arzneibuch sind die frischen Blüten. — Rinde, Blätter und Samenkapseln von Syringa vulgaris werden zu gleichen Zwecken gebraucht. —

Flores Tanaceti — Nr. 182

Handelsbez.:	Rainfarnblüten.
St. Pfl.:	Chrysanthemum vulgare.
Familie:	Compositae.
Herkunftsgeb.:	Europa, — Asien.
Bestandteile:	Äther. Öl, — Bitterstoff (Tanacetin), — Harz, — Fett, — Wachs, — Gummi, — Säuren.
Anwend.:	Gegen Spul- und Madenwürmer, besonders in der Veterinärmedizin. — Die Droge wirkt abortiv.
Bemerk.:	Im Erg B. z. D A.B. v. 1941 aufgeführt. — Vergleiche Nr. 546 Herba Tanaceti.

Flores Tiliae — Nr. 183

Tilia europaea (hom.)

Handelsbez.:	Lindenblüten, Steinlindenblüten. —
St. Pfl.:	Tilia cordata (= T. ulmifolia oder T. parvifolia) Winterlinde. — Tilia platyphyllos (= T. grandifolia) Sommerlinde.
Familie:	Tiliaceae.
Herkunftsgeb.:	Mittel- und Osteuropa, — Hauptlieferländer sind: — Oesterreich, Norditalien, die Balkanländer, Rußland, — ferner die kleinasiatische Türkei und die Kaukasusgebiete. —
Bestandteile:	Glykoside, äther. Öl, Schleim, Gerbstoff, Zucker, Farbstoff, Gummi. —
Anwend.:	Krampflösendes und schweißtreibendes Mittel mit schmerzstillender Wirkung. — Gegen Erkältungskrankheiten, Magenkrämpfe, Koliken, Diarrhöen, Grippe. — Zusatz zu Mund- und Gurgelwässern, zu Bädern. — In der Kosmetik zur Herstellung des Aqua Tiliae. —
Bemerk.:	Offizinell im D.A.B. 6. — Offizinell im Homöopath. Arzneibuch sind die frischen Blüten. — Neben der offizinellen „STEINLINDE" wird die „SILBERLINDE" gehandelt. — Die Stammpflanze dieser Handelsqualität ist nicht ausschließlich Tilia argentea — die Silberlinde, sondern vielmehr auch deren zahlreiche Bastarde, besonders T. neglecta und T. Juranyiana, sowie ferner T. americana und T. pubescens. — Die Herkunftsgebiete sind vor allem Norditalien und die

Balkanländer. — Die Unterscheidung der einzelnen Arten ist durch die Bastardierung außerordentlich schwierig, zumal sie in den einzelnen Partien oft gemischt vorkommen. — Von der „STEINLINDE" unterscheidet sich die Handelsqualität „SILBERLINDE" meist durch breite spatelförmige Hochblätter, kräftige Blüten und einen angenehm aromatischen Geruch, der bei der „STEINLINDE" fast völlig fehlt. — Flores Tiliae werden „cum" und „sine" bracteis gehandelt. —

Nr. 184 **Flores Trifolii albi**

Handelsbez.: Weißkleeblüten.
St. Pfl.: Trifolium repens
Familie: Leguminosae.
Herkunftsgeb.: Mittel- und Osteuropa.
Bestandteile: Gerbstoff.
Anwend.: Gegen rheumatische Erkrankungen und Gicht.

Nr. 185 **Flores Trifolii rubri**

Handelsbez.: Rotkleeblüten.
St. Pfl.: Trifolium pratense.
Familie: Leguminosae.
Herkunftsgeb.: Mittel- und Osteuropa, Alpenländer.
Bestandteile: Gerbstoff.
Anwend.: Bei Erkältungskrankheiten.

Nr. 186 **Flores Verbasci**

Handelsbez.: Königskerzenblüten, Wollblumen. —
St. Pfl.: Verbascum-Arten, besonders Verbascum phlomoides und Verbascum thapsiforme. —
Familie: Scrophulariaceae.
Herkunftsgeb.: Deutschland, besonders Alpengebiete Oesterreich, Balkanländer und Rußland. —
Bestandteile: Fettes und äther. Öl, Pflanzenschleim, glykosidische Farbstoffe, Saponin, Sapogenin, Säuren und Zucker. —
Anwend.: Schweißtreibendes und schleimlösendes Mittel. — Expektorans bei Katarrhen, Asthma und Diarrhöen. — Bestandteil der offizinellen Species Pectorales, sowie zahlreicher Teemischungen. — Äußerlich zu Umschlägen. —
Bemerk.: Offizinell im D.A.B. 6. — Vergleiche Nr. 249 Folia Verbasci.

Nr. 187 **Flores Violae odoratae**

Handelsbez.: Veilchenblüten.
St. Pfl.: Viola odorata.

Familie:	Violaceae.
Herkunftsgeb.:	Frankreich, Italien, Osteuropa. —
Bestandteile:	Ätherisches Öl, ein Alkaloid (Violin), — ein Glykosid, Säuren, Farbstoff, Zucker. —
Anwend.:	Nervenmittel und Expektorans. — Zu Veilchensirup, in der Kindertherapie. — Bei Hautkrankheiten, Halsschmerzen und Steinleiden. —
Bemerk.:	Vergleiche Nr. 560 Herba Violae odoratae; Nr. 774 Radix Violae odoratae.

Flores Violae tricoloris Nr. 188

Flores Jaceae

Handelsbez.:	Stiefmütterchenblüten.
St. Pfl.:	Viola tricolor, verschiedene Varietäten.
Familie:	Violaceae.
Herkunftsgeb.:	Deutschland, Frankreich, Italien, Osteuropa, Balkanländer. —
Bestandteile:	Violaquerzitrin, Salicylsäure. —
Anwend.:	Blutreinigungsmittel bei Hautleiden. — Gegen chronischen Bronchialkatarrh. Gurgelmittel. —
Bemerk.:	Vergleiche Nr. 561 Herba Violae tricoloris. Die gelbe Varietät wird weniger geschätzt. —

Flores Vitis idaeae Nr. 189

Handelsbez.:	Preißelbeerblüten, — Kronsbeerblüten.
St. Pfl.:	Vaccinium Vitis idaea.
Familie:	Ericaceae.
Herkunftsgeb.:	Wälder Mittel- und Osteuropas. — Balkanländer.
Anwend.:	Gegen rheumatische Erkrankungen. —
Bemerk.:	Vergleiche Nr. 250 Folia Vitis idaeae; Nr. 311 Fructus Vitis idaeae.

Folia siehe auch **Herba**

Folia Agavae Nr. 190

Handelsbez.:	Agavenblätter.
St. Pfl.:	Agave americana.
Familie:	Amaryllidaceae.
Herkunftsgeb.:	In tropischen und subtropischen Gebieten kultiviert.
Bestandteile:	Rohr- und Fruchtzucker.
Anwend.:	Blätter und Saft werden gegen Skorbut verwendet.
Bemerk.:	Offizinell im Homöopath. Arzneibuch sind die frischen Blätter. — Der ausgeschwitzte Gummisaft wird gegen Zahnschmerzen, die Wurzel als Sarsaparillersatz gebraucht. —

Nr. 191 **Folia Althaeae**

Folia Hibisci

Handelsbez.: Eibischblätter.
St. Pfl.: Althaea officinalis.
Familie: Malvaceae.
Herkunftsgeb.: Deutschland, Tschechoslowakei Balkanländer.
Bestandteile: Schleim, ätherisches Öl, Säure, Asche max. 16%. —
Anwend.: Schleimmittel bei Katarrhen der Luftwege. — Bei Nierenleiden. Bestandteil der Species emollientes und anderer Teemischungen. — Zu Kataplasmen, Gurgelwässern usw. —
Bemerk.: Offizinell im D.A.B. 6. — Vergleiche Nr. 131 Flores Althaeae; Nr. 630 Radix Althaeae.

Nr. 191a **Folia Alypi**

Folia Globulariae

Handelsbez.: Kugelblumenstrauchblätter, — Séné sauvage.
St. Pfl.: Globularia alypum.
Familie: Globulariaceae.
Herkunftsgeb.: Mittelmeergebiete, besonders Marokko, ferner Ägypten und Arabien.
Bestandteile: Globulariasäure, der Bitterstoff Pikroglobularin, das Glykosid Globulariacitrin (2,5 %), ferner Blausäure und 8,7 % Gerbstoffe. — Aus dem giftigen Glykosid kann durch Spaltung das abführende Globularetin gewonnen werden. —
Anwend.: Als Abführmittel — Ersatz für Folia Sennae — propagiert! Vorläufig muß vor der Verwendung der Droge gewarnt werden, da sie giftige Eigenschaften besitzt. — Das Globularetin ist ein wirksames Purgans und Diuretikum, welches keine Vergiftungserscheinungen hervorrufen soll. —

Nr. 192 **Folia Aurantii**

Handelsbez.: Orangenblätter, Pomeranzenblätter.
St. Pfl.: Citrus aurantium var. amara.
Familie: Rutaceae.
Herkunftsgeb.: Mittelmeerländer, besonders Italien, Südfrankreich, Spanien. —
Bestandteile; Ätherisches Öl, (ca. 0,5%) — Hesperidin, Bitterstoff. —
Anwend.: Tonikum gegen Krämpfe und Koliken. — Bittermittel. — Aromatikum, Nerven- und Magenmittel. —
Bemerk.: Im Erg.B. z. D.A.B. v. 1941 aufgeführt. — Vergleiche Nr. 58 Cortex Aurantii fruct.; Nr. 134 Flores Aurantii; Nr. 259 Fructus Aurantii immaturi.

Nr. 193 **Folia Belladonnae**

Belladonna (hom.)

Handelsbez.: Tollkirschenblätter.
St. Pfl.: Atropa Belladonna.

Familie:	Solanaceae.
Herkunftsgeb.:	Deutschland, Oesterreich, — Balkanländer, — Rußland. —
Bestandteile:	0,09 bis 1,2% Hyoscyamin (nach dem D.A.B. 6 mindestens 0,3%), — Atropin, Scopolamin und andere Alkaloide, ein Glykosid, Säuren, Gerbstoffe, Zucker, Asche max. 15%. —
Anwend.:	Narkotikum und Nervenberuhigungsmittel bei Asthma, Angina, Neuralgie, Herzbeschwerden. — Bei Bronchitis, Keuchhusten, Blasenleiden. Wichtigste Droge gegen Krämpfe. — In der Augenheilkunde. — Zu schmerzlindernden Umschlägen. — Zur Fabrikation der Alkaloide. —
Bemerk.:	Offizinell im D.A.B. 6. — Offizinell im Homöopath. Arzneibuch ist die frische Pflanze. — GIFTDROGE! — Vergleiche Nr. 648 Radix Belladonnae; Nr. 795 Semen Belladonnae.

Folia Betulae — Nr. 194

Handelsbez.:	Birkenblätter.
St. Pfl.:	Betula verrucosa, Betula pubescens und andere Arten. —
Familie:	Betulaceae.
Herkunftsgeb.:	Moore und sumpfige Wälder, besonders in Osteuropa.
Bestandteile:	Saponin, Gerbstoffe, Zucker, Bitterstoff, Schleim, äther. Öl, ein Alkaloid. —
Anwend.:	Diuretikum. Äußerlich gegen Gicht und Rheuma. — Blutreinigungsmittel. —
Bemerk.:	Im Erg.B. z. D.A.B. v. 1941 aufgeführt. — Vergleiche Nr. 62 Cortex Betulae; Nr. 322 Gemmae Betulae; Nr. 620 Pix Betulina.

Folia Boldo — Nr. 195

Boldo (hom.)

Handelsbez.:	Boldoblätter.
St. Pfl.:	Peumus boldus.
Familie:	Monimiaceae.
Herkunftsgeb.:	Chile, — Peru.
Bestandteile:	Boldin, — äther. Öl, — Säuren, — Glykoside, — Alkaloide und Gerbstoffe.
Anwend.:	Diuretikum bei Leber- und Blasenleiden, — Gallensteinkoliken. — Gegen Würmer. — Beruhigungsmittel. — Zur Herstellung von Boldin und Fluidextrakten. —
Bemerk.:	Im Erg.B. z. D.A.B. v. 1941 aufgeführt. — Offizinell im Homöopath. Arzneibuch.

Nr. 196

Folia Bucco

Bucco (hom.)

Handelsbez.: Buchublätter, Bukkoblätter.
St. Pfl.: Barosma betulina und andere Barosma-Arten. —
Familie: Rutaceae.
Herkunftsgeb.: Kapland, Südafrika. —
Bestandteile: Äther. Öl, kampferartige Stoffe, Bitterstoff, Schleim, Harz. —
Anwend.: Diuretikum bei Katarrhen der Harnwege. — Zu Injektionen. —
Bemerk.: Im Erg.B. z. D.A.B. v. 1941 aufgeführt. — Offizinell im Homöopath. Arzneibuch. — Es wird eine rundblättrige und eine ovalblättrige Qualität der Droge gehandelt.

Nr. 197

Folia Caricae Papayae

Handelsbez.: Melonenbaumblätter.
St. Pfl.: Carica Papaya.
Familie: Caricaceae.
Herkunftsgeb.: In den Tropen kultiviert.
Bestandteile: Papaïn, (vegetabilisches Ferment) und ein Alkaloid Carpaïn.
Anwend.: Als Digitalis-Ersatz bei Herzleiden empfohlen. —
Bemerk.: Offizinell im Homöopath. Arzneibuch sind die frischen Blätter. — Vergleiche Nr. 266 Fructus Caricae Papayae.

Nr. 198

Folia Carobae

Jacaranda Caroba (hom.)

Handelsbez.: Karobenblätter.
St. Pfl.: Jacaranda procera und andere Arten.
Familie: Bignoniaceae.
Herkunftsgeb.: Brasilien, Westindische Inseln.
Bestandteile: Carobin (Alkaloid), Carobasäure, Harz.
Anwend.: Harntreibendes und Blutreinigungsmittel.
Bemerk.: Offizinell im Homöopath. Arzneibuch.

Nr. 199

Folia Castaneae vescae

Handelsbez.: Edelkastanienblätter.
St. Pfl.: Castanea vulgaris (= C. vesca).
Familie: Fagaceae.
Herkunftsgeb.: Mittelmeerländer, besonders Italien und Ungarn, auch kultiviert.
Bestandteile: Gerbstoff, Fett, Harz, Zucker, Pektin.
Anwend.: Gegen Keuchhusten, meist in Form des Fluidextrakts.
Bemerk.: Im Erg.B. z. D.A.B. v. 1941 aufgeführt. — Offizinell im Homöopath. Arzneibuch sind die frischen Blätter.

Folia Cocae Nr. 200

Handelsbez.: Kokablätter.

St. Pfl.: Erythroxylon coca, verschiedene Varietäten. —

Familie: Erythroxylaceae.

Herkunftsgeb.: Östliche Anden, — Peru (Truxillo und Cuzco), Bolivien (Huanoco). — Vorderindien, Ceylon, Java. —

Bestandteile: Cocaïn und andere Alkaloide, mehrere Glykoside, ätherisches Öl, Fett, Gerbsäuren. —

Anwend.: Schmerzstillendes Mittel und Narkotikum. — Bei Schwächezuständen, Anämie, geistigen und körperlichen Überanstrengungen. — Zur Herstellung des Cocaïns. —

Folia Combreti Nr. 201

Handelsbez.: Combretumblätter, Kinkélibah. —

St. Pfl.: Combretum Raimbaultii und Combretum sundaicum. —

Familie: Combretaceae.

Herkunftsgeb.: Senegalgebiete, Kamerun, — Sundainseln. —

Bestandteile: Phloroglukotannoide, Gerbstoffe, Kalinitrat.

Anwend.: Spezifikum gegen Schwarzwasserfieber. — Bei Morphiumentziehungskuren wirksam.

Folia Damianae Nr. 202

Damiana (hom.)

Handelsbez.: Damianablätter.

St. Pfl.: Turnera diffusa var. aphrodisiaca.

Familie: Turneraceae.

Herkunftsgeb.: Mexiko, Westindische Inseln. —

Bestandteile: Ätherisches Öl, Harz, Bitterstoff, Gerbstoff. —

Anwend.: Anregungsmittel bei sexueller Schwäche. Gegen Hustenreiz und Nierenentzündungen, ferner bei Menstruations- und Schwangerschwaftsbeschwerden. — Zur Herstellung der Damiana-Extrakte. —

Bemerk.: Offizinell im Homöopath. Arzneibuch.

Folia Digitalis Nr. 203

Digitalis (hom.)

Handelsbez.: Fingerhutblätter.

St. Pfl.: Digitalis purpurea.

Familie: Scrophulariaceae.

Herkunftsgeb.: Mitteldeutschland, — Oesterreich, — Balkanländer, — Frankreich, an sonnigen Mittelgebirgshängen.

Bestandteile: Verschiedene Glykoside und Saponine. — Die Zusammensetzung der Wirkstoffe von Digitalis ist außerordentlich kompliziert.

Anwend.: Herztonikum. — Diuretikum bei fieberhaften Anfällen. — Bei Neuralgien und zahlreichen anderen Krankheiten. Zur Herstellung der Glykoside und vieler pharmazeutischer Spezialitäten. —

Bemerk.: Offizinell im D.A.B. 6. — Offizinell im Homöopath. Arzneibuch sind die frischen Blätter. — GIFTDROGE! — Im Handel befinden sich folgende Qualitäten: Folia Digitalis purpurea, — Folia Digitalis in amtlich plombierten Flaschen, — Folia Digitalis titrata pulv. mittelfein und subt. mit physiologisch festgestelltem Wirkungswert. —

Nr. 203 a **Folia Digitalis Abarten**

Handelsbez.: Großblütiger Fingerhut.
St. Pfl.: Digitalis ambigua.
Handelsbez.: Gelber Fingerhut.
St. Pfl.: Digitalis lutea.
Handelsbez.: Wolliger Fingerhut.
St. Pfl.: Digitalis lanata.
Bemerk.: Alle drei Arten enthalten ebenfalls Glykoside und werden wie Digitalis purpurea bei Herzleiden angewandt. Die Wirkung der Blätter von D lanata ist qualitativ die gleiche, aber 3-6 mal so stark — Vergleiche Nr. 814 Semen Digitalis.

Nr. 204 **Folia Djamboë**

Folia Psidii pyriferi

Handelsbez.: Djamboe- oder Guajavablätter.
St. Pfl.: Psidium pyriferum und Psidium guajava.
Familie: Myrtaceae.
Herkunftsgeb.: Tropisches Südamerika und Asien.
Bestandteile: Gerbstoff, — äther. Öl, — fettes Öl, — Harz, — aromatische Säure.
Anwend.: Bei Magen- und Darmkatarrhen.
Bemerk.: Im Erg.B. z. D.A.B. v. 1941 aufgeführt.

Nr. 205 **Folia Duboisiae**

Duboisia (hom.)

Handelsbez.: Duboisiablätter.
St. Pfl.: Duboisia myoporoides.
Familie: Solanaceae.
Herkunftsgeb.: Australien, Neukaledonien. —
Bestandteile: Hyoscyamin und andere Alkaloide. —
Anwend.: In ähnlicher Weise wie Folia Belladonnae. — Zur Herstellung der Alkaloide. —

Bemerk.: Offizinell im Homöopath. Arzneibuch sind die frischen Blätter. —

Folia Eucalypti globuli Nr. 206

Eucalyptus (hom.)

Handelsbez.: Eukalyptusblätter, Fieberbaumblätter.

St. Pfl.: Eucalyptus globulus und andere Arten. —

Familie: Myrtaceae.

Herkunftsgeb.: Mittelmeergebiete, — Spanien, Algier, Marokko, Italien, — Ostspitze von Neuguinea, — Regenwaldgebiete Südaustraliens, — Tasmanien, — Nordinsel von Neuseeland. —

Bestandteile: Bis 3% ätherisches Öl, Gerbstoffe, Harz, Wachs, Bitterstoff. —

Anwend.: Antiseptikum, — Fiebermittel, bei Katarrhen der Luft- und Harnwege, gegen Krämpfe. — Zur Herstellung von Oleum Eucalypti aether. und Eucalyptol. — Wichtige Bestandteile zahlreicher Präparate gegen Rheuma und Erkältungskrankheiten. —

Bemerk.: Im Erg.B. z. D.A.B. v. 1941 aufgeführt. — Offizinell im Homöopath. Arzneibuch. —

Folia Farfarae Nr. 207

Farfara (hom.)

Handelsbez.: Huflattichblätter.

St. Pfl.: Tussilago Farfara.

Familie: Compositae.

Herkunftsgeb.: Mittel- und Osteuropa, nördliche Balkanländer, Italien. —

Bestandteile: Schleim, Bitter- und Gerbstoffe, Gallussäure, äther. Öl, Mineralbestandteile, Asche max. 17%. —

Anwend.: Schleimmittel bei Hustenreiz und Bronchialleiden. — Bestandteil der offizinellen Species pectorales und anderer Teemischungen. — Zu Umschlägen und Gurgelwässern. —

Bemerk.: Offizinell im D.A.B. 6. — Offizinell im Homöopath. Arzneibuch sind die frischen Blätter. — Vergleiche Nr. 153 Flores Farfarae.

Folia Fraxini Nr. 208

Handelsbez.: Eschenblätter.

St. Pfl.: Fraxinus excelsior.

Familie: Oleaceae.

Herkunftsgeb.: Europa.

Bestandteile: Fraxin, Gerbstoff.

Anwend.:	Abführmittel. Gegen rheumatische Erkrankungen und Gicht. Fiebermittel.
Bemerk.:	Im Erg.B. z. D.A.B. v. 1941 aufgeführt. — Vergleiche Nr. 83 Cortex Fraxini.

Nr. 209 **Folia Gaultheriae procumbens**

Handelsbez.:	Wintergrünblätter.
St. Pfl.:	Gaultheria procumbens und andere Gaultheria-Arten.
Familie:	Ericaceae.
Herkunftsgeb.:	Nordamerika.
Bestandteile:	Äther. Öl, Gerbstoff, Arbutin, Ericolin, Schleim, Zucker. —
Anwend.:	Gegen Asthma. — Zur Herstellung des echten, ätherischen Wintergrünöls. — (Heute meist durch Methylium salicylicum ersetzt.) Das Öl ist ein Antiseptikum und Einreibemittel gegen Rheuma. —
Bemerk.:	Offizinell im Homöopath. Arzneibuch. —

Nr. 210 **Folia Hamamelidis**

Handelsbez.:	Hamamelisblätter, Zauberstrauchblätter.
St. Pfl.:	Hamamelis virginiana.
Familie:	Hamamelidaceae.
Herkunftsgeb.:	Atlantisches Nordamerika, besonders Virginien.
Bestandteile:	Ca. 3% Gerbstoff, ätherisches Öl, Bitterstoff, Resenoide (Hamamelin und andere). —
Anwend.:	Tonikum, Adstringens und blutstillendes Mittel, gegen Hämorrhoiden und Diarrhöe. — Zu Salben und Extrakten. — In der Kosmetik zur Herstellung von Hamamelis-Wasser. —
Bemerk.:	Im Erg.B. z. D.A.B. v. 1941 aufgeführt. — Vergleiche Nr. 88 Cortex Hamamelidis virginianae.

Nr. 211 **Folia Hennae**

Handelsbez.:	Hennablätter.
St. Pfl.:	Lawsonia inermis.
Familie:	Lythraceae.
Herkunftsgeb.:	Kleinasien, — Ägypten, — Iran, — Indien.
Bestandteile:	Farbstoffe.
Anwend.:	Zur Herstellung von Haarfärbemitteln.

Nr. 212 **Folia Hyoscyami**

Hyoscyamus (hom.)

Handelsbez.:	Bilsenkraut.
St. Pfl.:	Hyoscyamus niger, verschiedene Varietäten. —
Familie:	Solanaceae.
Herkunftsgeb.:	Mitteleuropa, Rußland und Balkanländer, besonders Ungarn und Rumänien, auch kultiviert. —

Bestandteile: 0,07 bis 0,15% Hyoscyamin (nach dem D.A.B. 6 mindestens 0,07%) Scopolamin und andere Alkaloide, ein Glykosid, Gerbstoff, äther. Öl, Harz, — Asche max. 30%. —

Anwend.: Narkotikum, bei Neuralgie, Krampfhusten, Asthma und anderen Leiden der Atmungsorgane, — Magenkrämpfen und Koliken. — Zur Herstellung des Oleum Hyoscyami, sowie verschiedener Arten Extrakte. —

Bemerk.: Offizinell im D.A.B. 6. — Offizinell im Homöopath. Arzneibuch ist die frische, blühende Pflanze. — GIFTDROGE! Vergleiche Nr. 699 Radix Hyoscyami; Nr. 821 Semen Hyoscyami.

Folia Hyoscyami mutici — Nr. 213

Handelsbez.: Ägyptisches Bilsenkraut.

St. Pfl.: Hyoscyamus muticus.

Familie: Solanaceae.

Herkunftsgeb.: Ägypten, Südwestasien.

Bestandteile: 1,2—1,4% Hyoscyamin, Scopolamin und andere Alkaloide, Gerbstoff, äther. Öl, Harz. —

Anwend.: Vergleiche Nr. 212 Folia Hyoscyami.— Die Droge wird wegen des hohen Gehaltes speziell zur Alkaloidgewinnung gebraucht. —

Bemerk.: GIFTDROGE! —

Folia Ilicis aquifolii — Nr. 214

Handelsbez.: Stechpalmenblätter.

St. Pfl.: Ilex aquifolium.

Familie: Aquifoliaceae.

Herkunftsgeb.: Mittel- und Südeuropa.

Bestandteile: Farbstoff, Bitterstoff, Schleim.

Anwend.: Tonikum, Fiebermittel, gegen Gicht und Krämpfe.

Bemerk.: Offizinell im Homöopath. Arzneibuch sind die frischen Blätter. —

Folia Indigoferae tinctoriae — Nr. 215

Handelsbez.: Indigoblätter.

St. Pfl.: Indigofera tinctoria.

Familie: Leguminosae.

Herkunftsgeb.: In allen Tropengebieten kultiviert.

Bestandteile: Indigo, ein Glykosid.

Anwend.: Als Färbemittel, zur Herstellung des Indigos.

Bemerk.: Vergleiche Nr. 565 Indigo.

Nr. 216

Folia Jaborandi

Jaborandi (hom.

Handelsbez.: Jaborandiblätter.
St. Pfl.: Pilocarpus pennatifolius und zahlreiche andere Arten. —
Familie: Rutaceae.
Herkunftsgeb.: Brasilien, besonders in den Provinzen Ceara, Pernambuco, Maranham und Aracati, — Paraguay, — Guadeloupe. —
Bestandteile: Äther. Öl, Pilocarpin und andere Alkaloide, Gerbstoffe, Oxalate. —
Anwend.: Schweiß- und speicheltreibendes Mittel, bei Wassersucht, Lungenleiden. — Gegen Rheuma, Influenza, Schnupfen. — Entfettungsmittel. — Bei Augenerkrankungen. — In der Kosmetik als haarwuchsförderndes Mittel. — Zur Herstellung des Pilocarpins und seiner Salze. —
Bemerk.: Im Erg.B. z. D.A.B. v. 1941 aufgeführt. — Offizinell im Homöopath. Arzneibuch. —

Nr. 217

Folia Juglandis

Handelsbez.: Walnußblätter.
St. Pfl.: Juglans regia.
Familie: Juglandaceae.
Herkunftsgeb.: Mitteleuropa, besonders Italien und Frankreich, — Westasien. —
Bestandteile: Äther. Öl, 4,1—5,1% Gerbstoff, ein Alkaloid, Gallussäure, Ellagsäure, Inosit. — Asche max. 10%. —
Anwend.: Adstringens, gegen Gicht und Gelenkerkrankungen, Hautleiden. Augenentzündungen und Würmer. — Bei Magenkatarrhen, Blutungen. — Schweißhemmendes Mittel. — Bittermittel. — Gegen Frostschäden und Ungeziefer. —
Bemerk.: Offizinell im D.A.B. 6. — Vergleiche Nr. 92 Cortex Juglandis regiae nucum.

Nr. 218

Folia Lauri nobilis

Handelsbez.: Lorbeerblätter.
St. Pfl.: Laurus nobilis.
Familie: Lauraceae.
Herkunftsgeb.: Mittelmeerländer, bes. Italien, Griechenland, Türkei.
Bestandteile: Ca. 3% äther. Öl.
Anwend.: Aromatikum, Gewürz.
Bemerk.: Im Erg.B. z. D.A.B. v. 1941 aufgeführt. — Vergleiche Nr. 285 Fructus Lauri; Nr. 605 Oleum Lauri expressum.

Folia Lauro-Cerasi Nr. 219

Laurocerasus (hom.)

Handelsbez.: Kirschlorbeerblätter.

St. Pfl.: Prunus Laurocerasus.

Familie: Rosaceae.

Herkunftsgeb.: Mittelmeerländer, — Kleinasien, — Kaukasusgebiete, — Iran. Vielfach angebaut.

Bestandteile: Laurocerasin, — Phyllinsäure, — Gerbstoff.

Anwend.: Schmerzstillendes Mittel, — gegen Krämpfe und Asthma. — Früher zur Herstellung des Aqua Lauro-Cerasi, für welches nach dem D.A.B. 6 Aqua amygdalarum amar. abgegeben werden kann. — (Künstlich!)

Bemerk.: Offizinell im Homöopath. Arzneibuch sind die frischen Blätter. — GIFTDROGE!

Folia Liatris Nr. 220

Handelsbez.: Hirschzungenblätter.

St. Pfl.: Liatris odoratissima.

Familie: Compositae.

Herkunftsgeb.: Nordamerika.

Bestandteile: Äther. Öl, — Cumarin.

Anwend.: Stimulans und Tonikum. — In der Tabakwaren- und Parfümerieindustrie.

Folia Malvae Nr. 221

Handelsbez.: Malvenblätter, Käsepappelblätter.

St. Pfl.: Malva silvestris und Malva neglecta.

Familie: Malvaceae.

Herkunftsgeb.: Mitteleuropa, Balkanländer.

Bestandteile: Schleim und 3,4—4,4 % Gerbstoffe, Asche max. 17%. —

Anwend.: Erweichendes und Schleimmittel bei Katarrhen, Husten und Diarrhöe. — Entzündungswidrige Droge. — Zu Spülungen. — Bestandteil verschiedener Teemischungen. —

Bemerk.: Offizinell im D.A.B. 6. — Offizinell im Homöopath. Arzneibuch ist die frische, blühende Pflanze von Malva silvestris. — Vergleiche Nr. 165 Flores Malvae silvestris.

Folia Mate Nr. 222

Handelsbez.: Maté, Paraguaytee. —

St. Pfl.: Ilex paraguariensis und andere Arten (ca. 15).

Familie: Aquifoliaceae.

Herkunftsgeb.: Tropisches und subtropisches Südamerika, besonders Paraguay und Brasilien. — In Westafrika kultiviert. —

Bestandteile: Ca. 1,5 % Coffein, Kaffeegerbsäure (ca. 20%), Vanillin, ätherisches Öl, Harz, ein aromatisches Glykosid. —

Anwend.:	Anregungsmittel. — Schweiß- und harntreibende Droge. — Statt des chinesischen Tees, besonders in Südamerika in großem Maße als Genußmittel. — Bestandteil verschiedener Teemischungen. —
Bemerk.:	Im Erg.B. z. D.A.B. v. 1941 aufgeführt. — Offizinell im Homöopath. Arzneibuch. — Die Handelsqualitäten von Maté sind meist angeräuchert. —

Nr. 223

Folia Matico

Matico (hom.)

Handelsbez.:	Soldatenkraut, Matikoblätter.
St. Pfl.:	Piper angustifolium.
Familie:	Piperaceae.
Herkunftsgeb.:	Andengebiete von Peru und Bolivien, ferner Brasilien und Venezuela. —
Bestandteile:	Äther. Öl, Gerbstoffe, Bitterstoff, Harz, Säuren. —
Anwend.:	Adstringens und blutstillendes Mittel, gegen Eiterfluß, Blutdiarrhöe, Hämorrhoiden. — Gegen innere Blutungen, bei Wunden. — Zur Herstellung von Tinkturen und Extrakten. —
Bemerk.:	Im Erg.B. z. D.A.B. v. 1941 aufgeführt. — Offizinell im Homöopath. Arzneibuch. —

Nr. 224

Folia Melissae

Handelsbez.:	Melissenblätter, Zitronenmelisse, Wanzenkraut. —
St. Pfl.:	Melissa officinalis.
Familie:	Labiatae.
Herkunftsgeb.:	Mitteleuropa, besonders Deutschland, Italien und die Balkanländer. —
Bestandteile:	Ca. 0,2% äther. Öl, Gerbstoff, Harz, Schleim, Asche max. 14%. —
Anwend.:	Schweißtreibendes und erregendes Mittel bei Lähmungen, Neuralgie, Angina pectoris. — Brechstill- und Bittermittel. — Gegen Hysterie und Neurasthenie. — Zur Anregung der Milchsekretion. Gegen Nervosität. — Zu Kräuterkissen, Bädern und dergl. —
Bemerk.:	Offizinell im D.A.B. 6. — Das Oleum Melissae aether. des Handels ist meist Oleum Citronellae von Andropogon Nardus.

Nr. 225

Folia Menthae aquaticae

Handelsbez.:	Wasserminze.
St. Pfl.:	Mentha aquatica.
Familie:	Labiatae.
Herkunftsgeb.:	Mittel- und Westeuropa, Nordamerika.
Bestandteile:	Äther. Öl, Gerbstoff, Bitterstoff.
Anwend.:	Stimulans, gegen Krämpfe, blähungstreibendes Mittel.

Folia Menthae crispae Nr. 226

Handelsbez.: Krauseminzblätter.
St. Pfl.: Mentha crispa und andere Arten.
Familie: Labiatae.
Herkunftsgeb.: Mitteleuropa, — Nordamerika, — kultiviert.
Bestandteile: Ca. 1% äther. Öl (mit Cineol), — Gerbstoff, — Bitterstoff. —
Anwend.: Bei Gallen- und Magenleiden. — Blähungtreibendes Mittel. — Zur Gewinnung des äther. Öls.
Bemerk.: Im Erg.B. z. D.A.B. v. 1941 aufgeführt.

Folia Menthae piperitae Nr. 227

Handelsbez.: Pfefferminzblätter.
St. Pfl.: Mentha piperita.
Familie: Labiatae
Herkunftsgeb.: In Mitteldeutschland kultiviert. — Große Mengen kommen aus den Balkanländern, besonders aus Bulgarien und Ungarn. In Ostchina, Japan und Nordamerika werden Mentha-Varietäten, besonders Mentha arvensis für die Öl- und Mentholgewinnung angebaut. —
Bestandteile: Bis 2,5% äther. Öl, nach dem D.A.B. 6 mindestens 0,7%, mit 30 bis 50% Menthol. — Gerbstoffe, Bitterstoff. — Asche max. 12%. —
Anwend.: Aromatikum und blähungtreibendes Mittel, bei Koliken, Diarrhöe, Cholera, gegen Krämpfe, Erbrechen, Appetitlosigkeit, bei Gallenleiden und Menstruationsstörungen. — Desinfiziens. — Bestandteil einer großen Anzahl von wichtigen pharmazeutischen Spezialitäten. — In der Kosmetik in Form von Öl. — In der Likörindustrie. — Zur Herstellung von Oleum Menthae piperitae aethereum und Mentholum. — Beide Produkte finden in ähnlicher Weise ausgedehnte Anwendung. —
Bemerk.: Offizinell im D.A.B. 6. — Offizinell im Homöopath. Arzneibuch ist das frische, blühende Kraut. — Die Stammpflanze Mentha piperita wird in verschiedenen Kulturvarietäten gezüchtet. — Sie ist ein Bastard zwischen Mentha viridis und Mentha aquatica. —

Folia Myrti Nr. 228

Handelsbez.: Myrtenblätter.
St. Pfl.: Myrtus communis.
Familie: Myrtaceae.
Herkunftsgeb.: Mittelmeergebiete, besonders Italien.
Bestandteile: Äther. Öl, — Bitterstoff, — Gerbstoff, — Myrtol.

Anwend.:	Adstringens, — gegen Katarrhe der Luft- und Harnwege, — bei Bronchialleiden. — Zu balsamischen Mitteln.
Bemerk.:	Offizinell im Homöopath. Arzneibuch sind die frischen, blühenden Zweige.

Nr. 229

Folia Myrtilli

Handelsbez.:	Heidelbeerblätter, Bickbeerblätter.
St. Pfl.:	Vaccinium myrtillus.
Familie:	Ericaceae.
Herkunftsgeb.:	Nord- und Mitteleuropa.
Bestandteile:	Gerbstoff, ca. 1,12 % Arbutin und der glykosidische Bitterstoff Ericolin (?), sowie Myrtillin. —
Anwend.:	Bei Zuckerkrankheit wegen der insulinartigen Wirkung versucht. — Adstringens, bei Blasenkatarrh und Bronchitis. Bei Blutungen zur Schorfbildung. — Gegen Diarrhöe. —
Bemerk.:	Im Erg.B. z. D.A.B. v. 1941 aufgeführt. — Neben der reinen Blattware wird auch Herba Myrtilli mit den Stengeln gehandelt. — Vergleiche Nr. 288 Fructus Myrtilli.

Nr. 230

Folia Nicotianae

Tabacum (hom.)

Handelsbez.:	Tabakblätter.
St. Pfl.:	Nicotiana Tabacum.
Familie:	Solanaceae.
Herkunftsgeb.:	In allen wärmeren Ländern kultiviert. —
Bestandteile:	Nikotin, — Nicotianin und andere Alkaloide, — Nitrate, — Asche ca. 23%.
Anwend.:	Gegen Verstopfung (selten angewandt!), -- bei Asthmaleiden. Die Verwendung in der Zigarren- und Zigarettenindustrie ist bekannt. — Technisch als Ungeziefermittel. — In der Homöopathie und Biochemie gegen Hysterie und Neurasthenie.
Bemerk.:	Offizinell im Homöopath. Arzneibuch sind die nicht fermentierten Blätter des echten Havana-Tabaks. — GIFTDROGE!

Nr. 231

Folia Oleandri

Folia Nerii

Oleander (hom.)

Handelsbez.:	Oleanderblätter.
St. Pfl.:	Nerium Oleander.
Familie:	Apocynaceae.
Herkunftsgeb.:	Mittelmeergebiete.
Bestandteile:	Alkaloide und Glykoside.
Anwend.:	Herzmittel. — Gegen Hautausschlag.

Bemerk.:	Offizinell im Homöopath. Arzneibuch sind die frischen Blätter. — GIFTDROGE! —

Folia Orthosiphonis staminei Nr. 232

Handelsbez.:	Koemis Koetjing, — indischer Nierentee, — Javatee.
St. Pfl.:	Orthosiphon stamineus.
Familie:	Labiatae.
Herkunftsgeb.:	Niederländisch-Indien, — Sumatra, — Java, — Sundainseln und Südindien.
Bestandteile:	Saponin, — ein Glykosid Orthosiphonin, — Gerbstoffe, äther. Öl, — Säuren und mineralische Substanzen.
Anwend.:	Diuretikum, — Spezifikum bei Nierenleiden, — Harn- und Phosphorsäure-Diurese. — Gegen Nieren- und Gallenkoliken. Bei rheumatischen Leiden. —
Bemerk.:	Im Erg.B. z. D.A.B. v. 1941 aufgeführt. — Die Droge kommt auch in fermentiertem Zustande in den Handel. —

Folia Patchouli Nr. 233

Handelsbez.:	Patchouliblätter.
St. Pfl.:	Pogostemom patchouli und andere Pogostemom-Arten. —
Familie:	Labiatae.
Herkunftsgeb.:	Vorder- und Hinterindien, Ceylon, Sumatra, Borneo, Südchina. —
Bestandteile:	Ätherisches Öl.
Anwend.	Antiseptikum — Zur Herstellung des ätherischen Öls, welches in der Parfümerieindustrie eine Rolle spielt. – Gegen Kleidermilben. —

Folia Pini Nr. 234

Handelsbez.:	Kiefernnadeln.
St. Pfl.:	Pinus silvestris und andere Arten.
Familie:	Pinaceae.
Herkunftsgeb.:	Europa, — Asien.
Bestandteile:	Äther. Öl, — Bitterstoff.
Anwend.:	Gegen Gicht und rheumatische Erkrankungen. — Aromatikum. Zu Bädern.
Bemerk.:	Vergleiche Nr. 860 Turiones Pini.

Folia Rhododendri chrysanthi Nr. 235.

Rhododendron (hom.)

Handelsbez.:	Sibirische Rhododendronblätter.
St. Pfl.:	Rhododendron chrysanthum.
Familie:	Ericaceae.

Herkunftsgeb.: Nordrußland, — Sibirien.
Bestandteile: Äther. Öl, — Gerbstoff, — Ericolin.
Anwend.: Bei Blutungen, — Nervenschmerzen. — Gegen Gicht und rheumatische Erkrankungen.
Bemerk.: Offizinell im Homöopath. Arzneibuch. —

Nr. 236 **Folia Rhododendri ferruginei**

Handelsbez.: Alpenrosenblätter.
St. Pfl.: Rhododendron ferrugineum.
Familie: Ericaceae.
Herkunftsgeb.: Alpengebiete, — Pyrenäen.
Bestandteile: Äther. Öl, — Gerbstoffe.
Anwend.: Gegen rheumatische Erkrankungen, sowie gichtische Beschwerden.

Nr. 237 **Folia Ribis nigri**

Handelsbez.: Schwarze Johannisbeerblätter, Ahlbeerblätter.
St. Pfl.: Ribes nigrum.
Familie: Saxifragaceae.
Herkunftsgeb.: In Mittel- und Osteuropa kultiviert, ferner in Sibirien und dem Himalajagebiet vorkommend.
Anwend.: Harn- und schweißtreibendes Mittel, bei Wassersucht und Gicht. Bestandteil zahlreicher Hausteemischungen.
Bemerk.: Im Erg.B. z. D.A.B. v. 1941 aufgeführt.

Nr. 238 **Folia Rosmarini**

Folia Anthos

Handelsbez.: Rosmarin.
St. Pfl.: Rosmarinus officinalis.
Familie: Labiatae.
Herkunftsgeb.: Jugoslavien, Südfrankreich, Spanien und ferner auch Mexiko.
Bestandteile: Bis 2% ätherisches Öl, Gerbstoff, Bitterstoff. —
Anwend.: Hautreizmittel. — Diuretikum, schweiß- und harntreibendes Mittel. Antiseptikum und Nervenmittel. — Menstruationsfördernde Droge. Gelegentlich als Abortivum. — Zu Spülungen, Umschlägen und Bädern. — Aromatikum. — Zur Herstellung des ätherischen Öls, welches in der Parfümerieindustrie und zu medizinischen Salben verwendet wird. — Zu Mottenschutzmitteln. —
Bemerk.: Im Erg.B. z. D.A.B. v. 1941 aufgeführt. — Offizinell im Homöopath. Arzneibuch. — Vergleiche Nr. 174 Flores Rosmarini.

Nr. 239 **Folia Rubi fruticosi** oder **fructicosi**

Handelsbez.: Brombeerblätter.
St. Pfl.: Rubus caesius, R. ulmifolius und andere Arten. —

Familie:	Rosaceae.
Herkunftsgeb.:	Europa, besonders Osteuropa und die Balkanländer. —
Bestandteile:	5—7,1 % Gerbstoffe, organische Säuren, Inosit. —
Anwend.:	Adstringens gegen Diarrhöe. Menstruationshemmendes Mittel und gegen Hautleiden. — Zu Gurgel- und Augenwässern. — Ersatz für chinesischen Tee, zu Hausteemischungen. —
Bemerk.:	Im Erg.B. z. D.A.B. v. 1941 aufgeführt.

Folia Rubi idaei Nr. 240

Handelsbez.:	Himbeerblätter.
St. Pfl.:	Rubus idaeus.
Familie:	Rosaceae.
Herkunftsgeb.:	Europa, besonders Osteuropa, — Balkanländer.
Bestandteile:	Gerbstoff, — organische Säuren.
Anwend.:	Adstringens. — Ersatz für chinesischen Tee, — zu Hausteemischungen, wie Folia Rubi fruticosi.
Bemerk.:	Im Erg.B. z. D.A.B. v. 1941 aufgeführt. — Vergleiche Nr. 301 Fructus Rubi idaei siccati.

Folia Salicis Nr. 241

Handelsbez.:	Weidenblätter.
St. Pfl.:	Verschiedene Salix-Arten.
Familie:	Salicaceae.
Herkunftsgeb.:	Nord- und Mitteleuropa.
Bestandteile:	Das Glykosid Salicin.
Anwend.:	Fiebermittel.
Bemerk.:	Vergleiche Nr. 105 Cortex Salicis.

Folia Salviae Nr. 242

Handelsbez.:	Salbeiblätter.
St. Pfl.:	Salvia officinalis, — verschiedene Unterarten.
Familie:	Labiatae.
Herkunftsgeb.:	Dalmatien, Italien, Griechenland, Kreta, Rußland.
Bestandteile:	Ca. 2% äther. Öl (nach dem D.A.B. 6 mind. 1,5%), 7,1—8% Gerbstoffe, Bitterstoff, Harz, Gummi, Mineralsubstanzen, — Asche max. 8%. —
Anwend.:	Zu Mund- und Gurgelwässern, bei Entzündungen und Halsschmerzen. — Adstringens gegen Durchfall. — Bei Bronchialkatarrh und bei eiternden Wunden. — Schweißhemmendes und milchsekretionshemmendes Mittel. — Äußerlich auch zu Umschlägen. — Zur Herstellung des ätherischen Öls und zahlreicher pharmazeutischer Spezialitäten. —

Bemerk.: Offizinell im D.A.B. 6. — Offizinell im Homöopath. Arzneibuch sind die frischen Blätter. — Das Kraut von Salvia Sclarea — Muskatsalbei wird gegen Blähungen und Geschwülste verwendet. — Die Blätter von Salvia pratensis sind wegen ihres geringen Gehaltes an ätherischem Öl abzulehnen. —

Nr. 243 **Folia Sambuci nigrae**

Handelsbez.: Holunderblätter.
St. Pfl.: Sambucus nigra.
Familie: Caprifoliaceae.
Herkunftsgeb.: Mittel- und Südeuropa, — Kaukasusgebiete. —
Bestandteile: Gerbstoffe, — Harz.
Anwend.: Diuretikum und schweißtreibendes Mittel. —
Bemerk.: Offizinell im Homöopath. Arzneibuch sind die frischen Blätter und Blüten zu gleichen Teilen. — Vergleiche Nr. 108 Cortex Sambuci; Nr. 175 Flores Sambuci; Nr. 303 Fructus Sambuci; Nr. 741 Radix Sambuci nigrae.

Nr. 244 **Folia Sennae Alexandrinae**

Senna (hom.)

Handelsbez.: Alexandriner Sennesblätter.
St. Pfl.: Cassia acutifolia.
Familie: Leguminosae.
Herkunftsgeb.: Obere und mittlere Nilgebiete, — Ostküste Afrikas, — Senegambien, — Sudan.
Bestandteile: Vergleiche Nr. 245 Folia Sennae Tinnevelly.
Anwend.: Vergleiche Nr. 245 Folia Sennae Tinnevelly.
Bemerk.: Offizinell im D.A.B. 6 und im Homöopath. Arzneibuch. — Seltener gehandelt als Folia Sennae Tinnevelly. — Vergleiche Nr. 252 Folliculi Sennae.

Nr. 245 **Folia Sennae Tinnevelly**

Senna (hom.)

Handelsbez.: Sennesblätter.
St. Pfl.: Cassia angustifolia.
Familie: Leguminosae.
Herkunftsgeb.: Vorderindien, vor allem in den Distrikten Tinnevelly, — Madura und Trichinopoli, — in den Residentschaften Madras und Bombay. — Auf Ceylon.
Bestandteile: Anthrachinone, — Emodin, — Flavone, — Schleim, Salze, — Bitterstoff, — Gerbstoff, — Harz, — Säuren. Asche max. 12%. —
Anwend.: Abführmittel bei akuter und chronischer Obstipation. — Bestandteil zahlreicher Präparate, u. a. des „Pulvis Liquiritiae

compositus" und vieler Teemischungen, wie Blutreinigungs-, Hämorrhoidal- und Rheumatees. —

Bemerk.: Offizinell im D.A.B. 6 und im Homöopath Arzneibuch. — Die Blätter verschiedener Abarten obiger Stammpflanzen wie Cassia obovata (Sudansennesblätter), — Cassia Holosericea und Cassia auriculata wirken ebenfalls abführend. — Vergleiche Nr. 252 Folliculi Sennae.

Folia Stramonii Nr. 246

Stramonium (hom.)

Handelsbez.: Stechapfelblätter.

St. Pfl.: Datura Stramonium.

Familie: Solanaceae.

Herkunftsgeb.: Oesterreich, — Balkanländer bis zum Schwarzen Meer. — Südostrußland.

Bestandteile: 0,3% Hyoscyamin, — Atropin und andere Alkaloide, — Gerbstoff. Asche max. 20%. —

Anwend.: Hypnotikum und Nervenmittel, — gegen Asthma, — Bronchialkatarrh, — Lungenleiden, — Neuralgie. — Krampflösendes Mittel. — In Extraktform bei Nervenschmerzen. — Zur Herstellung von Folia Stramonii nitrata. — Zu Asthmazigaretten und Räucherkerzen. —

Bemerk.: Offizinell im D.A.B. 6. — Offizinell im Homöopath. Arzneibuch ist das frische Kraut, gleichfalls im Erg.B. z. D.A.B. v. 1941 aufgeführt. — GIFTDROGE! — Andere Datura-Arten werden in Amerika und Asien in ähnlicher Weise verwendet. — Vergleiche Nr. 845 Semen Stramonii.

Folia Trifolii fibrini Nr. 247

Folia Menyanthes

Menyanthes (hom.)

Handelsbez.: Bitterkleeblätter, — Fieberkleeblätter.

St. Pfl.: Menyanthes trifoliata.

Familie: Gentianaceae.

Herkunftsgeb.: Sümpfe, — Teichufer, — Torfwiesen in Osteuropa.

Bestandteile: Menyanthin und andere Glykoside, — Bitterstoffe, — Gerbstoff, — Zucker, — Säuren.

Anwend.: Bitteres Tonikum, bei Wechselfieber, — Rheuma, — Hautleiden, — Gelbsucht. — Gegen Migräne. — Zu Nerventees. —

Bemerk.: Offizinell im D.A.B. 6. — Offizinell im Homöopath. Arzneibuch ist die frische Pflanze. — Vergleiche Nr. 762 Radix Trifolii fibrini.

Nr. 248 **Folia Uvae Ursi**

Uva ursi (hom.)

Handelsbez.: Bärentraubenblätter.
St. Pfl.: Arctostaphylos Uva Ursi.
Familie: Ericaceae.
Herkunftsgeb.: Europäische Mittelgebirge. — Die Hauptherkunftsländer sind: Spanien, — Italien und Osteuropa.
Bestandteile: Ca. 6—12 % Arbutin bezw. z. T. Methylarbutin (Glykosid), — Harz, — ca. 15—20 % Gerbstoffe, — Säuren, — Farbstoffe, — äther. Öl. — Asche max. 4 %. —
Anwend.: Diuretikum. — Bei Erkrankungen der Harnorgane und des Nierenbeckens. — Bei Blasenkatarrh, — bei Stein- und Gallenleiden. — Zur Herstellung von Arbutin. —
Bemerk.: Offizinell im D.A.B. 6. — Offizinell im Homöopath. Arzneibuch sind die frischen Blätter. — Eine nordamerikanische Abart Arctostaphylos glauca wird ähnlich verwendet.

Nr. 249 **Folia Verbasci**

Verbascum (hom.)

Handelsbez.: Wollkrautblätter, — Königskerzenblätter.
St. Pfl.: Verbascum-Arten.
Familie: Scrophulariaceae.
Herkunftsgeb.: Mitteleuropa.
Bestandteile: Saponin, Bitterstoff, — Schleimstoffe, — Wachs, — etwas Zucker.
Anwend.: Schleimmittel bei Katarrhen, — zu erweichenden Umschlägen.
Bemerk.: Offizinell im Homöopath. Arzneibuch ist das frische Kraut. Vergleiche Nr. 186 Flores Verbasci.

Nr. 250 **Folia Vitis idaeae**

Handelsbez.: Preißelbeerblätter, Kronsbeerenblätter.
St. Pfl.: Vaccinium Vitis idaea.
Familie: Ericaceae.
Herkunftsgeb.: Wälder Mittel- und Osteuropas, Balkanländer.
Bestandteile: 5—6 % Arbutin, Gerbstoff.
Anwend.: Gegen Rheuma, Gicht und Nervenleiden. Bei Zuckerkrankheit. Gegen Durchfall. Bei Erkrankungen der Harnorgane und des Nierenbeckens. —
Bemerk.: Im Erg.B. z. D.A.B. v. 1941 aufgeführt. — Vergleiche Nr. 189 Flores Vitis idaeae; Nr. 311 Fructus Vitis idaeae.

Folia Vitis viniferae Nr. 251

Handelsbez.: Weinblätter.
St. Pfl.: Vitis vinifera.
Familie: Vitaceae.
Herkunftsgeb.: Mittel- und Südeuropa.
Anwend.: Bei Steinleiden, zu Teemischungen und Extrakten.
Bemerk.: Offizinell im Homöopath. Arzneibuch sind die frischen Blätter. —

Folliculi Sennae Nr. 252

Fructus Sennae

Handelsbez.: Sennesbälge, Sennesschoten, Mutterblätter.
St. Pfl.: Cassia acutifolia und Cassia angustifolia.
Familie: Leguminosae.
Herkunftsgeb.: Obere und mittlere Nilgebiete, Ostküste Afrikas, Senegambien. Westküste Arabiens (Mekka). — Vorderindien, vor allem in Tinnevelly, Madras und Bombay, — auf Ceylon.
Bestandteile: Anthrachinone, Schleim, Gerbstoff. —
Anwend.: Abführmittel von milderer Wirkung als Folia Sennae. — Besonders in der Kindertherapie und bei chronischer Verstopfung verordnet. —
Bemerk.: Im Erg.B. z. D.A.B. v. 1941 aufgeführt. — Die hauptsächlichsten Handelsqualitäten sind Folliculi Sennae Tinnevelly, — F. S. Alexandrinae und F. S. Mecca. — Die Früchte von Cassia obovata werden in gleicher Weise wie die oben genannten verwendet. — Vergleiche Nr. 244 Folia Sennae Alexandrinae; Nr. 245 Folia Sennae Tinnevelly.

Fructus siehe Semen

Fructus Alkekengi Nr. 253

Handelsbez.: Judenkirschen.
St. Pfl.: Physalis Alkekengi.
Familie: Solanaceae.
Herkunftsgeb.: Europa, besonders Balkanländer, Asien.
Bestandteile: Physalin, ein Bitterstoff.
Anwend.: Fiebermittel, Diuretikum, gegen Gicht.

Fructus Anacardii occidentalis Nr. 254

Handelsbez.: Westindische Elefantenläuse.
St. Pfl.: Anacardium occidentale.
Familie: Anacardiaceae.
Herkunftsgeb.: Westindien, — Mittel- und Südamerika, — im tropischen Afrika kultiviert.

Bestandteile:	Cardol, — Anacardsäure, — Gerbstoff, — Harz.
Anwend.:	Scharf hautreizendes Mittel. — Gegen Warzen und Hühneraugen. — In der Technik als Färbemittel. — Nicht entölt in den Tropen manchmal als Genußmittel.
Bemerk.:	Offizinell im Homöopath. Arzneibuch. —

Nr. 255 **Fructus Anacardii orientalis**

Anacardium (hom.)

Handelsbez.:	Ostindische Elefantenläuse.
St. Pfl.:	Semecarpus anacardium.
Familie:	Anacardiaceae.
Herkunftsgeb.:	Ostindien, — in den Tropen kultiviert. —
Bestandteile:	Cardol, — Anacardsäure, — Gerbstoffe, — Harz und Gallussäure.
Anwend.:	Als Hautreizmittel in Form von Cardolum pruriens. — Färbemittel. — Technisch zur Tintenbereitung.
Bemerk.:	Offizinell im Homöopath. Arzneibuch. —

Nr. 256 **Fructus Anethi**

Handelsbez.:	Dillsamen.
St. Pfl.:	Anethum graveolens.
Familie:	Umbelliferae.
Herkunftsgeb.:	In Mitteleuropa kultiviert. Balkanländer.
Bestandteile:	Äther. und fettes Öl, — Proteïn, — Aminbasen.
Anwend.:	Diuretikum, — Magenmittel, — bei Krämpfen und Blähungen, gegen Schlaflosigkeit. — Milchsekretionanregendes Mittel. Zur Herstellung des äther. Öls. — Als Gewürz.
Bemerk.:	Im Erg.B. z. D.A.B. v. 1941 aufgeführt.

Nr. 257 **Fructus Anisi stellati**

Anisum stellatum (hom.)

Handelsbez.:	Sternanis.
St. Pfl.:	Illicium verum.
Familie:	Magnoliaceae.
Herkunftsgeb.:	Gebirge Südostasiens, — Südchina, — Insel Hainan und Tonkin.
Bestandteile:	Äther. Öl (bis 8%), — Proto-Katechusäure und Shikimisäure, Saponin, — Stärke.
Anwend.:	Magenstärkungsmittel, — Karminativum und Geschmackskorrigens. — Expektorans, — bei Bronchialleiden. — In der Spirituosen-Industrie. — Zur Herstellung des äther. Sternanisöls.
Bemerk.:	Im Erg.B. z. D.A.B. v. 1941 aufgeführt. — Offizinell im Homöopath. Arzneibuch. — Zur Ölfabrikation können auch die Blätter verwendet werden. — Vorsicht vor Verwechslungen

mit den giftigen Shikimifrüchten von Illicium anisatum (religiosum)! Die ähnlich aussehenden Früchte von Illicium griffitii und Illicium cambodiana können als harmlose Verwechslungen angesehen werden.

Fructus Anisi vulgaris Nr. 258

Anisum (hom.)

Handelsbez.: Anissamen.

St. Pfl.: Pimpinella Anisum.

Familie: Umbelliferae.

Herkunftsgeb.: Heimisch in östlich mediterranen Gebieten. — Kultiviert in Spanien, — Italien, — Griechenland, — Bulgarien, — Rußland, — Ägypten, — Syrien, — in kleinerem Maße auch in Deutschland, — Frankreich und Belgien.

Bestandteile: Äther. Öl (1—6%), nach dem D.A.B. 6 mind. 1,5%, — fettes Öl (bis 20%), — Eiweiß, — Zucker, — Stärke. — Asche max. 10%. —

Anwend.: Aromatikum und magenstärkendes Mittel. — Gegen Blähungen, — Krämpfe. — Expektorans. — Bei Erkältungskrankheiten. — Milchsekretionanregendes Mittel. — Äußerlich in Form von Öl gegen Ungeziefer. — Zur Herstellung des äther. Öls und des Anethols. — In der Likörindustrie. — Gewürz für Backwaren.

Bemerk.: Offizinell im D.A.B. 6 und im Homöopath. Arzneibuch. —

Fructus Aurantii immaturi Nr. 259

Handelsbez.: Unreife Pomeränzchen, — Orangetten.

St. Pfl.: Citrus aurantium, var. amara.

Familie: Rutaceae.

Herkunftsgeb.: Mittelmeerländer, — besonders Spanien, — Südfrankreich, — Italien.

Bestandteile: Äther. Öl, — Hesperidin und andere Bitterstoffe, — Gerbstoff, Säuren. — Asche max. 6,5%.

Anwend.: Appetitanregungsmittel, — gegen Magenschwäche, — bei Unterleibsbeschwerden. — In der Likörfabrikation. — Zur Herstellung der Tinctura amara und des äther. Öls, des sog. Petitgrainöls.

Bemerk.: Offizinell im D.A.B. 6. — Vergleiche Nr. 58 Cortex Aurantii fruct.; Nr. 134 Flores Aurantii; Nr. 192 Folia Aurantii.

Fructus Belae Nr. 260

Fructus Bael.

Handelsbez.: Baelfrüchte.

St. Pfl.: Aegle Marmelos.

Familie: Rutaceae.

Herkunftsgeb.:	Ostindien, Sundainseln.
Bestandteile:	Gerbstoffe, Schleim.
Anwend.:	Adstringens gegen Durchfall.

Nr. 261 **Fructus Berberidis**

Handelsbez.:	Berberitzenfrüchte.
St. Pfl.:	Berberis vulgaris.
Familie:	Berberidaceae.
Herkunftsgeb.:	Europa.
Anwend.:	In der Homöopathie bei Bronchialleiden, — Erkrankungen der Harnwege, — Steinleiden, — als Diuretikum, — bei Leber-, Gallen- und Hautleiden. —
Bemerk.:	Im Erg.B. z. D.A.B. v. 1941 aufgeführt. — Vergleiche Nr. 61 Cortex Berberidis; Nr. 649 Radix Berberidis.

Nr. 262 **Fructus Cannabis**

Handelsbez.:	Hanfsamen.
St. Pfl.:	Cannabis sativa.
Familie:	Moraceae.
Herkunftsgeb.:	Europa, — Zentralasien.
Bestandteile:	Fettes Öl, — Harz.
Anwend.:	Reizmildernd bei Blasenleiden (Emulsion). — Zur Ölgewinnung. In großen Mengen als Vogelfutter.
Bemerk.:	Im Erg.B. z. D.A.B. v. 1941 aufgeführt. — Vergleiche Nr. 403 Herba Cannabis indicae.

Nr. 263 **Fructus Capsici**

Piper hispanicum

Capsicum (hom.)

Handelsbez.:	Paprika, spanischer Pfeffer.
St. Pfl.:	Capsicum annuum und Capsicum longum. — Verschiedene Varietäten.
Familie:	Solanaceae.
Herkunftsgeb.:	Ungarn (Szegedin), Bulgarien, Rumänien, Griechenland, Spanien. — In anderen mittel- und südeuropäischen Ländern angebaut. — Auch in Deutschland werden Kulturversuche gemacht. —
Bestandteile:	Capsaïcin, (scharf schmeckende Substanz), Capsanthin (würziger, nicht scharfer Stoff), Carotinfarbstoffe, Vitamin C, fettes Öl (besonders in den Samen), ein Alkaloid. — Asche max. 8%.
Anwend.:	Bei Darm- und Magenleiden, Seekrankheit, Rheuma. — Zu Linimenten und Pflastern (Pfefferpflastern), Hautreizmittel bei Rheuma, Neuralgien, Gelenk- und Brustfellentzündungen. In großen Mengen als Gewürz und in frischem Zustande als Gemüse. —

Bemerk.:	Offizinell im D.A.B. 6 und im Homöopath. Arzneibuch. — Vergleiche Nr. 294 Fructus Piperis cayennense. — Man unterscheidet beim Paprika scharf und mild schmeckende Sorten: Edelsüßer, halbsüßer, Rosen- und scharfer Paprika. —

Fructus Cardamomi — Nr. 264

Cardamomum

Handelsbez.:	Cardamom, — Malabar-Cardamomen.
St. Pfl.:	Elettaria Cardamomum.
Familie:	Zingiberaceae.
Herkunftsgeb.:	Gebirge der Westküste Vorderindiens, — besonders im Staat Mysore, — an der Malabarküste, — um Mangalore, — um Aleppy im Staat Travancore, — bei Tuticorin und Bodinayakanur, — Ceylon, — Java, — Sundainseln und Malayischer Archipel (auf Ceylon angebaut!).
Bestandteile:	Ca. 4—7% äther. und ca. 10% fettes Öl, — Stärke, — Zucker. Asche max. 10%.
Anwend.:	Magenstärkungs- und Appetitanregungsmittel. — Gegen Krämpfe, — Gewürz. — In der Likörfabrikation.
Bemerk.:	Offizinell im D.A.B. 6. — Im Handel befinden sich folgende Qualitäten: Mysore, — Malabar, — Mangalore, — Aleppy, — Ceylon, — Motta, — grün — halb gebleicht — gebleicht und Fructus Cardamomi excorticata = Cardamom-Saat. — Elettaria maior liefert die sog. Ceylon-Cardamomen. — Cardamom-Abarten werden von verschiedenen Amomum-Arten geliefert, sind aber selten im Handel. —

Fructus Caricae — Nr. 265

Caricae

Handelsbez.:	Feigen.
St. Pfl.:	Ficus carica.
Familie:	Moraceae.
Herkunftsgeb.:	Mittelmeergebiete.
Bestandteile:	Ca. 50% Invertzucker, — Pektin, — Fett, — Eiweiß, — Säuren.
Anwend.:	Zusatz zu Brusttee. — Geschmackskorrigens.
Bemerk.:	Im Erg.B. z. D.A.B. v. 1941 aufgeführt.

Fructus Caricae Papayae — Nr. 266

Handelsbez.:	Melonenbaumfrüchte.
St. Pfl.:	Carica Papaya.
Familie:	Caricaceae.
Herkunftsgeb.:	In den Tropen kultiviert.
Bestandteile:	Die unreifen Früchte enthalten Papaïn, ein eiweißverdauendes Ferment.

Anwend.: Zur Herstellung von Papaïn. — Die Früchte werden frisch als Genußmittel gebraucht.

Bemerk.: Papaïn wird in gleicher Weise wie Pepsin, als verdauungförderndes Mittel verordnet. — Vergleiche Nr. 197 Folia Caricae Papayae.

Nr. 267 **Fructus Carvi**

Handelsbez.: Kümmel.

St. Pfl.: Carum Carvi.

Familie: Umbelliferae.

Herkunftsgeb.: Europa, besonders Rußland, Holland, — Deutschland, — Spanien, — Italien, — sowie Kleinasien. —

Bestandteile: Bis 20% fettes Öl, — 3 bis 7% äther. Öl, nach dem D.A.B. 6 mind. 4%, — Stärke, — Eiweiß, — Zucker. — Asche max. 8%.

Anwend.: Bei Magen- und Darmbeschwerden, — Blähungen, — Koliken, zur Anregung der Milchsekretion. — Bittermittel, — beruhigendes und krampflösendes Mittel. — Zur Herstellung von Oleum Carvi aethereum. Gewürz. — In der Likörindustrie.

Bemerk.: Offizinell im D.A.B. 6. —

Nr. 268 **Fructus Casimiroae edulis**

Handelsbez.: Weiße Sapote.

St. Pfl.: Casimiroa edulis.

Familie: Rutaceae.

Herkunftsgeb.: Südliches Mexiko, — Zentralamerika.

Bestandteile: Ein Alkaloid, — äther. Öl, — Harz, — Fett.

Anwend.: Schlaf- und Beruhigungsmittel, — Wundheilmittel.

Nr. 269 **Fructus Cassiae fistulae**

Cassia fistula

Handelsbez.: Röhrenkassia. Volkstümlich oft „Manna" genannt. —

St. Pfl.: Cassia fistula.

Familie: Leguminosae.

Herkunftsgeb.: Indien und andere Tropengebiete.

Bestandteile: Anthrachinonderivate, — Fruchtzucker, — Gummi, — Gerbstoffe.

Anwend.: Mildes Abführmittel, besonders in Form von Pulpa Cassiae.

Bemerk.: Die kleineren Früchte von Cassia moschata und Cassia grandis werden in Europa kaum gehandelt.

Nr. 270 **Fructus Cerasi acidi**

Handelsbez.: Sauerkirschen.

St. Pfl.: Prunus Cerasus.

Familie: Rosaceae.
Herkunftsgeb.: Europa, — Kleinasien.
Bestandteile: Ca. 2% freie Säuren, — Invertzucker, — Inosit.
Anwend.: Frische Früchte zur Herstellung des Sirupus Cerasi. — Bei der Fabrikation werden die Kerne mit verwertet. — Getrocknet als Teezusatz.
Bemerk.: Vergleiche Nr. 333 Gummi Cerasi; Nr. 853 Stipites Cerasi acidi.

Fructus Ceratoniae — Nr. 271

Fructus Carobae
Siliqua dulcis

Handelsbez.: Johannisbrot, — Karoben.
St. Pfl.: Ceratonia Siliqua.
Familie: Leguminosae.
Herkunftsgeb.: Mittelmeergebiet.
Bestandteile: Zucker, — Buttersäure, — Fett.
Anwend.: Zu Teemischungen, — zu Saucen, — Essenzen (Sherry) und Kaffee-Ersatzmitteln.
Bemerk.: Im Erg.B. z. D.A.B. v. 1941 aufgeführt. — Vergleiche Nr. 801 Semen Ceratoniae.

Fructus Colocynthidis — Nr. 272

Colocynthis (hom.)

Handelsbez.: Koloquinthen, Koloquinthenäpfel.
St. Pfl.: Citrullus Colocynthis.
Familie: Cucurbitaceae.
Herkunftsgeb.: Steppen und Wüsten des tropischen Nordafrika, — besonders Marokko und Ägypten (Karthoum). — Steppengebiete Vorderasiens und Arabiens, — besonders Syrien, Palästina, Iran, Vorderindien, Ceylon. — Die Hauptstapelplätze sind Jaffa und Jerusalem. —
Bestandteile: Colocynthin, ein glykosidischer Bitterstoff, — Colocynthidin, Harzstoffe, Säuren. — Die Samen enthalten bis 17% fettes Öl.
Anwend.: Starkes Purgans. — In der Homöopathie und Biochemie gegen Nervenschmerzen. — Technisch als Ungeziefermittel, besonders gegen Wanzen.
Bemerk.: Offizinell im D.A.B. 6 und im Homöopath. Arzneibuch. — Offizinell sind die geschälten Früchte. — GIFTDROGE! —

Fructus Coriandri — Nr. 273

Handelsbez.: Koriander, — Schwindelkörner.
St. Pfl.: Coriandrum sativum.

Familie: Umbelliferae.

Herkunftsgeb.: Mittelmeergebiete, besonders Marokko und Ägypten, — ferner Rußland und Indien. — Auch in Mitteldeutschland kultiviert.

Bestandteile: Bis 1% äther. Öl, — ca. 10—12% fettes Öl, — Gerbstoff, — Zucker.

Anwend.: Bei Magen- und Darmbeschwerden, — Koliken, — als blähungtreibendes Mittel. — Gegen Erkältungskrankheiten. — Geschmackskorrigens. — Zur Herstellung des äther. Öls, — als Gewürz.

Bemerk.: Im Erg.B. z. D.A.B. v. 1941 aufgeführt.

Nr. 274

Fructus Crataegi oxyacanthae

Crataegus (hom.)

Handelsbez.: Weißdornbeeren.

St. Pfl.: Crataegus oxyacantha.

Familie: Rosaceae.

Herkunftsgeb.: Mittel- und Osteuropa, Italien, Bulgarien, Rumänien und Rußland. —

Bestandteile: Glykoside, vor allem Oxyacanthin. —

Anwend.: Pulsverminderndes Herzmittel. — Gegen Arteriosklerose und Hypertonie. — Diuretikum. —

Bemerk.: Im Erg.B. z. D.A.B. v. 1941 aufgeführt. — Offizinell im Homöopath. Arzneibuch sind die frischen, reifen Früchte. — Vergleiche Nr. 149 Flores Crataegi oxyacanthae; Nr. 421 Herba Crataegi oxyacanthae.

Nr. 275

Fructus Cubebae

Cubebae. — Cubeba (hom.)

Handelsbez.: Kubeben, — Kubebenpfeffer. —

St. Pfl.: Piper Cubeba.

Familie: Piperaceae.

Herkunftsgeb.: Ceylon, Hinterindien, Sundainseln, Java, Sumatra, Borneo, — in Afrika, Kongogebiete und Sierra Leone. — Die Hauptlieferländer sind Java und die Kongogebiete. —

Bestandteile: Ca. 2,5% äther. und ca. 15% fettes Öl, Cubebin, Harze, Säuren, Mineralsubstanzen. — Asche max. 8%. —

Anwend.: Bei Bronchialleiden und Blasenkatarrh. — Bei Nervenleiden. — Zur Herstellung von Extrakten. —

Bemerk.: Offizinell im D.A.B. 6 und im Homöopath. Arzneibuch. —

Nr. 276

Fructus Cumini

Handelsbez.: Mutterkümmel, — Kreuzkümmel, — Cumin.

St. Pfl.: Cuminum Cyminum.

Familie: Umbelliferae.

Herkunftsgeb.: Mittelmeergebiete, — Malta, — Marokko, — Griechenland, — Ägypten, — ferner Iran und Indien. —

Bestandteile: Fettes und ätherisches Öl.

Anwend.: Blähungtreibendes Mittel bei Koliken, — gegen Verdauungsschwäche und Magenkrämpfe, besonders in der Veterinärpraxis.

Fructus Cynosbati — Nr. 277

Handelsbez.: Hagebutten, — Hainbutten.

St. Pfl.: Rosa canina.

Familie: Rosaceae.

Herkunftsgeb.: Mitteleuropa, — Italien, — Balkanländer, — besonders in Ungarn geerntet.

Bestandteile: Gerbstoff, — Zucker, — Fruchtsäuren, — äther. und fettes Öl, — Farbstoffe, — Pektin. — Reichliche Mengen Vitamin C.

Anwend.: Mildes Adstringens. — Bei Vitamin C Mangel.

Bemerk.: Im Erg.B. z. D.A.B. v. 1941 aufgeführt. — Die Droge wird „sine semine" und „cum semine" gehandelt. Vergleiche Nr. 812 Semen Cynosbati.

Fructus Ebuli nigri — Nr. 278

Handelsbez.: Attichbeeren.

St. Pfl.: Sambucus Ebulus.

Familie: Caprifoliaceae.

Herkunftsgeb.: Mitteleuropa, — Nordostafrika, — Westasien. —

Bestandteile: Äther. Öl, — Baldriansäure, — Gerbstoff.

Anwend.: Gelindes Abführmittel, — zur Herstellung von Succus Ebuli.

Bemerk.: Offizinell im Homöopath. Arzneibuch sind die frischen, reifen Beeren. — Vergleiche Nr. 426 Herba Ebuli; Nr. 677 Radix Ebuli.

Fructus Embeliae Ribis — Nr. 279

Handelsbez.: Barabangfrüchte.

St. Pfl.: Embelia Ribes.

Familie: Myrsinaceae.

Herkunftsgeb.: Ostindien.

Bestandteile: Embeliasäure.

Anwend.: Bandwurmmittel.

Fructus Foeniculi — Nr. 280

Handelsbez.: Fenchel.

St. Pfl.: Foeniculum vulgare.

Familie: Umbelliferae.

Herkunftsgeb.:	Europa: Deutschland, — Thüringen, Sachsen, — Rußland, — Tschechoslowakei, — Rumänien, — Bulgarien, — Griechenland, — Frankreich, — ferner: Kleinasien und Vorderindien, — China, Japan, — Argentinien. —
Bestandteile:	3 bis 6% ätherisches Öl (nach dem D.A.B. 6 mind. 4,5%), bis 18% fettes Öl, Stärke, Zucker, Eiweiß. — Asche max. 10%. —
Anwend.:	Schleimlösungsmittel, besonders in der Kindertherapie (Fenchelhonig), blähungtreibendes und appetitanregendes Mittel, Aromatikum und Geschmackskorrigens. — Mittel zur Anregung der Milchsekretion. — Zu Gurgel- und Augenwässern. Zur Herstellung des ätherischen Öls. — In Form des Öls zu Einreibungen bei Rheuma und Migräne. — Besonders in der Backwarenindustrie wird Fenchel als Gewürz verwendet.
Bemerk.:	Offizinell im D.A.B. 6. — Es gibt zwei Arten von Stammpflanzen, die hauptsächlich zur Fenchelernte herangezogen werden: 1. Foeniculum vulgare var. vulgare — dunkler Fenchel, in den nördlicheren Ländern angebaut. — 2. Foeniculum vulgare var. dulce — heller Fenchel, in südlichen Ländern angebaut. — Die Qualität wird als römischer, kretischer oder süßer Fenchel bezeichnet und in gleicher Weise verwendet, wie die var. vulgare, ist jedoch im D.A.B. 6 nicht offizinell. — Indischer Fenchel stammt von Foeniculum vulgare var panmorium. — Er enthält nur eine geringe Menge äther. Öl (ca. 0,7%) und ist daher geringwertig. — Vergleiche Nr. 683 Ra eniculi.

Nr. 281

Fructus Fragariae

Handelsbez.:	Erdbeerfrüchte.
St. Pfl.:	Fragaria vesca.
Familie:	Rosaceae.
Herkunftsgeb.:	Mittel- und Osteuropa, — besonders in Rußland.
Bestandteile:	Säuren, — Zucker, — Pektin, — Aromastoffe.
Anwend.:	Gegen Gicht. — Zu Teemischungen und Tinkturen. — In der Likörindustrie. — Die frischen Früchte werden zu Sirup verarbeitet. —
Bemerk.:	Vergleiche Nr. 441 Herba Fragariae; Nr. 684 Radix Fragariae.

Nr. 282

Fructus Hippocastani

Aesculus (hom.)

Handelsbez.:	Roßkastanien.
St. Pfl.:	Aesculus Hippocastanum.
Familie:	Hippocastanaceae.
Herkunftsgeb.:	Europa, — Kleinasien. — Kultiviert. —
Bestandteile:	Bitterstoff, Stärke, Aesculin (ein Glykosid), Saponin. — Fettes Öl. —

Anwend.:	Zur Gewinnung von Saponin für pharmazeutische und technische Zwecke. Zur Herstellung von Stärke und Öl. — Neuerdings zur Alkoholgewinnung.
Bemerk.:	Offizinell im Homöopath. Arzneibuch sind die frischen, geschälten Samen. — Vergleiche Nr. 89 Cortex Hippocastani. Nr. 159 Flores Hippocastani.

Fructus Jujubae Nr. 283

Handelsbez.:	Brustbeeren, — Jujuben.
St. Pfl.:	Zizyphus vulgaris.
Familie:	Rhamnaceae.
Herkunftsgeb.:	Östliche Mittelmeerländer.
Bestandteile:	Zucker, — Schleim.
Anwend.:	Schleimmittel bei Katarrhen.
Bemerk.:	Die Früchte von Zizyphus Lotus aus den Mittelmeergebieten und Zizyphus Jujuba aus dem tropischen Afrika werden in gleicher Weise verwendet. —

Fructus Juniperi Nr. 284

Handelsbez.:	Wacholderbeeren.
St. Pfl.:	Juniperus communis.
Familie:	Cupressaceae.
Herkunftsgeb.:	Italien und andere Mittelmeergebiete. — Polen, Rußland und Ungarn.
Bestandteile:	1 bis 2% äther. Öl (nach dem D.A.B. 6 mind. 1%). — Bis 30% Invertzucker, Juniperin (Bitterstoff), Eiweiß, Harz, ca. 10% Wachs, ca. 7% Gummi, Säuren, Asche max. 5%. —
Anwend.:	Diuretikum (bei Nierenerkrankungen ist Vorsicht zu üben!) Bei Gicht, Rheuma, Bronchialleiden, Hautkrankheiten, ferner bei Wassersucht, Blähungen, Hämorrhoiden usw. Als Magenstärkungsmittel. — Zur Herstellung von Spiritus, Succus und Oleum Juniperi. — Gegen Rheuma auch äußerlich in Form von Spiritus Juniperi. — Zur Herstellung von Schnäpsen und Likören (Steinhäger, Genever). — Gewürz. — Zu Räucherzwecken. —
Bemerk.:	Offizinell im D.A.B. 6. — Offizinell im Homöopath. Arzneibuch sind die frischen, reifen Beeren. — Vergleiche Nr. 464 Herba Juniperi; Nr. 584 Lignum Juniperi.

Fructus Lauri Nr. 285

Handelsbez.:	Lorbeerfrüchte.
St. Pfl.:	Laurus nobilis.
Familie:	Lauraceae.
Herkunftsgeb.:	Italien, — Griechenland, — Türkei. — Haupterntegebiet ist die Gegend um den Gardasee. —

Bestandteile:	Äther. Öl (1%), — fettes Öl (ca. 30 bis 40%), — Stärke, — Zucker. — Asche max. 3%. —
Anwend.:	Appetitanregendes Mittel, — Magenmittel (besonders in der Veterinärpraxis). — Gewürz. — Zu Bädern. — Ferner bei Blasen- und Milzerkrankungen. — Gegen Ungeziefer. —
Bemerk.:	Offizinell im D.A.B. 6. — Oleum Lauri expressum wird aus frischen Lorbeerfrüchten gewonnen. — Vergleiche Nr. 218 Folia Lauri nobilis; Nr. 605 Oleum Lauri expressum. —

Nr. 286

Fructus Mori

Handelsbez.:	Maulbeeren.
St. Pfl.:	Morus nigra und Morus alba.
Familie:	Moraceae.
Herkunftsgeb.:	Kleinasien, — im Mittelmeergebiet kultiviert. —
Bestandteile:	Freie Säuren, Invertzucker, Pektin. —
Anwend.:	Frische Früchte werden zur Herstellung des Sirupus Mori gebraucht, der wie Himbeersirup verwendet wird. —
Bemerk.:	Die nordamerikanischen, roten Maulbeeren von Morus rubra werden in gleicher Weise wie die oben angeführten Sorten verwendet. —

Nr. 287

Fructus Myrobalani

Handelsbez.:	Myrobalanen, — Chebula —, gelbe, schwarze oder indische Myrobalanen. —
St. Pfl.:	Terminalia Chebula und andere Arten. —
Familie:	Combretaceae.
Herkunftsgeb.:	Ostindien.
Bestandteile:	Bis 45% Gerbstoff, Ellagsäure, Gallussäure.
Anwend.:	Medizinisch als Adstringens. — Technisch zu Gerb- und Färbezwecken in großen Mengen. —
Bemerk.:	Phyllantus Emblica (Familie Euphorbiaceae) liefert ebenfalls Myrobalanen. —

Nr. 288

Fructus Myrtilli

Handelsbez.:	Heidelbeeren, — Bickbeeren, — Blaubeeren.
St. Pfl.:	Vaccinium myrtillus.
Familie:	Ericaceae.
Herkunftsgeb.:	Mittel- und Osteuropa, — vor allem Rußland.
Bestandteile:	Gerbstoff, — Anthocyane, — Invertzucker (ca. 20—30%), — Säuren, — Pektin, — Myrtillin. —
Anwend.:	Antidiarrhoikum bei Darmkatarrhen. — Äußerlich gegen Ekzeme und bei Schleimhauterkrankungen des Mundes. — Zur Herstellung von Extractum Myrtilli und Heidelbeerwein. —

Bemerk.: Im Erg.B. z. D.A.B. v. 1941 aufgeführt. — Vergleiche Nr. 229 Folia Myrtilli.

Fructus Papaveris Nr. 289

Capita Papaveris

Handelsbez.: Mohnköpfe.

St. Pfl.: Papaver somniferum.

Familie: Papaveraceae.

Herkunftsgeb.: Mittelmeergebiete, — besonders Ägypten, — Marokko, — wärmere, gemäßigte Zonen Asiens, besonders Kleinasien, — Iran, — Vorderindien, Residentschaft Benares, — Assam, — Nepal und China.

Bestandteile: Vergleiche Opium Nr 615. — Gesamtalkaloidgehalt ca. 0,1% (immaturi), 0,03% (maturi). — Asche ca. 12—14%.

Anwend.: Gegen Hustenreiz, — bei Schlaflosigkeit. — Beruhigungsmittel in Form von Sirup (In der Kindertherapie nicht verwandt!). Äußerlich zu Kataplasmen und schmerzstillenden Umschlägen. — Zu Augenwässern.

Bemerk.: Im Erg.B. z. D.A.B. v. 1941 aufgeführt. — Im Handel sind Fructus Papaveris immaturi (unreife Mohnköpfe) und maturi (reife Mohnköpfe). — Vergleiche Nr. 609 Oleum Papaveris; Nr. 615 Opium; Nr. 835 Semen Papaveris.

Fructus Petroselini Nr. 290

Handelsbez.: Petersiliensamen.

St. Pfl.: Petroselinum sativum.

Familie: Umbelliferae.

Herkunftsgeb.: In den mediterranen Gebieten heimisch. — In ganz Europa kultiviert, besonders in Deutschland, den Balkanländern, Frankreich und Rußland. —

Bestandteile: Äther. Öl (bis 7%), — fettes Öl (bis 20%), — Apiin (ein Glykosid). —

Anwend.: Diuretikum. — Gegen Blähungen und Harnleiden. — Zur Herstellung von ätherischem Öl und Apiol (viride und flavum), dem Hauptbestandteil des Öls. — Die Tinktur wird gegen Husten verordnet. — Äußerlich gegen Hautparasiten. — Gewürz.

Bemerk.: Im Erg.B. z. D.A.B. v. 1941 aufgeführt. — Vergleiche Nr. 498 Herba Petroselini; Nr. 724 Radix Petroselini.

Fructus Phaseoli sine semine Nr. 291

Legumina Phaseoli

Cortex Phaseoli

Handelsbez.: Bohnenschalen.

St. Pfl.: Verschiedene Phaseolus-Arten, besonders Phaseolus vulgaris.

Familie: Leguminosae.

Herkunftsgeb.: Vorzugsweise in Europa kultiviert.

Bestandteile: Guanidine, — Arginin, — ferner Asparagin usw. ca. 5% Hemizellulosen, — Kieselsäure, — Stärke, — Zucker. —

Anwend.: Gegen Diabetes, — als Diuretikum bei Nieren- und Herzleiden. — Blutreinigungsmittel. — Gegen Arterienverkalkung, bei Lungenleiden. —

Bemerk.: Im Erg.B. z. D.A.B. v. 1941 aufgeführt. — Vergleiche Nr. 122 Fabae albae.

Nr. 292 **Fructus Phellandrii**

Phellandrium (hom.)

Handelsbez.: Wasserfenchel, Pferdekümmel.

St. Pfl.: Oenanthe Phellandrium.

Familie: Umbelliferae.

Herkunftsgeb.: Mitteleuropa, besonders Italien, — Balkanländer und Kleinasien. —

Bestandteile: Ca. 2½% ätherisches und ca. 20% fettes Öl, Harz, Wachs, Gummi, — Asche max. 8%. —

Anwend.: Schweißtreibendes Mittel und Expektorans bei Bronchialleiden, Keuchhusten und chronischen Katarrhen. — Diuretikum und blähungtreibendes Mittel. — Zur Herstellung des äther. Öls. —

Bemerk.: Im Erg.B. z. D.A.B. v. 1941 aufgeführt. — Offizinell im Homöopath. Arzneibuch. —

Nr. 293 **Fructus Piperis albi**

Piper album

Handelsbez.: Weißer Pfeffer.

St. Pfl.: Piper nigrum (die geschälten, reifen Früchte).

Familie: Piperaceae.

Herkunftsgeb.: Vorderindien, an der Malabarküste und auf Ceylon. In Siam, auf der Halbinsel Malakka, den Sundainseln, Philippinen, Java, Sumatra, Borneo. —

Bestandteile: Ätherisches und fettes Öl, Piperin und Chavicin, Harz, Stärke, Fermente, Asche ca. 5%. —

Anwend.: Inneres Reiz- und Magenmittel, — Appetitanregungsmittel, — gegen Fieber, Bestandteil verschiedener Einreibemittel. — Bekanntes Küchengewürz, — in der Fleischwarenindustrie viel gebraucht. —

Bemerk.: Im Erg.B. z. D.A.B. v. 1941 aufgeführt. — Vergleiche Nr. 296 Fructus Piperis nigri.

Nr. 294 **Fructus Piperis cayennense**

Piper cayennense.

Handelsbez.: Cayennepfeffer, Chillies.

St. Pfl.: Capsicum fastigiatum und Capsicum frutescens.

Familie: Solanaceae.

Herkunftsgeb.: Westindien, Südamerika, Afrika, Ostasien. —

Bestandteile: Capsaïcin, — fettes und ätherisches Öl, Farbstoff.

Anwend.: Stimulans und inneres Reizmittel bei Verdauungsstörungen. — Äußerlich zu Linimenten und Tinkturen gegen Rheuma und ähnliche Erkrankungen. — Gewürz. —

Bemerk.: Vergleiche Nr. 263 Fructus Capsici.

Fructus Piperis longi — Nr. 295

Piper longum

Handelsbez.: Langer Pfeffer.

St. Pfl.: Piper longum (= Chavica officinarum).

Familie: Piperaceae.

Herkunftsgeb.: Indisch-malayische Gebiete, — Südindien, — Ceylon, — Sundainseln, — Philippinen.

Bestandteile: Äther. Öl, — Harz, — Piperin. —

Anwend.: Stimulans und Diuretikum. — Schweißtreibendes Mittel. —

Fructus Piperis nigri — Nr. 296

Piper nigrum

Handelsbez.: Schwarzer Pfeffer.

St. Pfl.: Piper nigrum (die unreifen Früchte.)

Familie: Piperaceae.

Herkunftsgeb.: Vorderindien, an der Malabarküste und auf Ceylon. — In Siam, auf der Halbinsel Malakka, den Sundainseln, den Philippinen, Java, Sumatra, Borneo. —

Bestandteile: Ätherisches Öl, Piperin und Chavicin, Harz, Stärke, Farbstoff. Asche max. 5%.

Anwend.: Magenmittel bei Verdauungsschwäche, Schleimhautentzündungen. — Hautreizmittel, auch bei Ausschlag. — Gegen Zahn- und Mundleiden. — Bekanntes Gewürz. —

Bemerk.: Offizinell im D.A.B. 6 und im Homöopath. Arzneibuch. — Vergleiche Nr. 293 Fructus Piperis albi.

Fructus Pruni spinosae — Nr. 297

Handelsbez.: Schlehenfrüchte.

St. Pfl.: Prunus spinosa.

Familie: Rosaceae.

Herkunftsgeb.: Mittel- und Osteuropa.

Bestandteile: Fruchtzucker, — Vitamin C, — Gerbstoffe. —

Awend.: Als Geschmackszusatz zu Teemischungen und anderen pharmazeutischen Präparaten. — Adstringens. — In der Likörfabrikation. —

Bemerk.: Vergleiche Nr. 170 Flores Pruni spinosae.

Nr. 298 **Fructus Rhamni catharticae immaturi**

Fructus Spinae cervinae

Handelsbez.: Unreife Kreuzdornbeeren. Gelbbeeren.
St. Pfl.: Rhamnus cathartica.
Familie: Rhamnaceae.
Herkunftsgeb.: Rußland, — Orient.
Bestandteile: Rhamno-Emodin, — Jesterin und Flavonglykoside (Farbstoffe).
Anwend.: Abführmittel. — Technisch als Färbemittel.
Bemerk.: Vergleiche Nr. 103 Cortex Rhamni catharticae.

Nr. 299 **Fructus Rhamni catharticae maturi**

Fructus Spinae cervinae

Handelsbez.: Kreuzdornbeeren, reife Kreuzdornfrüchte.
St. Pfl.: Rhamnus cathartica.
Familie: Rhamnaceae.
Herkunftsgeb.: Rußland, Türkei, Syrien, Iran.
Bestandteile: Rhamno-Emodin, Jesterin und Flavon-Glykoside (Farbstoffe), Zucker, Bitterstoff, Gummi, Pektin. —
Anwend.: Harntreibendes und Abführmittel bei Gelbsucht, Gicht, Flechten und anderen Hautleiden. — Bei Durchfallerkrankungen. — In frischem Zustande zur Herstellung von Succus und Sirupus Rhamni catharticae. —
Bemerk.: Im Erg.B. z. D.A.B. v. 1941 aufgeführt. — Vergleiche Nr. 103 Cortex Rhamni catharticae.

Nr. 300 **Fructus Rhamni Frangulae**

Handelsbez.: Faulbaumbeeren.
St. Pfl.: Rhamnus Frangula.
Familie: Rhamnaceae.
Herkunftsgeb.: Osteuropa, besonders Rußland. — Nordafrika.
Bestandteile: Anthrachinonderivate.
Anwend.: Abführmittel.
Bemerk.: Als Verwechslung von Fructus Rhamni catharticae beobachtet. Vergleiche Nr. 82 Cortex Frangulae.

Nr. 301 **Fructus Rubi idaei siccati**

Handelsbez.: Himbeeren.
St. Pfl.: Rubus idaeus.
Familie: Rosaceae.
Herkunftsgeb.: In den gemäßigten Zonen, besonders in Rußland geerntet.
Bestandteile: Zitronen- und Apfelsäure, — Zuckerarten, — Farbstoff, — aromatische Stoffe.

Anwend.:	Getrocknet als Teezusatz, gegen Erkältungskrankheiten. — In der Likörindustrie. — Frische Früchte zur Herstellung des offizinellen Sirupus Rubi idaei.
Bemerk.:	Vergleiche Nr. 240 Folia Rubi idaei.

Fructus Sabalae serulatae Nr. 302

Handelsbez.:	Sabalfrüchte.
St. Pfl.:	Sabal serulata.
Familie:	Palmae.
Herkunftsgeb.:	Florida, — tropisches Mittel- und Südamerika.
Bestandteile:	Ätherisches Öl, Harz, ein Alkaloid, Glukose.
Anwend.:	Tonikum und Diuretikum bei Erkrankungen der Harnwerkzeuge, bei Bronchialleiden und Lungenkrankheiten. —

Fructus Sambuci Nr. 303

Handelsbez.:	Holunder- oder Fliederbeeren.
St. Pfl.:	Sambucus nigra.
Familie:	Caprifoliaceae.
Herkunftsgeb.:	Europa, — besonders in Osteuropa geerntet.
Bestandteile:	Gerbstoff, — Farbstoff, — Zucker, — Säuren, — ein Glykosid.
Anwend.:	Laxans. — Harn- und schweißtreibendes Mittel, bei Erkältungskrankheiten, Rheuma, Gicht usw. Zur Herstellung von Extractum und Succus Sambuci. —
Bemerk.:	Vergleiche Nr. 108 Cortex Sambuci; Nr. 175 Flores Sambuci; Nr. 243 Folia Sambuci; Nr. 741 Radix Sambuci.

Fructus Saponariae Nr. 304

Handelsbez.:	Seifennüsse, Seifenbeeren.
St. Pfl.:	Sapindus Saponaria, Sapindus Rarak und andere S.-Arten. —
Familie:	Sapindaceae.
Herkunftsgeb.:	Südamerika, Antillen, — Ost- und Südasien, — Niederländisch-Indien, —
Bestandteile:	Bis ca. 20% Saponin, fettes Öl, Calciumoxalat und Kaliummonophosphat. —
Anwend.:	Zur Saponingewinnung. — Zur Fabrikation von Waschmitteln und Kopfwässern. —

Fructus Simulo Nr. 305

Fructus Capparis coriaceae

Handelsbez.:	Simulobeeren.
St. Pfl.:	Capparis coriacea.
Familie:	Capparidaceae.
Herkunftsgeb.:	Peru, — Brasilien.
Anwend.:	Gegen Hysterie und Epilepsie.

Nr. 306 **Fructus Solani carolinensis**

Handelsbez.: Trostbeeren, — Horse Nettle Berries.
St. Pfl.: Solanum carolinense.
Familie: Solanaceae.
Herkunftsgeb.: Mittel- und Südamerika.
Anwend.: Gegen Epilepsie.

Nr. 307 **Fructus Sorbi aucupariae**

Handelsbez.: Vogelbeeren, — Ebereschen.
St. Pfl.: Pirus Aucuparia.
Familie: Rosaceae.
Herkunftsgeb.: Europa, — Asien.
Bestandteile: Sorbit (Zuckeralkohol), — aromatische Säuren. —
Anwend.: Mildes Abführmittel. — Zur Herstellung von Succus und Sirupus Sorborum. — Gegen Diabetes. — Der Succus ist stark uteruswirksam.
Bemerk.: Die Früchte von Pirus aria, die Mehlbeeren, werden gegen Durchfall verwendet.

Nr. 308 **Fructus Syzygii jambolani**

Handelsbez.: Jamboulfrüchte.
St. Pfl.: Syzygium jambolana.
Familie: Myrtaceae.
Herkunftsgeb.: Ostindien, — Polynesien.
Bestandteile: Äther. Öl, — fettes Öl, — Harz, — Gerbstoffe.
Anwend.: Bei Zuckerkrankheit (kaum mehr angewandt).
Bemerk.: Vergleiche Nr. 112 Cortex Syzygii jambolani; Nr. 848 Semen Syzygii jambolani.

Nr. 309 **Fructus Uliginosi**

Handelsbez.: Rauschbeeren.
St. Pfl.: Vaccinium uliginosum.
Familie: Ericaceae.
Herkunftsgeb.: Europa.
Anwend.: Gegen Magen- und Darmkatarrh. —

Nr. 310 **Fructus Vanillae**

Handelsbez.: Vanille, — Vanilleschoten.
St. Pfl.: Vanilla fragans (= Vanilla planifolia).
Familie: Orchidaceae.
Herkunftsgeb.: Heimat Mexiko, — in den Tropen kultiviert, besonders auf Réunion, den Seychellen, Madagaskar, Tahiti, sowie in Niederländisch-Indien. —

Bestandteile:	Vanillin (bis 3%), — Vanillinsäure, — Duftstoffe, — Harze, — Schleim, — Gerbstoffe, — Fett. —
Anwend.:	Aromatikum. — Gewürz. — In Form der Tinktur gegen Hysterie, Regelbeschwerden und Bleichsucht. — Aphrodisiakum. — Geschmackskorrigens. — In der Genußmittelindustrie findet Vanille, Vanillezucker und seine Ersatzstoffe ausgedehnte Anwendung. —
Bemerk.:	Im Erg.B. z. D.A.B. v. 1941 aufgeführt. — Im Handel befinden sich: Bourbon- und Tahiti-Vanille — kristallisiert und nicht kristallisiert. — Früchte anderer Vanilla-Arten, wie Vanilla pompona, Vanilla palmarum usw. aus Südamerika können nicht als Droge verwendet werden.

Fructus Vitis idaeae — Nr. 311

Handelsbez.:	Preißelbeeren, — Kronsbeeren.
St. Pfl.	Vaccinium Vitis idaea.
Familie:	Ericaceae.
Herkunftsgeb.:	Europa.
Bestandteile:	Aromatische Säuren.
Anwend.:	Gegen Durchfall und Blutungen.
Bemerk.:	Vergleiche Nr. 189 Flores Vitis idaeae; Nr. 250 Folia Vitis idaeae.

Fucus Digeneae — Nr. 312

Handelsbez.:	Digeneaalge.
Abst.:	Digenea-Arten.
Herkunftsgeb.:	In Meeren. Ostasiat. Küsten.
Bestandteile:	Mineralische Stoffe.
Anwend.:	Gegen Würmer.

Fucus vesiculosus — Nr. 313

Handelsbez.:	Blasentang.
St. Pfl.:	Fucus vesiculosus.
Familie:	Fucaceae.
Herkunftsgeb.:	Küsten des Atlantischen Ozeans und der Nordsee. Hauptliefergebiet: Französische Kanalküste.
Bestandteile:	Jod (0,04%), — Schleim, — Mannit, — Algin, — Zucker, — Farbstoffe, — Brom. —
Anwend.:	Entfettungsmittel. — Gegen Kropf, — Arteriosklerose, — Basedowsche Krankheit. —
Bemerk.:	Im Erg.B. z. D.A.B. v. 1941 aufgeführt. — Offizinell im Homöopath. Arzneibuch. —

Nr. 314 **Fungus cervinus**

Boletus cervinus.

Handelsbez.: Hirschbrunst, — Hirschtrüffel.

St. Pfl.: Elaphomyces cervinus.

Familie: Elaphomycetaceae.

Herkunftsgeb.: Osteuropa.

Bestandteile: Bitterstoff, Lezithin, Gummi, Mannit, Farbstoffe. — Der Wirkstoff ist noch unbekannt.

Anwend.: Brunstmittel in der Tierheilkunde.

Nr. 315 **Fungus Chirurgorum**

Handelsbez.: Wundschwamm, — Blutschwamm.

St. Pfl.: Fomes fomentarius.

Familie: Polyporaceae.

Herkunftsgeb.: Wälder Mittel- und Nordeuropas, an Laubbäumen, besonders in Ungarn.

Bestandteile: Fungin, — Harz, — Säuren.

Anwend.: Selten als Blutstillmittel, wie Eisenchloridwatte. — Technisch als Feuerschwamm oder Zunder (mit Salpeter getränkt). — Bei Kohlezeichnungen als Radiermittel. —

Bemerk.: Im Erg.B. z. D.A.B. v. 1941 aufgeführt.

Nr. 316 **Fungus Kefir**

Fermentum Kefir

Kefir.

Handelsbez.: Kefir-Pilze.

Abst.: Gemisch verschiedener Hefen und Bakterien. Hauptsächlicher Bestandteil des Gemisches ist Saccharomyces Kefir, — als Ferment wirkend. —

Familie: Saccharomycetaceae.

Herkunftsgeb.: Bulgarien, Kaukasusgebiete. —

Bestandteile: Hefe- und Bakterienarten. —

Anwend.: Kräftigungsmittel bei Lungen-, Magen-, Nieren- und Bronchialleiden. — Bei Blutverlusten, Rekonvaleszenz und Körperschwäche verordnet. —

Bemerk.: Im Erg.B. z. D.A.B. v. 1941 aufgeführt.

Nr. 317 **Fungus Laricis**

Agaricus.

Boletus laricis (hom.)

Handelsbez.: Lärchenschwamm, — Löcher- oder Purgierschwamm.

St. Pfl.: Polyporus officinalis (Schmarotzer auf Larix decidua und Larix sibirica).

Familie:	Polyporaceae.
Herkunftsgeb.:	Sibirien, — Alpengebiete. —
Bestandteile:	Ca. 70% Harzsubstanzen, mit 15 bis 18% Agaricinsäure (gleich Agaricin), Säuren. —
Anwend.:	Bitter- und Abführmittel, — gegen Nachtschweiß und Rheuma. — Bei Lungenleiden und Gicht. — In der Homöopathie und Biochemie gegen Juckreiz. — Zur Herstellung des Agaricins. —
Bemerk.:	Im Erg.B. z. D.A.B. v. 1941 aufgeführt. — Offizinell im Homöopath. Arzneibuch. — Es kommt natureller und geschälter Agaricus in den Handel. —

Fungus Sambuci — Nr. 318

Handelsbez.:	Holunderschwamm. —
St. Pfl.:	Auricularia auricula Judae.
Familie:	Auriculariaceae.
Herkunftsgeb.:	Europa.
Bestandteile:	Schleim.
Anwend.:	Zu Augenwässern. —

Gallae — Nr. 319

Gallae halepenses.

Handelsbez.:	Gallen-, Galläpfel, — Eichengallen. —
Abst.:	Durch die Gallwespe — Cynips tinctoria — auf Eichenarten, besonders Quercus infectoria erzeugte Cynipidengallen. —
Herkunftsgeb.:	Kleinasien, Mesopotamien, Syrien, Irak, Iran. — Die Hauptstapelplätze sind Aleppo, Alexandrette, Bagdad, Mossul und Smyrna. —
Bestandteile:	Ca. 50 bis 70% Gerbsäure (Tannin), Gallussäure, Ellagsäure, Glukose, Stärke und ätherisches Öl.—
Anwend.:	Zusammenziehendes Mittel bei Zahnfleischerkrankungen und Frostschäden. — Äußerlich zu Streupulvern. — Zur Herstellung von Tannin. — Große Mengen werden für technische Zwecke verwendet, — z. B. zur Fabrikation von Tinten, sowie für Färberei- und Beizzwecke. —
Bemerk.:	Offizinell im D.A.B. 6. — An Qualitäten unterscheidet man hauptsächlich folgende Arten: Aleppo- und Jerli-Gallen. — Sie sind schwärzlich-grün. — Sorian-Gallen, sie sind ausgesucht klein. — Mossul- und Smyrna-Gallen. Sie sind von gelblicher Farbe. — Ferner sind noch im Handel: Serbische Gallen. Sie entstehen durch den Stich der Cynips lignicola auf Quercus robur, sie enthalten höchstens 30 bis 40% Gerbsäure. — Tripolis-Gallen entstehen auf Quercus Ilex und Qu. coccifera. — Morea- oder Krongallen entstehen auf Qu. cerris.

Sie enthalten ca. 30% Gerbsäure. — Deutsche Gallen werden durch die Cynips Kollari auf verschiedenen Eichenarten erzeugt und enthalten ebenfalls ca. 30% Gerbsäure. — Istrische Gallen sind meist ein Gemisch verschiedener Arten mit ca. 30% Gerbsäure. — Knoppern werden durch die Cynips calicis an den Fruchtbechern von Quercus pedunculata und anderen Qu.-Arten erzeugt. — Vorkommen: Osteuropa und Balkanländer. — Sie enthalten ca. 33% Gerbsäure. — Amerikanische Gallen werden meist auf Quercus alba erzeugt, sie enthalten nur ca. 10 bis 20% Gerbsäure. —

Nr. 320 **Gallae sinenses**

Gallae japonicae.

Handelsbez.:	Chinesische oder japanische Gallen. — Zackengallen. —
Abst.:	Durch Läuse (Schlechtendalia sinensis) auf Sumach-Arten, besonders Rhus semialata erzeugte Gallen. —
Herkunftsgeb.:	Ostasien, — besonders China und Japan. —
Bestandteile:	Ca. 80% Gerbsäure (Tannin). —
Anwend.:	Zur Herstellung von Tannin. — Als Gerbstoffdroge in der Technik viel verwendet. — Zur Tintenfabrikation. —
Bemerk.:	Amerikanische Sumachgallen entstehen auf Rhus glabra. Sie enthalten ca. 60% Gerbsäure. — Pistazien-Gallen (besonders Bokkara-Gallen) entstehen in Südeuropa, Vorderasien und Nordafrika auf verschiedenen Pistacia-Arten. Sie enthalten ca. 30 bis 35% Gerbsäure. — Tamarix-Gallen stammen aus Asien und Afrika. Sie enthalten ca. 50% Gerbsäure. —

Nr. 321 **Gelatina alba**

Handelsbez.:	Weißer Leim.
Abst.:	Aus kollagenhaltigen Knochen, Knorpeln und Sehnen. —
Herkunftsgeb.:	Auf fabrikatorischem Wege gewonnen.
Bestandteile:	Glutin, — Wasser, — Asche max. 2%.
Anwend.:	Hautschutzmittel. — Bestandteil bei der Fabrikation von Zäpfchen und Kapseln. — Zu Injektionen gegen innere Blutungen. —
Bemerk.:	Offizinell im D.A.B. 6. —

Nr. 322 **Gemmae Betulae**

Handelsbez.:	Birkenknospen.
St. Pfl.:	Verschiedene Betula-Arten.
Familie:	Betulaceae.
Herkunftsgeb.:	Europa, — besonders in Mooren und sumpfigen Wäldern Osteuropas.
Bestandteile:	Äther. Öl, — Harz, — Bitterstoffe.
Anwend.:	Aromatikum, — Diuretikum.
Bemerk.:	Vergleiche Nr. 62 Cortex Betulae; Nr. 194 Folia Betulae; Nr. 620 Pix betulina.

Gemmae Populi — Nr. 323

Handelsbez.:	Pappelknospen.
St. Pfl.:	Verschiedene Populus-Arten, besonders Populus nigra.
Familie:	Salicaceae.
Herkunftsgeb.:	Europa, — besonders Ungarn.
Bestandteile:	Äther. Öl, — Harze, — Fett, — Salicin, — Populin (Glykosid), — Mannit, — Säuren. —
Anwend.:	Als Wundheilmittel in Form von Pappelsalbe, besonders bei Hämorrhoiden, entzündeten Brüsten, Rheuma, Gicht. — Abkochungen bei Darmkatarrh und Blasenentzündung. Bei Erkältungskrankheiten. —
Bemerk.:	Im Erg.B. z. D.A.B. v. 1941 ausgeführt. — Vergleiche Nr. 97 Cortex Populi.

Gossypium depuratum — Nr. 324

Handelsbez.:	Gereinigte Baumwolle, — Verbandwatte.
St. Pfl.:	Verschiedene Gossypium-Arten.
Familie:	Malvaceae.
Herkunftsgeb.:	Nord- und Westafrika, besonders Togo, Zentralafrika, — Ostafrika, besonders Ägypten und Abessinien. — Asien, besonders Vorderindien und China. — Atlantische Südstaaten Nordamerikas, — Mexiko. —
Bestandteile:	Zellulose (ca. 90%), — Spuren von Fett. — Asche max. 0,3%.
Anwend.:	Zur Bereitung von Verbandwatte.
Bemerk.:	Offizinell im D.A.B. 6. — Vergleiche Nr. 84 Cortex Gossypii radicis; Nr. 601 Oleum Gossypii.

Grana siehe **Semen**

Gummi siehe **Resina**

Gummi Acaroidis — Nr. 325.

Handelsbez.:	Xanthorrhoea-Harz, — gelbes und rotes Akaroidharz.
St. Pfl.:	Xanthorrhoea hastile (f. gelbes Harz), — X. australe und andere Arten (f. rotes Harz).
Familie:	Liliaceae.
Herkunftsgeb.:	Australien, — Tasmanien. —
Bestandteile:	Paracumarsäure, Zimt- resp. Benzoesäure, Harzsäureester.
Anwend.:	Rotes Akaroidharz wird medizinisch gegen katarrhalische Erkrankungen benutzt. — Technisch werden beide Sorten als Kolophonium-Ersatz, besonders zum Leimen in der Papierindustrie verwendet, — und zwar speziell in Nordamerika. — Ferner zu Lacken und Glasuren. —

Nr. 326

Gummi Ammoniacum

Gummiresina Ammoniacum.

Ammoniacum

Handelsbez.:	Ammoniakgummi.
St. Pfl.:	Dorema ammoniacum und andere Dorema-Arten.
Familie:	Umbelliferae.
Herkunftsgeb.:	Steppen und Wüsten des nord-östlichen Iran bis Turkestan und Afghanistan, — östlich des Aralsees und Südsibirien, besonders in Salzsteppen, — ferner Ägypten.
Bestandteile:	Harz (ca. 60%), — äther. Öl, (ca. 0,3%), — Gummi (ca. 20%), Pektin. — Asche max. 7,5%.
Anwend.:	Expektorans und Diuretikum, besonders in der Veterinärmedizin. — Bei Keuchhusten, chronischen Katarrhen. — Beruhigungsmittel gegen Krämpfe und bei Rheuma. — Äußerlich zu Pflastern bei Entzündungen, Geschwüren, Hautausschlägen. — In der Veterinärmedizin, besonders zu Hufkitt. — Zur Herstellung von Pflastern, Salben, Tinkturen.
Bemerk.:	Offizinell im D.A.B. 6 und im Homöopath. Arzneibuch. — Ammoniakgummi wird in „lacrimis" und in „massa" gehandelt.

Nr. 327

Gummi arabicum

Gummi Acaciae.

Handelsbez.:	Gummi Arabicum, — Akaziengummi, — arabisches Gummi.
St. Pfl.:	Acacia Senegal und andere afrikanische Acacia-Arten.
Familie:	Leguminosae.
Herkunftsgeb.:	Steppengebiete West- und Zentralafrikas, rechts und links des Senegal, bei St. Louis und Gorée. — Gebiete des oberen Nil, besonders Kordofan. — Der Hauptstapelplatz ist El Obeid in Kordofan. —
Bestandteile:	Wasserlösliches Arabin, wasserunlösliches Gel, oxydierende Enzyme. — Asche max. 4%. —
Anwend.:	Reizmilderndes Mittel bei Katarrhen, Diarrhöe, Koliken, Verbrennungen, Blasenkrankheiten. — Husten- und Schleimmittel. — Pillen- und Tablettenbindemittel. — Zu Emulsionen, Streupulvern und Klistieren. — Technisch zu Klebzwecken. Als Appreturmittel in der Textilindustrie. — In der Farbenindustrie. —
Bemerk.:	Offizinell im D.A.B. 6. — Die Haupthandelssorten sind Kordofan- und Senegal-Gummi in naturellen und gebleichten Qualitäten. — Ferner werden gehandelt: Mombassa-, Ghezireh-, Talha-, Daresalam-, Schiras-, Mamrah- und andere Gummi-Arten. — Neben Acacia Senegal liefern auch A. fistula

in Nubien, A. glaucophylla und A. abyssinica im Somaliland Gummi Arabicum, — sie sind jedoch von geringerer Bedeutung. —

Gummi Asa foetida — Nr. 328

Assa foetida.

Handelsbez.:	Stink-Asant, Teufelsdreck, Asant.
St. Pfl.:	Ferula Assa foetida, Ferula foetida, Ferula narthex, Ferula Scorodosma und andere Arten. —
Familie:	Umbelliferae.
Herkunftsgeb.:	Iranische und afghanische Wüsten und Salzsteppen bis an die chinesischen Grenzgebirge. — Gebiet des Indus. — Haupterntegebiete sind die Provinz Chorasan und die Gebiete um Herat und Kandahar. —
Bestandteile:	Ca. 62% Harz, ca. 25% Gummi, ca. 7% ätherisches Öl, Ferulasäure, Vanillin. — Asche max. 15%. —
Anwend.:	Beruhigungsmittel bei nervösen Leiden. Mittel gegen Blähungen und Krämpfe. — Bei Koliken, Magen-, Leber- und Milzleiden. — Gegen Blasen- und Uteruskrämpfe, bei Hysterie. — Zu Klistieren. — Zur Herstellung des ätherischen Öls und der Tinktur. — Im Ursprungslande wird die Droge als Gewürz benutzt. —
Bemerk.:	Offizinell im D.A.B. 6. und im Homöopath. Arzneibuch. — Die gepulverte Droge kommt meist zusammen mit Semen Foenugracci in den Handel. — Die ganze Ware wird in „massa" oder in „lacrimis" gehandelt. —

Gummi Bdellium — Nr. 329

Handelsbez.:	Bdellium, — falsche Myrrha.
St. Pfl.:	Balsamodendron africanum und andere B.-Arten. —
Familie:	Burseraceae.
Herkunftsgeb.:	Zentral- und Ostafrika, — Ostindien. —
Bestandteile:	Ca. 70% Harz, ca. 25 bis 30% Gummi, — ätherisches Öl. —
Anwend.:	In den Tropen gegen Wurmleiden. — In Europa in ähnlicher Weise wie Myrrha. —

Gummi Benzoe Palembang — Nr. 330

Benzoe Palembang.

Handelsbez.:	Palembangbenzoe.
St. Pfl.:	Unbekannt.
Familie:	Unbekannt.
Herkunftsgeb.:	Palembanghochland auf Südsumatra.
Bestandteile:	Freie und gebundene Benzoesäure, — der Siambenzoe ähnlich.

Anwend.:	Wie Siam- und Sumatrabenzoe, jedoch vorzugsweise zu technischen Zwecken und als Räuchermittel. —
Bemerk.:	Palembangbenzoe wird in „massa" gehandelt.

Nr. 331

Gummi Benzoe Siam

Benzoe Siam.

Asa dulcis.

Benzoes resina (hom.)

Handelsbez.:	Siambenzoe, süßer Asant.
St. Pfl.:	Styrax benzoides, Styrax tonkinense und andere Arten. —
Familie:	Styracaceae.
Herkunftsgeb.:	Hinterindien, östlich des Mekong, Französisch-Indochina, besonders Tonking und Nordannam, — in Höhenlagen von 1200 bis 1500 m. —
Bestandteile:	Freie Benzoesäure, Resinolsäure, Coniferylbenzoat, Zinnamylbenzoat, Vanillin. — Asche max. 1%. —
Anwend.:	Expektorans und Antiseptikum. — Bei Erkrankungen der Atmungsorgane, Gicht und Harnleiden. — Zu Pinselungen bei Wunden. — Zu Inhalationen und Räuchermitteln. — In der Kosmetik, besonders gegen Hautflecken. Als Konservierungsmittel. — Zur Herstellung von Adeps benzoatus, Tinctura Benzoe usw.
Bemerk.:	Offizinell im D.A.B. 6. und im Homöopath. Arzneibuch. — Die Ware wird in Granen, in Tränen, in kleinen bis großen Mandeln und in Masse gehandelt. — Die offizinelle Benzoesäure wird nicht aus Gummi Benzoe gewonnen, sondern synthetisch hergestellt. —

Nr. 332

Gummi Benzoe Sumatra

Benzoe Sumatra.

Handelsbez.:	Sumatrabenzoe.
St. Pfl.:	Styrax benzoin.
Familie:	Styracaceae.
Herkunftsgeb.:	Sumatra, — Java und Sundainseln.
Bestandteile:	Freie Benzoesäure, freie Zimtsäure, Vanillin. — Esterverbindungen. — Styrol. — Benzaldehyd und Harz.
Anwend.:	Medizinische Anwendung vergleiche Siambenzoe. — In der Kosmetik und Parfümerieindustrie. — Zu Räucherzwecken und Lacken.
Bemerk.:	Die Ware wird in Masse Nr. I, o, oo und in Mandeln gehandelt.

Nr. 333

Gummi Cerasi

Handelsbez.:	Kirschgummi.
St. Pfl.:	Prunus-Arten.

Familie:	Rosaceae.
Herkunftsgeb.:	Europa, — Kleinasien.
Bestandteile:	Gummi, — Harz.
Anwend.:	Zu Klebezwecken. — Ähnlich wie Gummi Arabicum.
Bemerk.:	Einige Prunus-Arten liefern griechisches und türkisches Mandelbaum-Harz. — Vergleiche Nr. 270 Fructus Cerasi acidi; Nr. 853 Stipites Cerasi acidi.

Gummi Copal — Nr. 334

Copal

Handelsbez.:	Kopal.
St. Pfl.:	Copaifera Demeusei. C. Gorskiana und and. C.-Arten. —
Familie:	Leguminosae.
Herkunftsgeb.:	Kongogebiet, — Westafrika.
Bestandteile:	Harz, — Säuren, — äther. Öl.
Anwend.:	Medizinisch in geringem Maße zu Pflastern und Zahnkitten. — Technisch zu Lacken und Firnissen.
Bemerk.:	Gehandelt werden rezente und fossile Kopale. — Außer den Kongo-Kopalen werden noch eine ganze Reihe von afrikanischen Kopalen von Copaifera-Arten gehandelt, z. B. Sierra Leone, Akkra, Angola, Benguela u. a. — Manila- und Kauri-Kopal stammen von Agathis-Dammara und anderen Arten. Familie: Araucariaceae — von den Sundainseln, Philippinen, Neuseeland und Australien. — Zanzibar- und Madagaskar-Kopal stammen von Trachylobium verrucosum und anderen Arten. Familie: Leguminosae — aus Madagaskar und Ostafrika. — Ferner gibt es noch amerikanischen Kopal oder Courbaril von Hymenaea-Arten (auch als Resina Anime bezeichnet).

Gummi Dammar — Nr. 335

Dammara

Handelsbez.:	Dammarharz.
St. Pfl.:	Shorea Wiesneri und andere Shorea- und Hopea-Arten.
Familie:	Dipterocarpaceae.
Herkunftsgeb.:	Ostindien, — Philippinen, — Sumatra, — Java, — Borneo, — Celebes und andere malayische Inseln.
Bestandteile:	Ca. 40% α-Dammaroresen, ca. 20% β-Dammaroresen, ca. 20—25% Harzsäure, äther. Öl, Bitterstoff.
Anwend.:	Medizinisch zu Pflastern (Emplastrum adhaesivum). — Technisch in der Lack- und Firnisindustrie.
Bemerk.:	Offizinell im D.A.B. 6. —

Nr. 336

Gummi Elemi

Elemi

Handelsbez.: Elemiharz, — Manila-Elemi.

St. Pfl.: Canarium commune und andere Arten der Gattung.

Familie: Burseraceae.

Herkunftsgeb.: Tropisches Asen, besonders Philippinen und Molukken. — Hauptstapelplatz Manila.

Bestandteile: Äther. Öl (bis 25%), α- und β-Amyrin, Elemisäure und andere Harzsäuren, sowie Resene (bis 35%), Bitterstoff.

Anwend.: Salben- und Pflastergrundlage. — Bei Geschwüren. — Technisch zur Herstellung von Firnissen und Spritlacken.

Bemerk.: Im Erg.B. z. D.A.B. v. 1941 aufgeführt. — Icica, Bursera, Pachylobos, Ancomea und Amyris-Arten liefern ebenfalls Elemi. — Zum Teil kommen diese Sorten aus Afrika.

Nr. 337

Gummi Euphorbiae

Gummi-Resina Euphorbiae.

Euphorbium

Handelsbez.: Euphorbiumharz.

St. Pfl.: Euphorbia resinifera (eingetrockneter Milchsaft).

Familie: Euphorbiaceae.

Herkunftsgeb.: Marokko und angrenzende Gebiete, — an den Abhängen des Atlas in großen Beständen, besonders am Südrande des Gebirges. — Sapelplätze Mogador, Safi und Mazagan. —

Bestandteile: Ca. 40% Harz, ca. 20% Euphorbon (ein Gemisch aus α- und β-Euphorbol), — Kautschuk, sowie Säuren und Salze, — Bitterstoff, Stärke. — Asche max. 10%. —

Anwend.: Stark schleimhautreizend! — Hautreizendes und blasenziehendes Mittel. Bei Geschwüren und Hautleiden. — Zur Herstellung von Pflastern und Salbe (Ungt. canth. ad us. vet. D.A.B. 6). —

Bemerk.: Offizinell im D.A.B. 6 und im Homöopath. Arzneibuch. — GIFTDROGE!

Nr. 338

Gummi Galbanum

Gummiresina Galbanum

Galbanum

Handelsbez.: Galbanum-Gummi, — Mutterharz.

St. Pfl.: Ferula galbaniflua und andere Ferula-Arten.

Familie: Umbelliferae.

Herkunftsgeb.: Südiran, Afghanistan und Turkestan. — Am Syrdaja. In Höhen von 1000 bis 2500 m. —

Bestandteile: Ca. 60% Harz, — ca. 25—30% Gummisubstanzen, — ca. 9% äther. Öl, — Asche max. 10%.

Anwend.:	Gegen Katarrhe, — Rheuma, — Geschwüre. — Zu Pflastern (Emplastrum Lithargyri comp.). — Gegen Entzündungen, zu Kitten. —
Bemerk.:	Offizinell im D.A.B. 6. — Die Droge wird in Tränen und in Masse gehandelt. — Es gibt außerdem eine weiche Handelsware, die offenbar von einer besonderen Art abstammt. —

Gummi Guajaci — Nr. 339

Guajacum

Handelsbez.:	Guajakharz.
St. Pfl.:	Guajacum officinale und Guajacum sanctum.
Familie:	Zygophyllaceae.
Herkunftsgeb.:	Hergestellt aus dem Guajakholz, vergleiche Nr. 583.
Bestandteile:	Ca. 70% Guajakonsäure, ca. 10% Guajakharzsäure, Harz, ätherisches Öl, geringe Mengen Saponin, Farbstoff, Vanillin. —
Anwend.:	Harn- und schweißtreibendes Mittel bei Gicht und Rheuma. Gegen Nieren-, Hämorrhoidal- und Hautleiden. — Besonders in Form der Tinktur verordnet. —
Bemerk.:	Im Erg.B. z. D.A.B. v. 1941 aufgeführt. — Offizinell im Homöopath. Arzneibuch. — Vergleiche Nr. 87 Cortex Guajaci ligni; Nr. 583 Lignum Guajaci.

Gummi Gutti — Nr. 340

Gutti

Handelsbez.:	Gummi Gutti.
St. Pfl.:	Garcinia Hanburyi und andere Arten.
Familie:	Guttiferae.
Herkunftsgeb.:	Ceylon, — Ostindien bis Cochinchina, vor allem Kambodscha, Siam und Annam, — Borneo.
Bestandteile:	Gummi (ca. 25%), — Harzsäuren (ca. 70%), — Stärke. Asche max. 1%.
Anwend.:	Starkes Abführmittel, — Diuretikum. — Äußerlich als Reizmittel. — Technisch als Farbe zu Metallacken. —
Bemerk.:	Offizinell im D.A.B. 6 und im Homöopath. Arzneibuch. — Im Handel unterscheidet man meist die Qualitäten Gummi Gutti Siam und Saigon. GIFTDROGE!

Gummi Kino — Nr. 341

Kino

Handelsbez.:	Ostindisches oder Malabar-Kino.
St. Pfl.:	Pterocarpus Marsupium und andere Pterocarpus-Arten.
Familie:	Leguminosae.
Herkunftsgeb.:	Ostindien, — Ceylon, — Malabarküste, — Westafrika.

Bestandteile:	Kinorot, — Kinogerbstoff, — Kinoin, — Brenzkatechin, — Gummi.
Anwend.:	Blutstillendes Mittel, — Adstringens, ähnlich wie Katechu. — Zu Umschlägen, Gurgelwässern, — bei Geschwüren. — In der Kosmetik zum Färben von Zahnwässern. — Zu Färberei- und Gerbzwecken. —
Bemerk.:	Im Erg.B. z. D.A.B. v. 1941 aufgeführt. — Kino wird auch von Eucalyptus-Arten gewonnen, welche außerdem Gerbstoff in Rinden und Blättern enthalten. — Ferner liefern Coccoloba-, Butea- und andere Arten ebenfalls Kino. —

Nr. 342

Gummi Ladanum

Handelsbez.:	Labdanum.
St. Pfl.:	Cistus villosus var. creticus und Cistus ladaniferus.
Familie:	Cistaceae.
Herkunftsgeb.:	Mittelmeerländer, besonders Spanien, Südfrankreich, Kreta und Cypern. —
Bestandteile:	Harz, ätherisches Öl, Wachs, Gummi, organ. Säuren. —
Anwend.:	Innerlich bei Bronchialerkrankungen. — Zu Pflastern. —
Bemerk.:	Die Ware wird als weiche Masse gehandelt, kommt aber auch in Stangen oder Schneckenform in den Handel. —

Nr. 343

Gummi Mastix

Mastix

Mastix levantica

Handelsbez.:	Mastix-Gummi.
St. Pfl.:	Pistacia lentiscus.
Familie:	Anacardiaceae.
Herkunftsgeb.:	Mittelmeergebiete, besonders auf der Insel Chios kultiviert.
Bestandteile:	Äther. Öl, — Harz, — Bitterstoffe, — verschiedene Mastixsäuren und Resene.
Anwend.:	Stimulans bei Katarrhen des Darmes und der Harnwege, — bei Bronchialleiden. — Gegen Verbrennungen. — Zu Zahnkitt, Pflastern, Verbänden, — Likören, — zum Kauen und Räuchern. — In der Technik zu Kitten und Lacken für Papier, Horn, Glas und Porzellan.
Bemerk.:	Offizinell im D.A.B. 6. —

Nr. 344

Gummi Myrrhae

Myrrha

Handelsbez.:	Myrrha, Myrrhenharz.
St. Pfl.:	Commiphora abyssinica, C. Schimperi und C. Molmol.
Familie:	Burseraceae.

Herkunftsgeb.:	Steppen von Nordostafrika, Nubien, Somaliland, Abessinien Südwestarabien und Vorderindien. — Hauptstapelplatz Aden. —
Bestandteile:	Ätherisches Öl (ca. 5 bis 8%) — Bitterstoff, ca. 30% Harz und ca. 55% Gummi. — Asche max. 7%. —
Anwend.:	Als Antiseptikum, Tonikum und Stomachikum bei Darmkatarrhen und Hämorrhoiden. — Hauptsächlich zu Zahnheil- und Pflegemitteln verwendet. — Das Harz wird ferner zu Räucher- und Inhaliermitteln benutzt. — Zur Herstellung von Tinctura Myrrhae und Oleum Myrrhae aethereum. — Das ätherische Öl wird innerlich gegen Bronchitis usw. verordnet. —
Bemerk.:	Offizinell im D.A.B. 6. — Eine Myrrhenabart stammt von C. erythraea, die sog. Bisabol-Myrrha. — Sie zeichnet sich durch einen stärkeren Geruch als die offizinelle Ware aus. —

Gummi Olibanum — Nr. 345

Olibanum

Gummiresina Olibanum

Handelsbez.:	Weihrauch.
St. Pfl.:	Boswellia Carteri, Boswellia Frereana und andere Arten.
Familie:	Burseraceae.
Herkunftsgeb.:	Somaliland, — Nubien, — Ägypten, — Südarabien an der Küste des Roten Meeres.
Bestandteile:	Äther. Öl, — ca. 50% Harz, — Harzsäure, — ca. 30% Gummi, Bitterstoff, — Bassorin.
Anwend.:	Bei Diarrhöen, — Katarrhen. — Zu Pflastern, Zahnpasten und als Räuchermittel. — Salbenzusatz. — Zum Weihrauch der katholischen Kirchen. —
Bemerk.:	Im Erg.B. z. D.A.B. v. 1941 aufgeführt.

Gummi Opoponax — Nr. 346

Opopanax

Handelsbez.:	Opoponax-Harz, Opopanax.
St. Pfl.:	Verschiedene Opopanax und Commiphora-Arten, besonders Commiphora Kataf.
Familie:	Burseraceae.
Herkunftsgeb.:	Westliches Mittelmeergebiet, Ägypten, Somaliland, Arabien. —
Bestandteile:	Harz, — Gummi, — ätherisches Öl, — Bitterstoff. —
Anwend.:	Zu Räuchermitteln, in der Parfümerie-Industrie und zur Herstellung des ätherischen Öls. —
Bemerk.:	Das Hauptkontingent der Handelsware besteht heute aus der harten „myrrhenähnlichen“ Droge von Commiphora Kataf. — Weiches Opopanax ist kaum noch im Handel. —

Nr. 347 **Gummi Sandaracae**

Sandaraca

Handelsbez.: Sandarak, Sandarakharz.

St. Pfl.: Tetraclinis quadrivalvis (Callitris quadrivalvis) und andere Arten.

Familie: Cupressaceae.

Herkunftsgeb.: Nordafrika, Atlas und seine Vorberge. — Hauptstapelplatz ist Mogador. —

Bestandteile: Äther. Öl, Bitterstoff, Harzsäuren, Sandaracoresen. —

Anwend.: Zu Pflastern und Salben, bei Rheuma, Gicht, Geschwulsten. — Zu Zahnkitten. — Räuchermittel. — Technisch zu Lacken und Firnissen. —

Bemerk.: Im Erg.B. z. D.A.B. v. 1941 aufgeführt. — Verschiedene Callitris-Arten liefern tasmanisches und australisches Sandarakharz. —

Nr. 348 **Gummi Sanguis draconis**

Sanguis Draconis. Resina Draconis.

Handelsbez.: Drachenblut, indisches oder Palmendrachenblut.

St. Pfl.: Daemonorops Draco, D. Draconcellus, D. propinquus und andere D.-Arten. — (Harz aus den Fruchtschalen.)

Familie: Palmae.

Herkunftsgeb.: Vorder- und Hinterindien, Sumatra, Borneo, Sundainseln.

Bestandteile: Benzoesäure und andere Säuren. Dracoresitannolester. — Farbstoffe. —

Anwend.: Medizinisch als Adstringens und blutstillendes Mittel. — Zu Zahnpulvern und ähnlichen Präparaten. — Zur Herstellung roter Beizen und Lacke, besonders als wichtiger Bestandteil von Geigenlacken. — Zu Pflastern. —

Bemerk.: Im Erg.B. z. D.A.B. v. 1941 aufgeführt. — Palmendrachenblut aus Ostindien wird in Stangen gehandelt, die mit Blättern umwickelt sind. — Größere Mengen kommen in ca. 1 Kilo schweren Stücken von zwiebelförmigem Aussehen herein. — Verschiedene Dracaena-Arten auf Sokotra und den Kanarischen Inseln liefern Drachenblut aus der Rinde der Zweige und Stämme, welches in sog. „Tränen" in den Handel kommt. — Es ist weniger wertvoll. — Drachenblut von Pterocarpus-Arten ist nur noch selten.

Nr. 349 **Gummi Styrax Calamitus**

Styrax Calamitus

Handelsbez.: Räucherstyrax.

St. Pfl.: Liquidambar orientalis (Abfallprodukt).

Familie: Hamamelidaceae.

Herkunftsgeb.: Kleinasien, — Syrien, — Dodekanes.

Bestandteile: Ca. 50% Styrax liquidus, — holzige Bestandteile, — beigefügte Harze wie Olibanum usw.

Anwend.: Räuchermittel.

Bemerk.: Die Ware wird „gekörnt" oder in Pulverform gehandelt. — Sehr häufig sind Kunstprodukte von Styrax Calamitus am Markt. — Vergleiche Nr. 111 Cortex Styracis.

Gummi Styrax liquidus — Nr. 350

Styrax

Styrax liquidus

Handelsbez.: Styrax, — Storaxharz.

St. Pfl.: Liquidambar orientalis.

Familie: Hamamelidaceae.

Herkunftsgeb.: Kleinasien, Syrien, Dodekanes.

Bestandteile: Freie Zimtsäure (ca. 20%), — Cinnamein (ca. 20%), — Styrol Vanillin, — Harz (30—40%) und ca. 10—20% Wasser.

Anwend.: Innerlich als Stimulans und Expektorans bei Bronchialleiden. Äußerlich gegen Krätze und als Wundheilmittel. — Gegen Hautleiden. — In der Parfümerieindustrie.

Bemerk.: Styrax naturell und Styrax depuratus, wasserfrei sind die hauptsächlichsten Handelsqualitäten. — Amerikanischer Styrax stammt von Liquidambar styraciflua aus dem Süden von Nordamerika und aus Mittelamerika. — Vergleiche Nr. 111 Cortex Styracis.

Gummi Tacamahacae — Nr. 351

Balsamum Mariae

Tacamahaca

Handelsbez.: Takamhak. Tacamahak-Gummi.

St. Pfl.: Calophyllum-, Icica-, Elaphyrum- und Bursera-Arten. —

Familie: Guttiferae und Burseraceae.

Herkunftsgeb.: Ost- und Westindien. Mittelamerika. — Madagaskar, Bourbon, Maskarenen. —

Bestandteile: Ätherisches Öl, Sterinalkohole, Harzsäuren, Resene. —

Anwend.: Zu Pflastern und Räuchermitteln. —

Bemerk.: Im Handel unterscheidet man ostindisches, Bourbon und amerikanisches Tacamahak-Gummi. —

Gummi Tragacantha — Nr. 352

Tragacantha

Handelsbez.: Traganthgummi.

St. Pfl.: Zahlreiche Astragalus-Arten, besonders Astragalus gummifer und Astragalus adscendens.

Familie:	Leguminosae.
Herkunftsgeb.:	Syrien, — Kleinasien, — Iran, — Kaukasusgebiete, — Südrußland in Gebirgen und Steppen.
Bestandteile:	Tragacanthin, wasserlöslich (ca. 30%), — Bassorin (ca. 60%), Stärke, — Bitterstoff. Asche max. 3,5%.
Anwend.:	Schleimmittel, reizmildernd bei Husten, Angina, Katarrhen.— Als Emulgator bei abführenden Paraffin-Emulsionen. — Äußerlich zu Klistieren. — Zur Herstellung von Pillen, Tabletten, Emulsionen und Salben. — Haftmittel für künstliche Gebisse. — In der pharmaz. Analyse. — Technisch als Appreturmittel und Klebestoff. — Zu Konditoreiwaren und Kunsteisprodukten.
Bemerk.:	Offizinell im D.A.B. 6. — Zwischen Blätter- und Knollentraganth, weiß bis dunkelblond, unterscheidet man zahlreiche Handelsqualitäten, je nach der Farbe und Dicke der einzelnen Stücke. —

Nr. 353

Gummi Tragacantha indica

Tragacantha indica.

Handelsbez.:	Indischer Traganth, Sterculia-, Karaya- oder Kadaya-Gummi. —
St. Pfl.:	Sterculia tragacantha und andere St.-Arten. —
Familie:	Sterculiaceae.
Herkunftsgeb.:	Indien, tropisches Afrika.
Bestandteile:	Schleimstoffe, Gummi, Stärke. —
Anwend.:	Wegen seiner großen Quellfähigkeit wird die Droge als Abführmittel verwendet. — Besonders in der Kosmetik als Haarfixativ usw., wie auch bei der Kunsteisfabrikation, der Herstellung künstlicher Schlagsahne und bei der Anfertigung mancher Gebäckarten.. —

Nr. 354

Gutta Percha

Handelsbez.:	Gutta Percha.
St. Pfl.:	Verschiedene Payena- und Palaquiumarten (koagulierter und getrockneter Milchsaft).
Familie:	Sapotaceae.
Herkunftsgeb.:	Malakka, — Sundainseln, — Hinterindien, — Sumatra, — Borneo, — Java, — Malayischer Archipel, — Neuguinea, — Bismarckarchipel, — auch kultiviert.
Bestandteile:	Gutta (ca. 75%), — Harze, — Salze, — Gerbstoff, — Fett.
Anwend.:	In Chloroformlösung zum Überziehen kranker Hautstellen. — Zu Verbänden (Guttaperchapapier), Pflastern, Protesen, Gebissen. — Als Zahnkitt. — Zur Herstellung von Traumatizin.— Zur Herstellung von Gutta Percha in bacillis. — Große Mengen werden in der Technik verwendet.

Bemerk.:	Offizinell im D.A.B. 6. — Balata von Mimusops balata, — Südamerika, ist ein Guttapercha-Ersatz. — Ähnlich wie Kautschuk wird auch Guttapercha von zahlreichen Pflanzenarten gewonnen. —

Helminthochorton · Nr. 355

Handelsbez.:	Korsikanisches Wurmmoos.
St. Pfl.:	Alsidium Helminthochorton ist in der Droge kaum vorhanden, dafür bis 80 verschiedene andere Algen.
Familie:	Rhodomelaceae.
Herkunftsgeb.:	Im Mittelmeer, besonders bei Korsika geerntet.
Bestandteile:	Schleim, Jod und andere Wirkstoffe.
Anwend.:	Gegen Würmer und Skrophulose. — Bestandteil verschiedener pharmazeutischer Spezialitäten gegen Würmer. —

Herba siehe **Folia**

Herba Abrotani Nr. 356

Abrotanum (hom.)

Handelsbez.:	Eberraute.
St. Pfl.:	Artemisia abrotanum.
Familie:	Compositae.
Herkunftsgeb.:	Mittel- und Südeuropa, in Deutschland kultiviert.
Bestandteile:	Äther. Öl, Abrotin, Bitterstoff.
Anwend.:	Aromatikum, Expektorans, gegen Würmer, — Gewürz.
Bemerk.:	Offizinell im Homöopath. Arzneibuch sind die frischen Blätter und Blüten. —

Herba Absinthii alpini Nr. 357

Herba Genepi albi

Handelsbez.:	Alpenbeifuß, weißer Genipp.
St. Pfl.:	Artemisia mutellina, Artemisia glacialis, Artemisia spicata.
Familie:	Compositae.
Herkunftsgeb.:	Alpengebiete, besonders Norditalien.
Bestandteile:	Äther. Öl, Bitterstoff.
Anwend.:	Magen- und Bittermittel. — In der Likörindustrie.

Herba Absinthii maritimi Nr. 358

Handelsbez.:	Wermut, Absinth.
St. Pfl.:	Artemisia maritima.
Familie:	Compositae.
Herkunftsgeb.:	Europa, Asien.
Bestandteile:	Bitterstoff, äther. Öl, Gerbstoff.
Anwend.:	Tonikum, Magenmittel, Gewürz.

Nr. 359 **Herba Absinthii pontici**

Handelsbez.: Pontischer Absinth, römischer Wermut.
St. Pfl.: Artemisia pontica.
Familie: Compositae.
Herkunftsgeb.: Italien.
Bestandteile: Äther. Öl, Bitterstoff.
Anwend.: Magen- und Bittermittel. — Aromatischer und weniger bitter als Artemisia Absinthium. — Die Droge wird in der Likörindustrie verwendet.

Nr. 360 **Herba Absinthii vulgaris**

Absinthium (hom.)

Handelsbez.: Wermutkraut. Absinth.
St. Pfl.: Artemisia Absinthium.
Familie: Compositae.
Herkunftsgeb.: Osteuropa, besonders Rußland, bis Afghanistan. —
Bestandteile: Absinthin und andere Bitterstoffe, ätherisches Öl, Harz, Gerbsäure, Säuren. — Asche max. 10%. —
Anwend.: Tonikum. — Bitteres Magenmittel, gegen Würmer, Bleichsucht und Blutarmut. — Gallenmittel, – Verdauungfördерndes und appetitanregendes Mittel. — Gegen Magenkrämpfe. — In Form von Salbe als Hautreizmittel. — Zu Tinkturen und Extrakten. — In der Spirituosenindustrie. —
Bemerk.: Offizinell im D.A.B. 6. — Offizinell im Homöopath. Arzneibuch sind die frischen Blätter und Blüten. —

Nr. 361 **Herba Achilleae moschatae**

Herba Ivae moschatae

Handelsbez.: Moschus- oder Ivakraut. Genipp.
St. Pfl.: Achillea moschata.
Familie: Compositae.
Herkunftsgeb.: Alpenländer.
Bestandteile: Äther. Öl, Bitterstoffe.
Anwend.: Aromatisches Bittermittel, vor allem in der Likörindustrie.
Bemerk.: Im Erg.B. z. D.A.B. v. 1941 aufgeführt. — Vergleiche Nr. 130 Flores Achilleae moschatae.

Nr. 362 **Herba Aconiti Napelli**

Aconitum (hom.)

Handelsbez.: Eisenhutkraut, Sturmhutkraut.
St. Pfl.: Aconitum Napellus.
Familie: Ranunculaceae.
Herkunftsgeb.: Gebirge Mitteleuropas, besonders Oesterreich und Italien. —

Bestandteile:	Aconitin, Aconitsäure, Stärke, Harz, Gerbstoff. —
Anwend.:	Gegen Rheuma, Neuralgie, Zahnschmerzen, Gicht, Ischias, als schmerzstillendes Mittel. — Als Zusatz zu schmerzstillenden Umschlägen und Pflastern. — In der Homöopathie und Biochemie gegen Herzleiden, Pneumonien, Fieber und Neurasthenie. — Zur Herstellung von Extrakten. —
Bemerk.:	Offizinell im Homöopath. Arzneibuch ist die frische Pflanze. GIFTDROGE! — Vergleiche Nr. 627 Radix Aconiti.

Herba Actaeae spicatae Nr. 363

Handelsbez.:	Christophskraut.
St. Pfl.:	Actaea spicata.
Familie:	Ranunculaceae.
Herkunftsgeb.:	Mittel- und Südeuropa.
Anwend.:	Gegen Asthma, besonders in der Biochemie und Homöopathie.

Herba Adianti aurei Nr. 364

Adiantum aureum (hom.)

Handelsbez.:	Goldener Widerton.
St. Pfl.:	Polytrichum commune.
Familie:	Polytrichaceae.
Herkunftsgeb.:	Europa.
Bestandteile:	Fett, — Gerbstoffe, — Harz.
Anwend.:	Adstringens, schweißtreibendes Mittel und Tonikum.
Bemerk.:	Offizinell im Homöopath. Arzneibuch ist die frische Pflanze. Die Abart Herba Adianti rubri wird ebenfalls verwendet.

Herba Adonidis aestivalis Nr. 365

Handelsbez.:	Feuerröschen, — Marienröschen.
St. Pfl.:	Adonis aestivalis.
Familie:	Ranunculaceae.
Herkunftsgeb.:	Europa, — Balkanländer.
Bestandteile:	Glykoside.
Anwend.:	Harntreibendes und Herzmittel. — Bei Wassersucht. — Die Wirkung ist schwächer als die von Herba Adonidis vernalis. —
Bemerk.:	Das Kraut von Adonis cupaniana — Italien — und Adonis amurensis — Japan — wird in gleicher Weise verwendet. — GIFTDROGE!

Herba Adonidis vernalis Nr. 366

Handelsbez.:	Adonisröschenkraut, Teufelsauge.
St. Pfl.:	Adonis vernalis.
Familie:	Ranunculaceae.

Herkunftsgeb.:	Italien und die Balkanländer, besonders Ungarn. —
Bestandteile:	Adonisglykoside (digitalisähnlich), Berberin, Saponine, Harz, Fett, Säuren. —
Anwend.:	Herzmittel, bei Wassersucht und Arterienverkalkung. — Diuretikum, besonders in Form der Tinktur. Bestandteil verschiedener Entfettungs- und Blutreinigungstees. — In der Homöopathie und Biochemie gegen Basedow und Struma, — sowie als Beruhigungsmittel. —
Bemerk.:	Im Erg.B. z. D.A.B. v. 1941 aufgeführt. — Offizinell im Homöopath. Arzneibuch ist die frische Pflanze. — GIFTDROGE!

Nr. 367 **Herba Aegopodii podagrariae**

Handelsbez.:	Geißfuß, Dreiblattkraut.
St. Pfl.:	Aegopodium podagraria.
Familie:	Umbelliferae.
Herkunftsgeb.:	Europa, Asien.
Anwend.:	Meist in frischem Zustande zur Linderung von Gichtschmerzen.
Bemerk.:	Offizinell im Homöopath. Arzneibuch ist die frische, blühende Pflanze. —

Nr. 368 **Herba Agrimoniae**

Handelsbez.:	Odermennigkraut.
St. Pfl.:	Agrimonia eupatoria.
Familie:	Rosaceae.
Herkunftsgeb.:	Europa, — gemäßigtes Asien.
Bestandteile:	Äther. Öl, — Bitter- und 4,1—5,4% Gerbstoffe, — Kieselsäure.
Anwend.:	Mittel gegen Magen- und Gallenleiden, Blutflüsse und Hautleiden. — Bei Leber- und Gallensteinkoliken. — Gegen Bettnässen und Durchfall.
Bemerk.:	Im Erg.B. z. D.A.B. v. 1941 aufgeführt. — Agrimonia odorata — Südeuropa — wird in gleicher Weise verwendet.

Nr. 369 **Herba Agrostemmae**

Handelsbez.:	Kornrade.
St. Pfl.:	Agrostemma githago.
Familie:	Caryophyllaceae.
Herkunftsgeb.:	Europa, besonders in den Mittelmeergebieten.
Bestandteile:	Saures Saponin.
Anwend.:	Diuretikum. —

Nr. 370 **Herba Alchemillae vulgaris**

Handelsbez.:	Frauenmantelkraut.
St. Pfl.:	Alchemilla vulgaris.

Familie:	Rosaceae.
Herkunftsgeb.:	Deutschland, — Osteuropa.
Bestandteile:	Bitterstoff, — Gerbstoff.
Anwend.:	Adstringens, —Wundmittel. —Gegen Blutungen und Diarrhöe. Menstruationhemmendes Mittel. — Bestandteil zahlreicher Diabetiker- und Frauentees. — In der Biochemie und Homöopathie gegen Fallsucht.
Bemerk.:	Im Erg.B. z. D.A.B. v. 1941 aufgeführt.

Herba Allii ursini Nr. 371

Handelsbez.:	Bärenlauch.
St. Pfl.:	Allium ursinum.
Familie:	Liliaceae.
Herkunftsgeb.:	Europa, — Asien.
Bestandteile:	Äther. Öl.
Anwend.:	Gegen Arteriosklerose und Hypertonie, — blutdrucksenkendes Mittel. — Magenstärkungsmittel. — Besonders als Frischpflanze.
Bemerk.:	Auch Allium schönoprasum (Schnittlauch), Allium ascolonicum (Schalotten), Allium cepa (Zwiebel), Allium sativum (Knoblauch), Allium porrum (Porrèe) haben verdauungsregelnde Wirkung. —

Herba Anagallidis arvensis Nr. 372

Handelsbez.:	Gauchheil, Ackergauchheil.
St. Pfl.:	Anagallis arvensis.
Familie:	Primulaceae.
Herkunftsgeb.:	Europa.
Bestandteil:	Saures Saponin, Bitter- und Gerbstoff.
Anwend.:	Diuretikum. — In der Biochemie und Homöopathie gegen Leber- und Gallenleiden. —
Bemerk.:	Offizinell im Homöopath. Arzneibuch ist die frische, blühende Pflanze. —

Herba Anagallidis coeruleae Nr. 373

Handelsbez.:	Blaublühender Gauchheil.
St. Pfl.:	Anagallis coerulea.
Familie:	Primulaceae.
Herkunftsgeb.:	Europa.
Bestandteile:	Saures Saponin.
Anwend.:	Diuretikum. —

Nr. 374 **Herba Angelicae**

Handelsbez.: Engelwurzkraut, — Angelikakraut.
St. Pfl.: Angelica (Archangelica) officinalis.
Familie: Umbelliferae.
Herkunftsgeb.: Mitteleuropa, besonders Sachsen, Thüringen, — Franken,
Bestandteile: Äther. Öl, — Gerbstoff, — Bitterstoff.
Anwend.: Tonikum. — Harn- und schweißtreibendes Mittel. —
Bemerk.: Vergleiche Nr. 631 Radix Angelicae; Nr. 790 Semen Angelicae.

Nr. 375 **Herba Anserinae**

Handelsbez.: Gänsefingerkraut.
St. Pfl.: Potentilla anserina und Potentilla argentea.
Familie: Rosaceae.
Herkunftsgeb.: Europa, besonders im Osten.
Bestandteile: Gerbstoffe.
Anwend.: Besonders in der Homöopathie und Biochemie gegen Gelenkentzündungen, bei Darmerkrankungen und Menstruationsbeschwerden. —
Bemerk.: Im Erg.B. z. D.A.B. v. 1941 aufgeführt. — Offizinell im Homöopath. Arzneibuch ist die frische, blühende Pflanze. —

Nr. 376 **Herba Apii**

Handelsbez.: Selleriekraut.
St. Pfl.: Apium graveolens.
Familie: Umbelliferae.
Herkunftsgeb.: Mitteleuropa.
Bestandteile: Äther. Öl, aromat. Bitterstoffe.
Anwend.: Harntreibendes Mittel, Appetitanregungsmittel, Gewürz. —
Bemerk.: Vergleiche Nr. 632 Radix Apii graveolentis; Nr. 791 Semen Apii graveolentis.

Nr. 377 **Herba Arenariae rubrae**
Herba Spergulae rubrae.

Handelsbez.: Rotes Sandkraut.
St. Pfl.: Arenaria rubra.
Familie: Caryophyllaceae.
Herkunftsgeb.: Südeuropa.
Bestandteile: Salze, — aromatisches Harz.
Anwend.: Gegen Blasenkatarrh und Nierensteine.

Herba Aristolochiae Nr. 378

Handelsbez.: Osterluzeikraut.
St. Pfl.: Aristolochia Clematitis.
Familie: Aristolochiaceae.
Herkunftsgeb.: Europa.
Bestandteile: Bitterstoff, Harz, Aristolochin.
Anwend.: Wundheilmittel, gegen Geschwüre. —
Bemerk.: Offizinell im Homöopath. Arzneibuch ist die frische, blühende Pflanze. —

Herba Armeriae maritimi Nr. 379

Handelsbez.: Strandgrasnelke.
St. Pfl.: Armeria maritima.
Familie: Plumbaginaceae.
Herkunftsgeb.: Küstenländer.
Bestandteile: Jod, Brom und Fluor.
Anwend.: Gegen Fettsucht.

Herba Arnicae montanae Nr. 380

Handelsbez.: Wohlverleihkraut, — Bergwohlverleih.
St. Pfl.: Arnica montana.
Familie: Compositae.
Herkunftsgeb.: Bergländer Europas.
Bestandteile: Äther. Öl, — Bitterstoff Arnicin, — Harz, — Fett, — Gerbsäure.
Anwend.: Gegen Fieber, — bei Lähmungen, — Wundheilmittel. —
Bemerk.: Offizinell im Homöopath. Arzneibuch ist die frische, blühende Pflanze. — Vergleiche Nr. 133 Flores Arnicae montanae; Nr. 640 Radix Arnicae montanae.

Herba Artemisiae Nr. 381

Handelsbez.: Beifuß.
St. Pfl.: Artemisia vulgaris.
Familie: Compositae.
Herkunftsgeb.: Mitteleuropa, — Balkanländer, — Italien.
Bestandteile: Äther. Öl, — Gerbstoff, — Bitterstoffe.
Anwend.: Aromatisches Mittel, — bei Hysterie und Menstruationsstörungen. — Bittermittel, bei Magenstörungen. — Gewürz, besonders bei Gänsebraten.
Bemerk.: Im Erg.B. z. D.A.B. v. 1941 aufgeführt. — Vergleiche Nr. 642 Radix Artemisiae.

Nr. 382 **Herba Asari**

Handelsbez.: Haselwurzkraut.
St. Pfl.: Asarum europaeum.
Familie: Aristolochiaceae.
Herkunftsgeb.: In Laubwäldern Osteuropas.
Bestandteile: Asarin, eine kampferartige Substanz, — äther. Öl, — Gerbstoff, — Harz.
Anwend.: Schweißtreibendes Mittel. — In der Biochemie und Homöopathie als Brechmittel, — gegen Fieber.
Bemerk.: Vergleiche Nr. 643 Radix Asari.

Nr. 383 **Herba Asclepiadis curassavicae**

Handelsbez.: Seidenpflanze.
St. Pfl.: Asclepias curassavica.
Familie: Asclepiadaceae.
Herkunftsgeb.: Nordamerika.
Anwend.: In der Biochemie und Homöopathie bei Lungenentzündung.

Nr. 384 **Herba Asperulae odoratae**

Herba Matrisilvae.

Handelsbez.: Waldmeister.
St. Pfl.: Asperula odorata.
Familie: Rubiaceae.
Herkunftsgeb.: Europa, bes. Oesterreich, — Italien, — Balkanländer, — Westasien, — Nordafrika.
Bestandteile: Cumarin, — fettes und äther. Öl, — Bitterstoff und ein Glykosid.
Anwend.: Gegen Bronchialkatarrh, Wassersucht, Gallen- und Steinleiden. — Aromatikum. — Äußerlich zu Umschlägen. —
Bemerk.: Im Erg.B. z. D.A.B. v. 1941 aufgeführt. — Offizinell im Homöopath. Arzneibuch ist das frische Kraut.

Nr. 385 **Herba Auriculae muris**

Herba Pilosellae.

Handelsbez.: Aurikel- oder Gamswurzelkraut.
St. Pfl.: Primula auricula.
Familie: Primulaceae.
Herkunftsgeb.: Alpenländer. —
Bestandteile: Eine kampferartige Substanz, der Aurikelkampfer.
Anwend.: Gegen Kopfschmerzen und Schwindelanfälle.

Herba Ballotae lanatae Nr. 386

Ballota lanata (hom.)

Handelsbez.: Wolfstrappkraut, wollige Ballote.
St. Pfl.: Leonurus lanatus.
Familie: Labiatae.
Herkunftsgeb.: Rußland, Balkanländer.
Bestandteile: Äther. Öl, Bitter- und Gerbstoff.
Anwend.: Gegen Rheuma, Gicht und Wassersucht.
Bemerk.: Offizinell im Homöopath. Arzneibuch. — Vergleiche Nr. 468 Herba Leonuri cardiacae.

Herba Ballotae nigrae Nr. 387

Herba Marrubii nigri.

Handelsbez.: Schwarznessel, — schwarzer Andorn.
St. Pfl.: Ballota nigra.
Familie: Labiatae.
Herkunftsgeb.: Südeuropa, — Nordafrika, — Iran.
Bestandteile: Äther. Öl, — Bitterstoff.
Anwend.: In Form der Tinktur gegen Neurasthenie und Hysterie.

Herba Balsamitae Nr. 388

Herba Tanaceti balsamitae.

Handelsbez.: Minzenartiger Rainfarn.
St. Pfl.: Tanacetum balsamita.
Familie: Compositae.
Herkunftsgeb.: Spanien, — Italien, — Balkanländer.
Bestandteile: Äther. Öl.
Anwend.: Abführmittel, Diuretikum, Adstringens, Antiseptikum und Wurmmittel.

Herba Bardanae Nr. 389

Herba Lappae majoris.

Handelsbez.: Klettenkraut.
St. Pfl.: Arctium (Lappa) major und andere Arten.
Familie: Compositae.
Herkunftsgeb.: Mittel- und Südeuropa.
Bestandteile: Pflanzenschleim, — Inulin, — Gerbstoff.
Anwend.: Diuretikum, — blutreinigendes und appetitanregendes Mittel. Äußerlich bei Geschwüren. — In der Biochemie und Homöopathie bei Hautleiden. —
Bemerk.: Vergleiche Nr. 647 Radix Bardanae; Nr. 794 Semen Bardanae.

Nr. 390 **Herba Basilici**

Handelsbez.: Basilienkraut, — Königskraut.
St. Pfl.: Ocimum basilicum.
Familie: Labiatae.
Herkunftsgeb.: In Deutschland kultiviert, besonders aber in Südfrankreich und Spanien.
Bestandteile: Äther. Öl, — Gerbstoffe.
Anwend.: Schleimmittel bei Katarrhen. — Gegen Nierenleiden. — Beruhigungsmittel. — Milchsekretionfördernde Droge. — Aromatikum und Gewürz.

Nr. 391 **Herba Beccabungae**

Handelsbez.: Bachbungenkraut.
St. Pfl.: Veronica beccabunga.
Familie: Scrophulariaceae.
Herkunftsgeb.: Europa.
Bestandteile: Bitterstoff, — Gerbstoff.
Anwend.: Blutreinigendes und appetitanregendes Mittel. Bestandteil verschiedener Teemischungen.
Bemerk.: Offizinell im Homöopath. Arzneibuch ist die frische, blühende Pflanze. —

Nr. 392 **Herba Bellidis**

Handelsbez.: Gänseblümchenkraut.
St. Pfl. Bellis perennis.
Familie: Compositae.
Herkunftsgeb.: Mittel- und Osteuropa.
Bestandteile: Gerbstoff.
Anwend.: Gegen innere Blutungen, Bluthusten und Blutharnen. — In der Biochemie und Homöopathie gegen Furunkulose. —
Bemerk.: Offizinell im Homöopath. Arzneibuch ist die frische, blühende Pflanze. — Vergleiche Nr. 135 Flores Bellidis.

Nr. 393 **Herba Betonicae**

Handelsbez.: Betonienkraut.
St. Pfl.: Stachys officinalis.
Familie: Labiatae.
Herkunftsgeb.: Mitteleuropa.
Bestandteile: Bitter- und Gerbstoff.
Anwend.: Zu Niespulvern, gegen Erkältungskrankheiten. —

Herba Bidentis aquaticae Nr. 394

Handelsbez.: Zweizahnkraut.
St. Pfl.: Bidens tripartitus und andere Arten.
Familie: Compositae.
Herkunftsgeb.: Europa, Sümpfe und feuchte Stellen.
Bestandteile: Äther. Öl, Pflanzenschleim, Gerbstoff.
Anwend.: Gegen Nieren- und Gallensteine, Diuretikum. —

Herba Bistortae Nr. 395

Handelsbez.: Wiesen- oder Schlangenknöterichkraut.
St. Pfl.: Polygonum Bistorta.
Familie: Polygonaceae.
Herkunftsgeb.: Mittel- und Osteuropa.
Bestandteile: Gallussäure, — Gerbstoff. .
Anwend.: Zusammenziehendes und blutstillendes Mittel bei Darmkatarrhen und inneren Blutungen. — Gegen Diarrhöe.
Bemerk.: Vergleiche Nr. 650 Radix Bistortae.

Herba Borraginis Nr. 396

Handelsbez.: Borretsch, Gurkenkraut.
St. Pfl.: Borrago officinalis.
Familie: Borraginaceae.
Herkunftsgeb.: Mittel- u. Südeuropa.
Bestandteile: Harz, Schleim.
Anwend.: Erweichendes und Schleimmittel, Gewürzkraut.
Bemerk.: Offizinell im Homöopath. Arzneibuch sind die frischen Blätter. — Vergleiche Nr. 136 Flores Borraginis. —

Herba Buglossi Nr. 397
Herba Anchusae

Handelsbez.: Ochsenzungenkraut.
St. Pfl.: Anchusa officinalis.
Familie: Borraginaceae.
Herkunftsgeb.: Europa, Asien, besonders in den Mittelmeergebieten —
Bestandteile: Pflanzenschleim.
Anwend.: Erweichendes Mittel und Expektorans. —

Herba Bursae pastoris Nr. 398
Thlaspi Bursa pastoris (hom.)

Handelsbez.: Hirtentäschelchenkraut.
St. Pfl.: Capsella Bursa pastoris.
Familie: Cruciferae.
Herkunftsgeb.: Nord- und Mitteleuropa, — als Unkraut weit verbreitet.

Bestandteile:	Thyramin- und Cholinbasen, — ein Glykosid, — Harz.
Anwend.:	Als Secale-Ersatz propagiert, — Blutstillmittel, — gegen Diarrhöe. — Diuretikum. — Gegen Blutharnen. — Menstruationhemmendes Mittel. — Bei eiternden Wunden.
Bemerk.:	Im Erg.B. z. D.A.B. v. 1941 aufgeführt. — Offizinell im Homöopath. Arzneibuch ist die frische, blühende Pflanze. — Die blutstillende Wirkung wurde von manchen Autoren den Pilzen zugeschrieben, die gelegentlich auf der Pflanze wachsen.

Nr. 399 **Herba Caladii seguini**

Handelsbez.:	Schweigrohr.
St. Pfl.:	Caladium seguinum.
Familie:	Araceae.
Herkunftsgeb.:	Tropisches Amerika.
Anwend.:	Gegen Juckreiz.
Bemerk.:	Offizinell im Homöop. Arzneibuch ist der frische Wurzelstock mit Blättern und Stengeln. —

Nr. 400 **Herba Calaminthae**

Handelsbez.:	Waldquendel, — Waldmelisse.
St. Pfl.:	Calamintha officinalis.
Familie:	Labiatae.
Herkunftsgeb.:	Alpen und andere Gebirge. —
Bestandteile:	Äther. Öl.
Anwend.:	Bei Harnleiden, — als Magenmittel. — Gewürz.

Nr. 401 **Herba Calendulae**

Calendula (hom.)

Handelsbez.:	Ringelblumenkraut.
St. Pfl.:	Calendula officinalis.
Familie:	Compositae.
Herkunftsgeb.:	Mitteleuropa, — Balkanländer.
Bestandteile:	Äther. Öl, — Harz, — Bitterstoff.
Anwend.:	Gegen Gelbsucht und Leberleiden. — Bei Hautwunden.
Bemerk.:	Offizinell im Homöopath. Arzneibuch. — Vergleiche Nr. 139 Flores Calendulae.

Nr. 402 **Herba Canchalaguae**

Handelsbez.:	Canchalagua, — Bitterkraut.
St. Pfl.:	Erythraea chilensis.
Familie:	Gentianaceae.
Herkunftsgeb.:	Peru, — Chile.

Bestandteile:	Bitterstoff, — fettes Öl.
Anwend.:	Tonikum, — Fiebermittel. — Menstruationfördernde Droge.
Bemerk.:	Offizinell im Homöopath. Arzneibuch. —

Herba Cannabis indicae Nr. 403

Cannabis (hom.)

Handelsbez.:	Indischer Hanf,. Haschisch.
St. Pfl.:	Cannabis sativa var. indica.
Familie:	Moraceae.
Herkunftsgeb.:	Ostasien, Iran, Ägypten, Ost- und Südafrika, ferner Osteuropa. — Aus Kulturen. —
Bestandteile:	Ca. 0,3% äther. Öl, bis 20% Harz, Cannabinol. — Asche max. 15%. —
Anwend.:	Schlafmittel, — schmerzstillendes Mittel bei Bronchitis, Asthma, Neuralgie, Ischias, Nervenleiden, Harnbeschwerden. Äußerlich zu Hühneraugenmitteln. — Zur Herstellung von Extrakten und Tinkturen. — Im Orient als Rauschgift (Haschisch) weit verbreitet. —
Bemerk.:	Im Erg.B. z. D.A.B. v. 1941 aufgeführt. — GIFTDROGE! — Zur Ernte der Droge werden die weiblichen Pflanzen herangezogen. — Die harzreichen „tops", die Spitzen werden am meisten geschätzt. — Offizinell im Homöopath. Arzneibuch. Ferner sind die frischen Stengelspitzen von Cannabis sativa, männlich und weiblich, offizinell. — Vergleiche Nr. 262 Fructus Cannabis. —

Herba Capillorum Veneris Nr. 404

Folia Adianti

Handelsbez.:	Frauenhaar, Venushaar.
St. Pfl.:	Adiantum capillus Veneris.
Familie:	Polypodiaceae.
Herkunftsgeb.:	Südeuropa, besonders Italien und Ungarn. —
Bestandteile:	Ätherisches Öl, Bitterstoff, Gerbstoff, Schleim, Zucker.
Anwend.:	Expektorans, bei Brustleiden, Katarrhen des Darmes und Frauenleiden. — Adstringens. — Besonders in Form von Sirup verordnet. —
Bemerk.:	Im Erg.B. z. D.A.B. v. 1941 aufgeführt.

Herba Cardui benedicti Nr. 405

Carduus benedictus (hom.)

Handelsbez.:	Benediktendistel, Kardobenediktenkraut.
St. Pfl.:	Cnicus benedictus.
Familie:	Compositae.
Herkunftsgeb.:	Mittel-, Süd- und Osteuropa.

Bestandteile:	Gerbstoffe, Bitterstoff, ätherisches Öl, Schleim, Harze. — Asche max. 20%. —
Anwend.:	Bitteres Magenmittel. — Schweißtreibendes Mittel, bei Menstruationsstörungen, Leberleiden, Harngries, Lungenleiden, Nervenkrankheiten und Rheuma. — Zur Herstellung von Extrakten. —
Bemerk.:	Offizinell im D.A.B. 6. — Offizinell im Homöopath. Arzneibuch ist das frische, blühende Kraut. — Vergleiche Nr. 798 Semen Cardui benedicti.

Nr. 406 **Herba Centaurii minoris**

Herba Erythraeae centaurii

Handelsbez.:	Tausendgüldenkraut.
St. Pfl.:	Erythraea Centaurium (= Centaurium umbellatum).
Familie:	Gentianaceae.
Herkunftsgeb.:	In feuchten Gegenden von Osteuropa und den Balkanländern. Die beste Ware stammt aus dem Atlasgebirge. —
Bestandteile:	Ätherisches Öl, Harz, Bitterstoffe (Glykoside). — Säuren. — Asche max. 8%. —
Anwend.:	Bitter- und Fiebermittel bei Gelb- und Bleichsucht. — Gegen Würmer. — Magenmittel. — Verdauungfördernd und blutreinigend. — Gegen Hautleiden und Gallenaffektionen.
Bemerk.:	Offizinell im D.A.B. 6. — Im Handel unterscheidet man zwischen einfach- und doppelblütiger Ware. — Eine blütenreiche Ware wird besonders geschätzt, obwohl die wirksamen Bitterstoffe meist in den Stengeln sitzen. — Neben Erythraea Centaurium wird auch das sehr ähnliche Kraut von E. pulchella und E. linariifolia geerntet. —

Nr. 407 **Herba Cerefolii**

Handelsbez.:	Kerbel, — Gartenkerbel.
St. Pfl.:	Anthriscus cerefolium.
Familie:	Umbelliferae.
Herkunftsgeb.:	In Mittel- und Osteuropa kultiviert.
Bestandteile:	Äther. Öl.
Anwend.:	Diuretikum. — Blutreinigendes Mittel. — Küchengewürz.
Bemerk.:	Die Samen werden in gleicher Weise verwendet.

Nr. 408 **Herba Chamaedryos**

Handelsbez.:	Edler Gamander.
St. Pfl.:	Teucrium Chamaedrys.
Familie:	Labiatae.
Herkunftsgeb.:	Europa.

Bestandteile: Äther. Öl, Bitter- und Gerbstoff.
Anwend.: Tonikum und Diuretikum, Blutreinigungsmittel.

Herba Chelidonii Nr. 409

Handelsbez.: Schöllkraut.
St. Pfl.: Chelidonium majus.
Familie: Papaveraceae.
Herkunftsgeb.: Nord- und Mitteleuropa.
Bestandteile: Chelidonin und andere Alkaloide. — Chelidon-, Apfel-, Zitronen- und andere Säuren. — Äther. Öl.
Anwend.: Schmerzstillendes Mittel bei Darm- und Gallenleiden. — Diuretikum und Laxans. — Gegen Wassersucht, — Gicht, — Rheuma, — Hämorrhoiden, — Leber- und Gallenleiden. — Frischer Saft wird gegen Warzen gebraucht. — In der Biochemie und Homöopathie gegen Asthma. — Zur Herstellung des Extraktes.
Bemerk.: Im Erg.B. z. D.A.B. v. 1941 aufgeführt ist die frische Pflanze. GIFTDROGE! — Vergleiche Nr. 611 Radix Chelidonii.

Herba Chenopodii ambrosioidis Nr. 410

Herba Botryos mexicanae

Handelsbez.: Mexikanisches Traubenkraut.
St. Pfl.: Chenopodium ambrosioides.
Familie: Chenopodiaceae.
Herkunftsgeb.: Mexiko, — in den Tropen viel kultiviert. — Auch in Mitteleuropa, besonders in der Tschechoslowakei.
Bestandteile: Äther. Öl, — neutrales und saures Saponin, — Bitterstoff, — Harz, — Gummi, — Säuren.
Anwend.: Gegen Würmer, — Nerven- und Magenmittel, — menstruationfördernde Droge. — Zur Herstellung des äther. Öls.
Bemerk.: GIFTDROGE! Im Erg.B. z. D.A.B. v. 1941 aufgeführt. — Offizinell im Homöopath. Arzneibuch ist das frische, blühende Kraut. — Oleum Chenopodii anthelmintici, das Wurmspezifikum, stammt von einer nordamerikanischen Varietät obiger Stammpflanze. — Es enthält Askaridol. — Anwendung unter Umständen gefährlich. — Chenopodium vulvaria, stinkender Gänsefuß, wird in ähnlicher Weise wie Chenopodium ambrosioides verwendet, wirkt aber schwächer. Vergleiche Nr. 802 Semen Chenopodii anthelmintici.

Herba Chirettae indicae Nr. 411

Chirata indica (hom.)

Handelsbez.: Chirettakraut.
St. Pfl.: Sweertia (Ophelia) Chirata.

Familie: Gentianaceae.
Herkunftsgeb.: Vorder- und Hinterindien.
Bestandteile: Chiratin, — Opheliasäure.
Anwend.: Bitter-, Abführ- und Fiebermittel. — In der Likörfabrikation als Bittermittel.
Bemerk.: Offizinell im Homöopath. Arzneibuch.

Nr. 412 **Herba Cichorii**
Handelsbez.: Zichorienkraut, Wegwarte.
St. Pfl.: Cichorium Intybus.
Familie: Compositae.
Herkunftsgeb.: Mittel- und Südeuropa.
Bestandteile: Bitterstoff, Harz, Kalisalze.
Anwend.: Magenstärkendes und appetitanregendes Mittel.
Bemerk.: Vergleiche Nr. 663 Radix Cichorii. —

Nr. 413 **Herba Cicutae virosae**
Handelsbez.: Wasserschierling.
St. Pfl.: Cicuta virosa.
Familie: Umbelliferae.
Herkunftsgeb.: Europa, Nordamerika.
Bestandteile: Cicuten, Cicutoxin.
Anwend.: Gegen Krämpfe, Skrophulose und Rheuma. In der Homöopathie und Biochemie. —
Bemerk.: GIFTDROGE! — Vergleiche Nr. 803 Semen Cicutae virosae.

Nr. 414 **Herba Clematidis**
Handelsbez.: Waldrebenkraut.
St. Pfl.: Clematis Vitalba und Clematis recta.
Familie: Ranunculaceae.
Herkunftsgeb.: Wälder Europas.
Anwend.: Bei Blutkrankheiten. — In der Biochemie und Homöopathie bei Nierenleiden, — Diuretikum. —
Bemerk.: Offizinell im Homöopath. Arzneibuch sind die frischen Pflanzen. —

Nr. 415 **Herba Cochleariae**
Handelsbez.: Löffelkraut.
St. Pfl.: Cochlearia officinalis.
Familie: Cruciferae.
Herkunftsgeb.: Ufer der Nord- und Ostsee, auf salzhaltigem Boden. —
Bestandteile: Bitterstoff, Gerbstoff, ein Glykosid, Spuren von ätherischem Öl. —

Anwend.: Gegen Skorbut und Leberleiden. — In Form von Spiritus Cochleariae zu Hautreizmitteln, gegen Mundgeschwüre und Hautleiden. — Gegen Rheuma. — Innerlich wird die Droge in der Veterinärpraxis als Diuretikum und Magenmittel verwendet. — Gegen Haarerkrankungen und zu Frühjahrskuren.

Bemerk.: Offizinell im Homöopath. Arzneibuch ist das frische, blühende Kraut. —

Herba Conii maculati — Nr. 416

Conium (hom.)

Handelsbez.: Schierling.

St. Pfl.: Conium maculatum.

Familie: Umbelliferae.

Herkunftsgeb.: Mitteleuropa.

Bestandteile: Coniin (Alkaloid), — Coniceïn, — äther. Öl, — Säuren, — Asche max. ca. 13%.

Anwend.: Schmerzstillendes Mittel, — gegen Krämpfe, Asthma, Bronchitis, Nervenleiden, Neuralgien, Hautleiden. — Wegen großer Giftigkeit nur noch wenig verwendet. In der Biochemie und Homöopathie gegen Blutleiden, seltener bei Keuchhusten, ferner als Aphrodisiakum und bei Frauenleiden.

Bemerk.: Im Erg.B. z. D.A.B. v. 1941 aufgeführt. — Offizinell im Homöopath. Arzneibuch ist das frische, blühende Kraut. — GIFTDROGE! — Vergleiche Nr. 808 Semen Conii maculati.

Herba Convallariae majalis — Nr. 417

Handelsbez.: Maiblumenkraut.

St. Pfl.: Convallaria majalis.

Familie: Liliaceae.

Herkunftsgeb.: Osteuropa, — Balkanländer.

Bestandteile: Convallatoxin und andere Glykoside, — Harz, — äther. Öl, — Convallarin (Saponin), — Convallarinsäure.

Anwend.: Herzmittel und Diuretikum.

Bemerk.: Im Erg.B. z. D.A.B v. 1941 aufgeführt. — Offizinell im Homöopath. Arzneibuch ist die frische, blühende Pflanze. — GIFTDROGE! — Vergleiche Nr. 147 Flores Convallariae majalis; Nr. 668 Radix Convallariae.

Herba Convolvuli — Nr. 418

Handelsbez.: Ackerwindenkraut.

St. Pfl.: Convolvulus arvensis.

Familie: Convolvulaceae.

Herkunftsgeb.: Europa, als Ackerunkraut weit verbreitet. —

Bestandteile: Bitterstoff, — Gerbstoff. —

Anwend.:	Abführmittel, — bei Frauenkrankheiten. — Äußerlich als Wundheilmittel.
Bemerk.:	Offizinell im Homöopath. Arzneibuch ist das frische blühende Kraut. — Vergleiche Nr. 148 Flores Convolvul arvensis. Nr. 669 Radix Convolvuli arvensis.

Nr. 419 **Herba Coronillae scorpioidis**

Handelsbez.:	Skorpionkronwicke.
St. Pfl.:	Coronilla scorpioides.
Familie:	Leguminosae.
Herkunftsgeb.:	Wärmere Länder, besonders in den Mittelmeerländern bis Iran vorkommend. —
Bestandteile:	Das Glykosid Coronillin (von digitalisähnlicher Wirkung).
Anwend.:	Bei Herzerkrankungen. — Diuretikum. — Zur Herstellung des Coronillins.
Bemerk.:	GIFTDROGE!

Nr. 420 **Herba Coronillae variae**

Handelsbez.:	Kronwickenkraut.
St. Pfl.:	Coronilla varia.
Familie:	Leguminosae.
Herkunftsgeb.:	Mittel- und Südeuropa.
Bestandteile:	Das Glykosid Coronillin (von digitalisähnlicher Wirkung).
Anwend.:	Diuretikum, — Herzmittel. — Zur Herstellung des Glykosids.
Bemerk.:	GIFTDROGE!

Nr. 421 **Herba Crataegi oxyacanthae**

Handelsbez.:	Weißdornkraut.
St. Pfl.:	Crataegus oxyacantha.
Familie:	Rosaceae.
Herkunftsgeb.:	Mittel- und Südeuropa, — Balkanländer.
Bestandteile:	Ein Glykosid, — Bitterstoff.
Anwend.:	Pulsvermindemdes Herzmittel. — Gegen Arteriosklerose. — Diuretikum. — In der Homöopathie gegen Angina pectoris.
Bemerk.:	Vergleiche Nr. 149 Flores Crataegi oxyacanthae; Nr. 274 Fructus Crataegi oxyacanthae.

Nr. 422 **Herba Cynoglossi**

Handelsbez.:	Hundszungenkraut.
St. Pfl.:	Cynoglossum officinale.
Familie:	Borraginaceae.
Herkunftsgeb.:	Gemäßigtes Europa.
Bestandteile:	Fettes Öl, Harz, Gummi, das Alkaloid Cynoglossin.

Anwend.:	Krampfstillendes Mittel bei Diarrhöen und Blutungen. Äußerlich gegen Entzündungen. Bei Nervenschmerzen. Zur Vertreibung von Ratten und Mäusen.
Bemerk.:	Vergleiche Nr. 673 Radix Cynoglossi. —

Herba Dictamni cretici Nr. 423

Handelsbez.:	Kretischer Diptam.
St. Pfl.:	Origanum Dictamnus.
Familie:	Labiatae.
Herkunftsgeb.:	Kreta, — Griechenland.
Bestandteile:	Äther. Öl.
Anwend.:	Zu Kräuterbädern.

Herba Dracunculi Nr. 424

Handelsbez.:	Esdragon.
St. Pfl.:	Artemisia Dracunculus.
Familie:	Compositae.
Herkunftsgeb.:	Mittel- und Südeuropa, Rußland, Mongolei.
Bestandteile:	Äther. Öl, Gerb- und Bitterstoffe.
Anwend.:	Küchengewürzkraut. —

Herba Droserae Nr. 425
Herba Rorellae
Drosera (hom.)

Handelsbez.:	Sonnentau.
St. Pfl.:	Drosera-Arten, besonders Drosera rotundifolia und Drosera longifolia.
Familie:	Droseraceae.
Herkunftsgeb.:	Sümpfe und Moore, besonders in Osteuropa. —
Bestandteile:	Fermente, — Gerbstoff, — Säuren. Die Wirkstoffe sind noch unbekannt.
Anwend.:	Zur Herstellung von Fluidextrakt. — Harntreibendes Mittel, — gegen Krämpfe, Asthma, Epilepsie, Keuchhusten, Bronchitis, Arterienverkalkung.
Bemerk.:	Im Erg.B. z. D.A.B. v. 1941 aufgeführt. — Offizinell im Homöopath. Arzneibuch ist die frische Pflanze. — Außer den oben genannten Arten wird auch Drosera intermedia in gleicher Weise verwendet. — Brasilianische Abarten liefern Drogen, die als Expektorans resp. Diuretikum verwendet werden.

Herba Ebuli Nr. 426

Handelsbez.:	Attichkraut.
St. Pfl.:	Sambucus Ebulus.
Familie:	Caprifoliaceae.

Herkunftsgeb.: Europa, Nordostafrika, Westasien.
Anwend.: Harntreibendes und schwaches Abführmittel (Kneipp).
Bemerk.: Vergleiche Nr. 278 Fructus Ebuli nigri; Nr. 677 Radix Ebuli.

Nr. 427 **Herba Ephedrae**

Handelsbez.: Ephedrakraut, — Ma Huang. —
St. Pfl.: Ephedra sinica, E. Shennungiana, E. vulgaris u. and. Arten. —
Familie: Ephedraceae.
Herkunftsgeb.: Japan, China, besonders in den tibetanischen Gebieten. — In den Mittelmeergeb. bes. E. vulg.
Bestandteile: Ca. 1% Ephedrin und Nebenalkaloide (bes. Pseudo-Ephedrin).
Anwend.: Spezifikum gegen Asthma, ferner bei Nasenleiden. — Schweißtreibendes Mittel. — Zur Herstellung des Ephedrins und verschiedener Präparate. — E. wird gegen Asthma und als Gefäßmittel verordnet (Adrenalin-Ers.), wie das synthetische Alkaloid Ephetonin. —
Bemerk.: Im Erg.B. z. D.A.B. v. 1941 aufgeführt. — Nord- und südamerikanische Ephedra-Arten, wie Ephedra nevadensis und Ephedra trifurca werden ebenfalls medizinisch verwendet, meist gegen Fieber und Gonorrhöe.

Nr. 428 **Herba Equiseti arvensis**

Herba Equiseti minoris

Handelsbez.: Schachtelhalm, Zinnkraut, Ackerschachtelhalm.
St. Pfl.: Verschiedene Equisetum-Arten, besonders Equisetum arvense.
Familie: Equisetaceae.
Herkunftsgeb.: Mittel- und Osteuropa, — Balkanländer.
Bestandteile: Ca. 8% Kieselsäure, — Equisetonin (Saponin), — Gerbstoff, — Säuren.
Anwend.: Harntreibendes Mittel bei Gicht, Gries- und Steinleiden. Bei Lungenkrankheiten und schlecht heilenden Geschwüren. — Gegen Arteriosklerose und Blutdruckerhöhung, — Blutstillmittel. — In der Homöopathie gegen Rheuma und Nervenschmerzen. — Zu Gurgelwässern bei Mundgeschwüren. — Früher zum Putzen von Zinngeräten.
Bemerk.: Offizinell im Homöopath. Arzneibuch ist die frische Pflanze. Im Erg.B. z. D.A.B. v. 1941 aufgeführt.

Nr. 429 **Herba Equiseti majoris**

Handelsbez.: Großer Schachtelhalm. —
St. Pfl.: Equisetum hiemale.
Familie: Equisetaceae.
Herkunftsgeb.: Osteuropa, — Balkanländer, besonders in feuchten und sumpfigen Gegenden.
Bestandteile: Kieselsäure, — Wachs, — Stärke, — Schleim, — Zucker, — Fett.
Anwend.: Diuretikum, — bei Leber- und Nierenleiden.

Herba Ericae — Nr. 430

Herba Callunae

Handelsbez.:	Heidekraut.
St. Pfl.:	Calluna vulgaris.
Familie:	Ericaceae.
Herkunftsgeb.:	Europa, auf Heiden, Mooren und sandigen Flächen.
Bestandteile:	Ericolin, — Callunagerbsäure und andere Säuren.
Anwend.:	Gegen Nierensteine. — Adstringens, — gegen Durchfall. — Bei Schlaflosigkeit (in der Volksheilkunde). — Zusatz zu zahlreichen Teemischungen.
Bemerk.:	Im Erg.B. z. D.A.B. v. 1941 aufgeführt. — Vergleiche Nr. 151 Flores Ericae.

Herba Erigeronis canadensis — Nr. 431

Handelsbez.:	Kanadisches Berufskraut.
St. Pfl.:	Erigeron canadensis.
Familie:	Compositae.
Herkunftsgeb.:	Mittel- und Südeuropa, — Nordamerika.
Bestandteile:	Amine, — äther. Öl, — eine narkotisch wirkende Substanz.
Anwend.:	Blutstillmittel, — Diuretikum. — Gegen Entzündungen. — Bei Schlaflosigkeit. — In der Biochemie und Homöopathie gegen Menstruations- und Gebärmutterblutungen.
Bemerk.:	Offizinell im Homöopath. Arzneibuch ist die frische, blühende Pflanze. —

Herba Erodii cicutarii — Nr. 432

Handelsbez.:	Reiherschnabelkraut.
St. Pfl.:	Erodium cicutarium.
Familie:	Geraniaceae.
Herkunftsgeb.:	Nord- und Mitteleuropa.
Bestandteile:	Gerbstoff.
Anwend.:	Blutstillendes Mittel, gegen Durchfall, menstruationhemmendes Mittel. —

Herba Eryngii — Nr. 433

Handelsbez.:	Mannstreu.
St. Pfl.:	Eryngium campestre und Eryngium planum.
Familie:	Umbelliferae.
Herkunftsgeb.:	Balkanländer, besonders Rumänien, — Nordafrika.
Bestandteile:	Saponin, — Gerbstoff, — ein Alkaloid.
Anwend.:	Modernes Mittel gegen Keuchhusten, sowie bei katarrhalischen Erkrankungen.
Bemerk.:	Offizinell im Homöopath. Arzneibuch ist die frische, blühende Pflanze von Eryngium maritimum. — Vergleiche Nr. 679 Radix Eryngii.

Nr. 434 **Herba Erysimi**

Handelsbez.: Wilder Hanf, — Schotendotter, — Sängerkraut.
St. Pfl.: Erysimum officinale.
Familie: Cruciferae.
Herkunftsgeb.: Mittel- und Südeuropa.
Bestandteile: Äther. Öle, — Gerbstoffe.
Anwend.: Bei Nasen-, Rachen- und Kehlkopfkatarrh, — Schnupfen und Heiserkeit. — Entzündungswidrig, besonders in Form der Tinktur.

Nr. 435 **Herba Eupatorii ayapanae**

Folia Ayapanae.

Handelsbez.: Ayapanablätter.
St. Pfl.: Eupatorium Ayapana.
Familie: Compositae.
Herkunftsgeb.: Brasilien, — in Ostindien kultiviert.
Bestandteile: Cumarin.
Anwend.: Bei Magenleiden als Tonikum, — blutstillendes Mittel.

Nr. 436 **Herba Eupatorii cannabini**

Handelsbez.: Wasserhanf.
St. Pfl.: Eupatorium Canabinum.
Familie: Compositae.
Herkunftsgeb.: Europa.
Bestandteile: Eupatorin (ein bitterschmeckendes Glykosid), — Harz, — äther. Öl, — Gerbsäure.
Anwend.: Fiebermittel, — Diuretikum bei Wassersucht, — Brechmittel. Äußerlich als Wundheilmittel, — gegen Blutungen. — In der Biochemie und Homöopathie gegen Gelbsucht und als Abführmittel.

Nr. 437 **Herba Eupatorii perfoliati**

Handelsbez.: Wasserdost.
St. Pfl.: Eupatorium perfoliatum.
Familie: Compositae.
Herkunftsgeb.: Südamerika.
Bestandteile: Eupatorin (Glykosid), — äther. Öl, — Gerbsäure.
Anwend.: Blutstillendes Mittel, — Magentonikum. — In der Homöopathie gegen Fieber, besonders gegen Malaria.
Bemerk.: Offizinell im Homöopath. Arzneibuch ist die frische Pflanze. Eupatorium aromaticum wird gegen Rheuma gebraucht. — Andere südamerikanische Arten enthalten Indigo.

Herba Euphorbiae piluliferae Nr. 438

Handelsbez.: Wolfsmilchkraut.
St. Pfl.: Euphorbia pilulifera.
Familie: Euphorbiaceae.
Herkunftsgeb.: Die Heimat der Pflanze ist Queensland, — die Droge wird in verschiedenen tropischen Ländern, besonders Indien, geerntet.
Bestandteile: Harze.
Anwend.: Expektorans und harntreibendes Mittel bei Bronchitis und Asthma.

Herba Euphrasiae Nr. 439

Euphrasia (hom.)

Handelsbez.: Augentrost.
St. Pfl.: Euphrasia officinalis und andere Arten.
Familie: Scrophulariaceae.
Herkunftsgeb.: Europa, besonders Mittel- und Süddeutschland.
Bestandteile: Äther. Öl, — Bitterstoff, — Gerbstoff, — Harz.
Anwend.: Abführmittel. — Gegen Gelbsucht, — Asthma, — Hautkrankheiten. — Äußerlich zu Augenwässern. — In der Biochemie und Homöopathie bei Nieren- und Harnleiden.
Bemerk.: Im Erg.B. z. D.A.B. v. 1941 aufgeführt. — Offizinell im Homöopath. Arzneibuch ist die frische, blühende Pflanze. —

Herba Filicis maris Nr. 440

Handelsbez.: Wurmfarn.
St. Pfl.: Dryopteris Filix mas.
Familie: Polypodiaceae.
Herkunftsgeb.: Europa, — Asien (in Wäldern).
Anwend.: Ersatz für Hopfen. — In Rußland in der Bierbrauerei.
Bemerk.: Vergleiche Nr. 681 Radix Filicis maris.

Herba Fragariae Nr. 441

Handelsbez.: Erdbeerblätter.
St. Pfl.: Fragaria vesca.
Familie: Rosaceae.
Herkunftsgeb.: Europa.
Bestandteile: Gerbstoff.
Anwend.: Menstruationhemmendes und blutreinigendes Mittel. — Heilmittel des Pfarrer Kneipp. — Ersatz für chinesischen Tee, — zu Hausteemischungen.
Bemerk.: Im Erg.B. z. D.A.B. v. 1941 aufgeführt. — Vergleiche Nr. 281 Fructus Fragariae; Nr. 684 Radix Fragariae.

Nr. 442 **Herba Fumariae**

Fumaria (hom.)

Handelsbez.: Erdrauchkraut.
St. Pfl.: Fumaria officinalis.
Familie. Papaveraceae.
Herkunftsgeb.: Deutschland, — Osteuropa. —
Bestandteile: Fumarin (Alkaloid), — Fumarsäure, — Harz, — Bitterstoff, — Stärke.
Anwend.: Blutreinigendes und schweißtreibendes Mittel. — Tonikum bei Verdauungsstörungen. — Gegen Katarrhe. — In der Biochemie und Homöopathie bei Leber- und Gallenleiden. —
Bemerk.: Im Erg.B. z. D.A.B. v. 1941 aufgeführt. — Offizinell im Homöopath. Arzneibuch ist die frische, blühende Pflanze. —

Nr. 443 **Herba Galegae officinalis**

Handelsbez.: Geißraute, — Geißklee.
St. Pfl.: Galega officinalis.
Familie: Leguminosae.
Herkunftsgeb.: Süd- und Osteuropa.
Bestandteile: Die Base Galegin, — das Glykosid Galuteolin, — Gerbstoff, — Saponin, — Bitterstoff, — Zucker, — fettes Öl.
Anwend.: Bei Zuckerkrankheit. — Zur Förderung der Milchsekretion. — Harn- und schweißtreibendes Mittel. — Gegen Würmer. —
Bemerk.: Im Erg.B. z. D.A.B. v. 1941 aufgeführt.

Nr. 444 **Herba Galeopsidis**

Handelsbez.: Hohlzahnkraut, spanischer oder Blankenheimer Tee. Daun.
St. Pfl.: Galeopsis ochroleuca und andere G.-Arten. —
Familie: Labiatae.
Herkunftsgeb.: Mittel- und Osteuropa.
Bestandteile: Bitterstoff, Harz, Gerbstoff, Kieselsäure. — Ferner Saponin, Fett und Wachs. —
Anwend.: Bei Lungen- und Bronchialleiden. — Gegen Asthma. — Schleimlösendes und schleimförderndes Mittel. — Diuretikum. — Äußerlich gegen schlecht heilende Wunden. —
Bemerk.: Im Erg.B. z. D.A.B. v. 1941 aufgeführt.

Nr. 445 **Herba Galii aparines**

Handelsbez.: Kletterndes Kleb- oder Labkraut.
St. Pfl.: Galium aparine.
Familie: Rubiaceae.
Herkunftsgeb.: Deutschland.
Bestandteile: Galigerbsäure und andere organische Säuren.

Anwend.:	Diuretikum, — gegen Wassersucht und Fieber. — Bei Hautleiden.
Bemerk.:	Offizinell im Homöopath. Arzneibuch ist das frische, blühende Kraut. —

Herba Galii lutei Nr. 446

Handelsbez.:	Echtes Labkraut.
St. Pfl.:	Galium verum.
Familie:	Rubiaceae.
Herkunftsgeb.:	Europa, Asien. —
Bestandteile:	Gerbsäure.
Anwend.:	Diuretikum.

Herba Gei urbani Nr. 447

Herba Caryophyllatae

Handelsbez.:	Nelkenwurz, — Benediktenkraut.
St. Pfl.:	Geum urbanum und andere Arten.
Familie:	Rosaceae.
Herkunftsgeb.:	Europa.
Bestandteile:	Äther. Öl, — Gerbstoff.
Anwend.:	Magenmittel, — gegen Durchfall. — In der Likörindustrie.
Bemerk.:	Vergleiche Nr. 660 Radix Caryophyllatae.

Herba Genistae tinctoriae Nr. 448

Handelsbez.:	Färberginster.
St. Pfl.:	Genista tinctoria.
Familie:	Leguminosae. —
Herkunftsgeb.:	Europa, — Sibirien.
Bestandteile:	Äther. Öl, — Gerbstoff, — Wachs, — Zucker, — Farbstoff. — Schleim.
Anwend.:	Diuretikum und Laxans. — Bestandteil von Gicht-, Blasen-, Hämorrhoidal- und Blutreinigungstees.
Bemerk.:	Das Kraut von Genista germanica — deutscher Ginster — wird in gleicher Weise verwendet. — Die Handelsware besteht meist aus dem Kraut mit den Blüten. — Offizinell im Homöopath. Arzneibuch ist das frische Kraut. —

Herba Gentianae Nr. 449

Handelsbez.:	Kreuzenzian.
St. Pfl.:	Gentiana cruciata.
Familie:	Gentianaceae.
Herkunftsgeb.:	Bergländer Mitteleuropas.
Bestandteile:	Bitterstoff.
Anwend.:	Bitteres Magenmittel.

Nr. 450 **Herba Geranii Robertiani**

Handelsbez.: Robertsgeranium, — Rupprechtskraut.
St. Pfl.: Geranium Robertianum.
Familie: Geraniaceae.
Herkunftsgeb.: Mitteleuropa, — Ungarn.
Bestandteile: Gerbstoff.
Anwend.: Adstringens, — bei Angina, — gegen Blutungen und Diarrhöe. Zu Gurgelwässern.
Bemerk.: Im Erg.B. z. D.A.B. v. 1941 aufgeführt. — Offizinell im Homöopath. Arzneibuch ist die frische, blühende Pflanze.

Nr. 451 **Herba Glaucii**

Handelsbez.: Hornmohn.
St. Pfl.: Glaucium corniculatum.
Familie: Papaveraceae.
Herkunftsgeb.: Mittelmeergebiete.
Anwend.: Beruhigendes Mittel in Form des Fluidextrakts. —

Nr. 452 **Herba Gratiolae**
Gratiola (hom.)

Handelsbez.: Gottesgnadenkraut.
St. Pfl.: Gratiola officinalis.
Familie: Scrophulariaceae.
Herkunftsgeb.: Europa, — Asien.
Bestandteile: Das digitalisähnliche Glykosid Gratiotoxin, — äther. Öl.
Anwend.: Diuretikum, — bei chronischen Hautleiden, als Brechmittel. Wegen Giftigkeit nicht mehr als Abführmittel gebraucht. — Gegen Wassersucht und Gicht. —
Bemerk.: Im Erg.B. z. D.A.B. v. 1941 aufgeführt. — Offizinell im Homöopath. Arzneibuch ist das frische Kraut. — GIFTDROGE!

Nr. 453 **Herba Grindeliae robustae**

Handelsbez.: Grindeliakraut.
St. Pfl.: Grindelia robusta.
Familie: Compositae.
Herkunftsgeb.: Atlantischer Teil von Nordamerika.
Bestandteile: Äther. Öl, — Harz, — Grindelin, — Gerbstoff.
Anwend.: Expektorans, — bei Entzündungen der Luftwege, — Harntreibendes und beruhigendes Mittel. — Gegen Lungenleiden. — Asthma, — Gicht. — Bei Verbrennungen. — Zu Asthmazigaretten.
Bemerk.: Im Erg.B. z. D.A.B. v. 1941 aufgeführt. — Herba Grindeliae squarrosae aus Mittelamerika wird gegen Rheuma verwendet.

Herba Guaco — Nr. 454

Handelsbez.:	Guaco.
St. Pfl.:	Mikania Guaco und andere Arten.
Familie:	Compositae.
Herkunftsgeb.:	Kolumbien, — Venezuela.
Bestandteile:	Bitterstoff.
Anwend.:	Gegen Cholera, — Krämpfe, — Diarrhöe, — bei Nervenleiden.
Bemerk.:	Offizinell im Homöopath. Arzneibuch. —

Herba Hederae helicis — Nr. 455

Handelsbez.:	Efeu.
St. Pfl.:	Hedera Helix.
Familie:	Araliaceae.
Herkunftsgeb.:	Europa, — Nordafrika.
Bestandteile:	Saponin.
Anwend.:	Altes Heilmittel gegen Geschwüre. — Bei chronischen Katarrhen. — Äußerlich gegen parasitäre Krankheiten. — Technisch als Waschmittel. —

Herba Hederae terrestris — Nr. 456

Handelsbez.:	Gundermann, — Gundelrebe.
St. Pfl.:	Glechoma hederacea.
Familie:	Labiatae.
Herkunftsgeb.:	Mitteleuropa.
Bestandteile:	Gerbstoff, — äther. Öl, — Bitterstoff, — Harz, — Wachs, — Säuren, — Zucker.
Anwend.:	Bei Darmkatarrhen, — Blasen- und Steinleiden. — Expektorans. — Äußerlich gegen Geschwüre und als Wundheilmittel. — Gegen Hysterie und Neurasthenie. —
Bemerk.:	Im Erg.B. z. D.A.B. v. 1941 aufgeführt. — Offizinell im Homöopath. Arzneibuch ist die frische, blühende Pflanze. —

Herba Hepaticae nobilis — Nr. 457

Hepatica triloba (hom.)

Handelsbez.:	Leberkraut, — Leberblümchen.
St. Pfl.:	Anemona hepatica.
Familie:	Ranunculaceae.
Herkunftsgeb.:	Osteuropa.
Bestandteile:	Gerbstoff, — Harz.
Anwend.:	Tonikum und zusammenziehendes Mittel bei Leberleiden.
Bemerk.:	Offizinell im Homöopath. Arzneibuch sind die frischen Blätter. —

Nr. 458 **Herba Herniariae**

Handelsbez.:	Harn- oder Bruchkraut, — Tausendkorn.
St. Pfl.:	Herniaria glabra und Herniaria hirsuta.
Familie:	Caryophyllaceae.
Herkunftsgeb.:	Tschechoslowakei, — Bulgarien, — Rumänien, — Rußland.
Bestandteile:	Ein Glykosid, — Saponin, — Gerbstoff, — äther. Öl, — angeblich auch ein Alkaloid. —
Anwend.:	Harntreibendes Mittel bei Blasenkatarrh, — Nierensteinen. Äußerlich zur Wundbehandlung. — In der Homöopathie gegen Lues. —
Bemerk.:	Herniaria glabra ist unbehaart. — Herniaria hirsuta ist behaart und mehr blaugrün. — Die Handelsware besteht meist aus beiden Arten. — Im Erg.B. z. D.A.B. v. 1941 aufgeführt.

Nr. 459 **Herba Hierochlöe borealis**

Herba Hierochlöe odoratae.

Handelsbez.:	Wohlriechendes Mariengras.
St. Pfl.:	Hierochlöe borealis.
Familie:	Gramineae.
Herkunftsgeb.:	Osteuropa (Rußland), — sumpfige Wiesen. —
Bestandteile:	Cumarin.
Anwend.:	In der Likörindustrie. — Zu Räucherzwecken.

Nr. 460 **Herba Hydrocotyles asiaticae**

Handelsbez.:	Asiatisches Wassernabelkraut.
St. Pfl.:	Hydrocotyle asiatica.
Familie:	Umbelliferae.
Herkunftsgeb.:	Vorderindien.
Bestandteile:	Äther. Öl.
Anwend.:	Harntreibendes und erregendes Mittel, — bei Hautleiden. —
Bemerk.:	Offizinell im Homöopath. Arzneibuch. — GIFTDROGE!

Nr. 461 **Herba Hyperici**

Hypericum (hom.)

Handelsbez.:	Johanniskraut, Hartheu.
St. Pfl.:	Hypericum perforatum.
Familie:	Guttiferae.
Herkunftsgeb.:	Europa, Asien, Nordafrika. — Auch in Nord- und Mitteldeutschland in großen Mengen auf Heiden und an Waldrändern. —
Bestandteile:	9—9,5 % Gerbstoffe, Farbstoffe, ätherisches Öl. —

Anwend.:	Gegen Durchfall, Leber- und Nierenleiden, Hysterie. — Bestandteil von Magen-, Gallen-, Entfettungs- und Nerventees. — Wundheilmittel. — Zur Herstellung des Oleum Hyperici. —
Bemerk.:	Im Erg.B. z. D.A.B. v. 1941 aufgeführt. — Offizinell im Homöopath. Arzneibuch und im Erg.B. aufgeführt ist die frische, blühende Pflanze. —

Herba Hyssopi — Nr. 462

Handelsbez.:	Ysop.
St. Pfl.:	Hyssopus officinalis.
Familie:	Labiatae.
Herkunftsgeb.:	Mitteleuropa und das Mittelmeergebiet. — Die Haupterntegebiete sind die Balkanländer und Südfrankreich. —
Bestandteile:	0,5 bis 0,8% ätherisches Öl, Gerbstoff, Bitterstoff, Farbstoff, Gummi. —
Anwend.:	Gegen Hals- und Brustleiden. — Bei Darmkatarrhen. — Gegen geschwollene Mandeln und Heiserkeit. — Gegen Nachtschweiß, Rheuma, Gallen- und Nierensteine. — Zu Umschlägen. — Bestandteil verschiedener Augenwässer. — Gewürzkraut. —
Bemerk.:	Im Erg.B. z. D.A.B. v. 1941 aufgeführt.

Herba Imperatoriae — Nr. 463

Handelsbez.:	Meisterwurzkraut.
St. Pfl.:	Peucedanum (= Imperatoria) Ostruthium.
Familie:	Umbelliferae.
Herkunftsgeb.:	Gebirge Europas.
Anwend.:	Magenmittel, — Gewürz.
Bemerk.:	Vergleiche Nr. 700 Radix Imperatoriae.

Herba Juniperi — Nr. 464

Summitates Juniperi.

Handelsbez.:	Wacholdernadeln.
St. Pfl.:	Juniperus communis.
Familie:	Cupressaceae.
Herkunftsgeb.:	Süd- und Osteuropa.
Bestandteile:	Äther. Öl, — Harz, — Gerbstoff.
Anwend.:	Diuretikum und Blutreinigungsmittel. — In der Biochemie und Homöopathie bei Nierenleiden und Erkrankungen der Harnwege. —
Bemerk.:	Vergleiche Nr. 284 Fructus Juniperi; Nr. 584 Lignum Juniperi.

Herba Lactucae canadensis — Nr. 465

Handelsbez.:	Kanadischer Lattich.
St. Pfl.:	Lactuca canadensis und Lactuca elongata.

Familie: Compositae.
Herkunftsgeb.: Nordamerika.
Bestandteile: Lactucarium, Lactucasäure. —
Anwend.: Zur Herstellung des Lactucarium canadense.
Bemerk.: Vergleiche Nr. 571 Lactucarium germanicum.

Nr. 466

Herba Lactucae virosae

Lactuca (hom.)

Handelsbez.: Giftlattich, — Leberdistel.
St. Pfl.: Lactuca virosa.
Familie: Compositae.
Herkunftsgeb.: Mittel- und Südeuropa, — in Deutschland im Moseltal. — Auch kultiviert.
Bestandteile: Lactucarium, — Lactucasäure und andere Verbindungen.
Anwend.: Narkotikum bei Wassersucht, Asthma, Gelbsucht, Gicht. — Schlafmittel. — Zur Herstellung des Lactucarium.
Bemerk.: Offizinell im Homöopath. Arzneibuch ist die frische, blühende Pflanze. — GIFTDROGE! — Vergleiche Nr. 571 Lactucarium germanicum.

Nr. 467

Herba Ledi palustris

Ledum (hom.)

Handelsbez.: Sumpfporst, wilder Rosmarin. —
St. Pfl.: Ledum palustre.
Familie: Ericaceae.
Herkunftsgeb.: Nord- und Osteuropa.
Bestandteile: Ätherisches Öl, Gerbstoff, Bitterstoff, das Glykosid Arbutin, wahrscheinlich Ericolin und Alkaloide, ferner organische Säuren, Harz, Wachs, Flavon. —
Anwend.: Narkotikum bei Keuchhusten. Gegen Rheuma. — Milchsekretionförderndes Mittel. — In der Homöopathie gegen Blutleiden, Bronchitis, als schweißtreibendes Mittel, gegen Hautleiden — Mottenmittel.
Bemerk.: Offizinell im Homöopath. Arzneibuch. — GIFTDROGE! — Das Kraut von Ledum latifolium wird in Nordamerika in ähnlicher Weise verwendet. —

Nr. 468

Herba Leonuri cardiacae

Handelsbez.: Löwenschwanz, — Herzgespann.
St. Pfl.: Leonurus cardiaca.
Familie: Labiatae.
Herkunftsgeb.: Europa, — Asien.
Bestandteile: Alkaloide, Gerbstoff.

Anwend.: Gegen Herzklopfen, Angstzustände und Magenbeschwerden. Gegen Blähungen.

Bemerk.: Im Erg.B. z. D.A.B v. 1941 aufgeführt. — L. sibiricus wird in Ostasien viel verwendet. Vergleiche Nr. 386 Herba Ballotae lanatae.

Herba Levistici — Nr. 469

Handelsbez.: Liebstöckelkraut.

St. Pfl.: Levisticum officinale.

Familie: Umbelliferae.

Herkunftsgeb.: Mittel- und Südeuropa. — Auch in Deutschland (Thüringen) kultiviert. — Hauptliefergebiete: Balkanländer.

Bestandteile: Äther. Öl, — Harz, — Bitterstoff.

Anwend.: Diuretikum, — nervenerregendes Mittel.

Bemerk.: Vergleiche Nr. 713 Radix Levistici; Nr. 824 Semen Levistici.

Herba Linariae — Nr. 470

Herba Antirrhini

Handelsbez.: Leinkraut.

St. Pfl.: Linaria vulgaris.

Familie: Scrophulariaceae.

Herkunftsgeb.: Mittel- und Osteuropa.

Bestandteile: Linarin und andere Verbindungen.

Anwend.: Früher als Diuretikum und Laxans, bei Hämorrhoiden in Form einer Salbe aus frischem Kraut.

Bemerk.: Auch die blaublühende Linaria-Art wird verwendet. — Im Erg.B. z. D.A.B. v. 1941 aufgeführt.

Herba Lini cathartici — Nr. 471

Handelsbez.: Purgierlein.

St. Pfl.: Linum catharticum.

Familie: Linaceae.

Herkunftsgeb.: Mitteleuropa.

Bestandteile: Saponin, Glykoside, äth. Öl, Gerbstoff, Bitterstoff.

Anwend.: Abführmittel, — Diuretikum. — Bei Leberleiden.

Herba Lippiae mexicanae — Nr. 472

Handelsbez.: Lippienkraut.

St. Pfl.: Lippia dulcis.

Familie: Verbenaceae.

Herkunftsgeb.: Mexiko, — Kolumbien, — Westindien.

Bestandteile: Lippiol, — flüchtiger Kampfer, — äther. Öl, — Gerbstoff.

Anwend.: Expektorans. — Gegen Asthma, Husten, Bronchitis.

Nr. 473 **Herba Lobeliae**

Herba Lobeliae inflatae.

Handelsbez.: Lobelienkraut.

St. Pfl.: Lobelia inflata.

Familie: Campanulaceae.

Herkunftsgeb.: In den Staaten Neuyork, Michigan und Massachusetts.

Bestandteile: Ätherisches Öl, 0,25 % Lobelin und Nebenalkaloide, Harz, Säuren, Asche max. 12%. —

Anwend.: Gegen Krämpfe, Expektorans, Nervenmittel, bei Asthma, Keuchhusten und Starrkrampf. — Zur Herstellung der Alkaloide, der Tinktur und als Zusatz zu Asthma-Zigaretten. —

Bemerk.: Offizinell im D.A.B. 6. — Offizinell im Homöopath. Arzneibuch ist die frische, blühende Pflanze. — GIFTDROGE! In Ostasien und Mexiko werden noch andere Lobelia-Arten in ähnlicher Weise verwendet. — Vergleiche Nr. 826 Semen Lobeliae inflatae. —

Nr. 474 **Herba Lycopi virginici**

Handelsbez.: Wolfstrappkraut.

St. Pfl.: Lycopus virginicus.

Familie: Labiatae.

Herkunftsgeb.: Nordamerika.

Anwend.: In der Biochemie und Homöopathie gegen Basedowsche Krankheit und Kropf.

Bemerk.: Offizinell im Homöopath. Arzneibuch ist die frische, blühende Pflanze. —

Nr. 475 **Herba Lycopodii**

Handelsbez.: Bärlappkraut, — Schlangenmoos.

St. Pfl.: Lycopodium clavatum und andere Arten.

Familie: Lycopodiaceae.

Herkunftsgeb.: Osteuropa, — Oberitalien.

Bestandteile: Bitterstoff, — Fett, — Harz, — Lycopodin (Alkaloid).

Anwend.: Diuretikum.

Bemerk.: Im Erg.B. z. D.A.B. v. 1941 aufgeführt. — Vergleiche Nr. 593 Lycopodium.

Nr. 476 **Herba Majoranae**

Majorana (hom.)

Handelsbez.: Majoran.

St. Pfl.: Origanum Majorana.

Familie: Labiatae.

Herkunftsgeb.: Mittel- und Südeuropa, bis Zentralasien. — Die Hauptlieferländer sind Deutschland, Frankreich und Ungarn.

Bestandteile: 1—2 % ätherisches Öl, Bitterstoff, Gerbstoff. —

Anwend.:	Aromatikum. — Gegen Magenleiden, Krämpfe, Erkältungskrankheiten. — Schweißtreibendes Mittel. — Gegen Blähungen. Auf Grund des Gerbstoffgehaltes als Stopfmittel. — In Form von Salbe als Nerven- und Wundmittel. — Zu Umschlägen und Gurgelwässern. — Als Küchengewürz. — Zur Herstellung des ätherischen Öls. —
Bemerk.:	Im Erg.B. z. D.A.B. v. 1941 aufgeführt. — Offizinell im Homöopath. Arzneibuch ist die frische, blühende Pflanze. — Die Ware kommt meist in gerebeltem Zustande, zeitweise aber auch gebündelt in den Handel. —

Herba Mari veri Nr. 477

Marum verum (hom.)

Handelsbez.:	Katzengamander.
St. Pfl.:	Teucrium Marum.
Familie:	Labiatae.
Herkunftsgeb.:	Westliche Mittelmeerländer.
Bestandteile:	Äther. Öl, — Bitterstoffe, — Harz.
Anwend.:	Krampflösendes Mittel bei Magenleiden und Verdauungsstörungen. Expektorans und Diuretikum. — Zu Schnupfpulvern. —
Bemerk.:	Offizinell im Homöopath. Arzneibuch ist die frische Pflanze. Als Verwechslung findet man in der Handelsware häufig Teucrium polium. —

Herba Marrubii albi Nr. 478

Handelsbez.:	Weißer Andorn.
St. Pfl.:	Marrubium vulgare.
Familie:	Labiatae.
Herkunftsgeb.:	Südeuropa, — Nordafrika, — Vorderasien.
Bestandteile:	Gerbstoff, — äther. Öl, — Marrubin und andere bittere Substanzen, — Harze, — Wachs, — Fett, — Schleim.
Anwend.:	Gegen Durchfall und bei Hämorrhoiden. — Bei Bronchialkatarrh, Leberleiden, Harnverhaltung und Gelbsucht. — Äußerlich bei Hautkrankheiten.
Bemerk.:	Im Erg.B. z. D.A.B. v. 1941 aufgeführt.

Herba Matricariae vera Nr. 479

Handelsbez.:	Mutterkraut.
St. Pfl.:	Pyrethrum Perthenium.
Familie:	Compositae.
Herkunftsgeb.:	Mittel- und Südeuropa, besonders in Mitteldeutschland.
Bestandteile:	Äther. Öl und Bitterstoff.
Anwend.:	Nervenerregendes und menstruationförderndes Mittel. — Gegen Würmer.

Nr. 480 **Herba Meliloti**

Handelsbez.: Steinklee, Honigklee.

St. Pfl.: Melilotus officinalis und Melilotus altissimus.

Familie: Leguminosae.

Herkunftsgeb.: Mittel- und Osteuropa. Die Hauptlieferländer sind Norditalien und Polen. —

Bestandteile: Cumarin, Melilotin, Säuren, ätherisches Öl, Harz, Gerbstoff, Flavone.

Anwend.: Bei Bronchialleiden und Koliken. — Zu Pflastern und Umschlägen bei Wunden, Drüsengeschwulsten und Schwellungen. — Geruchskorrigens. —

Bemerk.: Offizinell im D.A.B. 6. — Offizinell im Homöopath. Arzneibuch ist die frische Pflanze. —

Nr. 481 **Herba Mercurialis**

Handelsbez.: Jähriges Bingelkraut.

St. Pfl.: Mercurialis annua.

Familie: Euphorbiaceae.

Herkunftsgeb.: Mittel- und Südeuropa, — Mittelmeergebiete.

Bestandteile: Bitterstoff, — Farbstoff, — äther. Öl.

Anwend.: Harntreibendes und Abführmittel.

Bemerk.: Offizinell im Homöopath. Arzneibuch ist die frische, blühende Pflanze. —

Nr. 482 **Herba Millefolii**

Herba Achilleae millefolii

Millefolium (hom.)

Handelsbez.: Schafgarbenkraut.

St. Pfl.: Achillea Millefolium.

Familie: Compositae.

Herkunftsgeb.: Mittel- und Osteuropa, Balkanländer, Italien. — Auf Wiesen und an Wegrändern. —

Bestandteile: Azulen führendes, ätherisches Öl, Achillcïn (Bitterstoff), Gerbstoffe, Inulin. —

Anwend.: Tonikum. — Adstringens bei Blutungen. — Gegen Hysterie, Frauen- und Hämorrhoidalleiden, Gegen Magen- und Darmkatarrhe. — Expektorans, auch bei Asthma und Lungenleiden. — Fiebermittel. — Gegen Wunden und Geschwüre. In der Homöopathie gegen Menstruationsstörungen. —

Bemerk.: Im Erg.B. z. D.A.B. v. 1941 aufgeführt. — Offizinell im Homöopath. Arzneibuch ist die frische, blühende Pflanze. — Neben Herba Millefolii wird auch Folia Millefolii, die reine Blattware gehandelt. — Vergleiche Nr. 166 Flores Millefolii.

Herba Morsus diaboli Nr. 483

Handelsbez.: Teufelsabbißkraut.
St. Pfl.: Succisa pratensis.
Familie: Dipsacaceae.
Herkunftsgeb.: Europa.
Bestandteile: Gerbstoff.
Anwend.: Gegen Durchfall. — Äußerlich bei Hautwunden. —
Bemerk.: Vergleiche Nr. 717 Radix Morsus diaboli.

Herba Myosotis Nr. 484

Handelsbez.: Vergißmeinnichtkraut. —
St. Pfl.: Myosotis palustris.
Familie: Borraginaceae.
Herkunftsgeb.: Europa, — an feuchten Stellen, Bach- und Teichufern.
Anwend.: In der Biochemie und Homöopathie bei Lungenleiden.

Herba Nasturtii Nr. 485

Herba Cardamines
Nasturtium aquaticum (hom.)

Handelsbez.: Brunnenkresse.
St. Pfl.: Nasturtium officinale.
Familie: Cruciferae.
Herkunftsgeb.: Europa.
Bestandteile: Ein Glykosid, — Vitamin E. —
Anwend.: Diuretikum, — gegen Katarrhe. — Bei Stoffwechselerkrankungen. — Zu Frühjahrskuren, Umschlägen und gegen Ekzeme.
Bemerk.: Im Erg.B. z. D. A. B. v. 1941 aufgeführt. — Offizinell im Homöopath. Arzneibuch ist das frische, blühende Kraut. —

Herba Nepetae catariae Nr. 486

Handelsbez.: Katzenkraut, — Katzenminze.
St. Pfl.: Nepeta cataria.
Familie: Labiatae.
Herkunftsgeb.: Europa.
Bestandteile: Äther. Öl.
Anwend.: Volksheilmittel. — Gegen chronische Katarrhe, Hysterie und Neurasthenie.

Herba Oenanthes crocatae Nr. 487

Handelsbez.: Rebendolde.
St. Pfl.: Oenanthe crocata.
Familie: Umbelliferae.

Herkunftsgeb.: Südeuropa.
Anwend.: In der Homöopathie gegen Epilepsie.
Bemerk.: GIFTDROGE!

Nr. 488 **Herba Ononidis spinosae**
Handelsbez.: Hauhechelkraut.
St. Pfl.: Ononis spinosa.
Familie: Leguminosae.
Herkunftsgeb.: Mitteleuropa.
Bestandteile: Saponinartige Glykoside (Ononin, Ononid), Gerbstoff, — äther. Öl.
Anwend.: Diuretikum und Aperitivum. — Gegen schlecht heilende Wunden.
Bemerk.: Vergleiche Nr. 719 Radix Ononidis spinosae.

Nr. 489 **Herba Onopordonis acanthii**
Handelsbez.: Eselsdistel.
St. Pfl.: Onopordon acanthium.
Familie: Compositae.
Herkunftsgeb.: Europa, — Mittelmeergebiete.
Anwend.: In der Biochemie und Homöopathie gegen bösartige Fieber.

Nr. 490 **Herba Oreoselini**
Handelsbez.: Bergpetersilie.
St. Pfl.: Athamanta oreoselinum.
Familie: Umbelliferae.
Herkunftsgeb.: Europa.
Bestandteile: Äther. Öl.
Anwend.: Diuretikum.

Nr. 491 **Herba Origani cretici**
Handelsbez.: Spanischer Hopfen, kretischer Dost. —
St. Pfl.: Origanum creticum.
Familie: Labiatae.
Herkunftsgeb.: Mittelmeerländer, besonders Kreta und Griechenland. —
Bestandteile: Ätherisches Öl, Bitterstoff, Gerbstoff.
Anwend.: Aromatikum, gegen Skrophulose, Rheuma, Harnbeschwerden. Zur Herstellung des ätherischen Öls.

Nr. 492 **Herba Origani vulgaris**
Handelsbez.: Dosten, wilder Dost, Dorant.
St. Pfl.: Origanum vulgare.
Familie: Labiatae.

Herkunftsgeb.:	Mittel- und Südeuropa.
Bestandteile:	0,15—1 % ätherisches Öl, Gerbstoff, Bitterstoff.
Anwend.:	Aromatikum. — Gegen Rheuma, Krämpfe und katarrhalische Erkrankungen. — Magenmittel. — Schweiß- und blähungtreibendes Mittel. — Zu Gurgelmitteln und gegen Zahnfleischentzündungen. — Zu Kräuterbädern. —
Bemerk.:	Im Erg.B. z. D.A.B. v. 1941 aufgeführt. — Offizinell im Homöopath. Arzneibuch ist das frische, blühende Kraut.

Herba Parietariae — Nr. 493

Handelsbez.:	Glaskraut, — Wundkraut.
St. Pfl.:	Parietaria officinalis.
Familie:	Urticaceae.
Herkunftsgeb.:	Mittel- und Südeuropa, besonders Italien.
Bestandteile:	Kaliumnitrat, — Schleim. — Gerbstoff. — .
Anwend.:	Diuretikum, — bei Blasenleiden, Abzessen, Verbrennungen, Hämorrhoiden. — Erweichendes Mittel.

Herba Passiflorae — Nr. 494

Handelsbez.:	Passionskraut.
St. Pfl.:	Passiflora incarnata und andere P.-Arten.
Familie:	Passifloraceae
Herkunftsgeb.:	Südstaaten von Nordamerika. --
Bestandteile:	Substanzen mit beruhigender Wirkung. — Kein Alkaloid — Die Wirkstoffe sind noch nicht genau bekannt.
Anwend.:	Sedativum. — Gegen Neuralgie und ähnliche Erkrankungen. — Wichtiges Mittel in der modernen Therapie, besonders auch in der Homöopathie. —
Bemerk.:	Offizinell im Homöopath. Arzneibuch ist das frische Kraut.

Herba Pentaphylli — Nr. 495

Herba Potentillae

Handelsbez.:	Kriechendes Fünffingerkraut.
St. Pfl.:	Potentilla reptans.
Familie:	Fragariaceae.
Herkunftsgeb.:	Europa.
Bestandteile:	Gerbstoff.
Anwend.:	Adstringens und blutstillendes Mittel, — gegen Fieber.

Herba Perfoliatae — Nr. 496

Handelsbez.:	Rundblättriges Hasenohr.
St. Pfl.:	Bupleurum rotundifolium.

Familie: Umbelliferae.
Herkunftsgeb.: Europa.
Anwend.: Wundheilmittel.

Nr. 497 **Herba Petasites**

Petasites (hom.)

Handelsbez.: Großer Huflattich, — Pestwurzblätter.
St. Pfl.: Petasites officinalis und andere Arten.
Familie: Compositae.
Herkunftsgeb.: Europa, besonders in Norddeutschland, Bayern, Norditalien, an feuchten Stellen.
Bestandteile: Schleim, — Gerbstoff.
Anwend.: Appetitanregendes Mittel. — Als Ersatz, resp. Fälschung von Folia Farfarae.
Bemerk.: Offizinell im Homöopath. Arzneibuch ist die frische Pflanze. Vergleiche Nr. 723 Radix Petasites.

Nr. 498 **Herba Petroselini**

Petroselinum (hom.)

Handelsbez.: Petersilienkraut.
St. Pfl.: Petroselinum sativum.
Familie: Umbelliferae.
Herkunftsgeb.: In Deutschland kultiviert.
Bestandteile: Äther. Öl. — Apiol, — Apiin, — ein Glykosid.
Anwend.: Magenstärkendes, harn- und blähungtreibendes Mittel. — Bei Neuralgie. — Küchengewürz.
Bemerk.: Offizinell im Homöopath. Arzneibuch ist die frische Pflanze. Vergleiche Nr. 290 Fructus Petroselini; Nr. 724 Radix Petroselini.

Nr. 499 **Herba Phragmites communis**

Handelsbez.: Schilfrohr.
St. Pfl.: Phragmites vulgaris (= Phr. communis).
Familie: Gramineae.
Herkunftsgeb.: Tropische und subtropische Gebiete.
Bestandteile: Saponin.
Anwend.: Diuretikum, besonders bei rheumatischen Erkrankungen.

Nr. 500 **Herba Pichi-Pichi**

Herba Fabianae

Summitates Fabianae

Handelsbez.: Pichikraut, Fabianakraut.
St. Pfl.: Fabiana imbricata.

Familie: Solanaceae.
Herkunftsgeb.: In den Gebirgen des nördlichen Chile.
Bestandteile: Ätherisches Öl, Fabiana-Glykotannoid, Fabianaresen, Chrysatropasäure. —
Anwend.: Diuretikum und Gallenmittel, gegen Katarrhe der Harnwege, gegen Bettnässen. —
Bemerk.: Im Erg.B. z. D. A. B. v. 1941 aufgeführt. — Vergleiche Nr. 586 Lignum Pichi-Pichi.

Herba Pinguiculae vulgaris Nr. 501

Handelsbez.: Blaues Fetthennenkraut.
St. Pfl.: Pinguicula vulgaris.
Familie: Lentibulariaceae.
Herkunftsgeb.: Nordeuropa,— auch in arktischen Gebieten.
Anwend.: Mittel gegen Keuchhusten, besonders in Form des Fluidextrakts. —

Herba Pirolae rotundifoliae Nr. 502

Handelsbez.: Rundblättriges Wintergrün.
St. Pfl.: Pirola rotundifolia.
Familie: Pirolaceae.
Herkunftsgeb.: Europa.
Bestandteile: Arbutin, — Ericolin, — Harz, — Gerbstoffe, — äther. Öl. —
Anwend.: Diuretikum, gegen Harnsteine.

Herba Pirolae umbellatae Nr. 503

Handelsbez.: Doldiges Wintergrün, — Walddolde.
St. Pfl.: Chimaphila umbellata.
Familie: Pirolaceae.
Herkunftsgeb.: Europa.
Bestandteile: Arbutin, — Chimaphilin, — Ericolin, — Gerbstoff. —
Anwend.: Diuretikum, — besonders bei Rheuma und Gicht. —
Bemerk.: Offizinell im Homöopath. Arzneibuch ist die frische, blühende Pflanze. —

Herba Plantaginis lanceolatae Nr. 504

Handelsbez.: Spitzwegerichkraut. —
St. Pfl.: Plantago lanceolata.
Familie: Plantaginaceae.
Herkunftsgeb.: Mitteleuropa.
Bestandteile: Ein Glykosid, Bitterstoff, — Gerbstoff, — Harz, — Schleim.
Anwend.: Gegen Husten, — Lungenkrankheiten, — Asthma. —

Bemerk.:	Im Erg.B. z. D.A.B. v. 1941 aufgeführt. — Die Samen werden zur Schleimbereitung benutzt und haben durch Vermehrung der Kotmasse eine gelinde abführende Wirkung (Leinsamen-Ersatz).

Nr. 505	**Herba Plantaginis majoris**
Handelsbez.:	Wegerich, Breitwegerich.
St. Pfl.:	Plantago major.
Familie:	Plantaginaceae.
Herkunftsgeb.:	Mittel- und Osteuropa.
Bestandteile:	Ein Glykosid, Bitterstoff, Gerbstoff, Harz, Schleim. —
Anwend.:	Harntreibendes und zusammenziehendes Mittel. — Bei Unterleibsbeschwerden, Steinleiden. Äußerlich gegen Quetschungen, Verbrennungen, Entzündungen usw.
Bemerk.:	Im Erg.B. z. D.A.B. v. 1941 aufgeführt. — Offizinell im Homöopath. Arzneibuch ist die frische Pflanze.

Nr. 506	**Herba Polygalae amarae**
Handelsbez.:	Kreuzkraut, bitteres Kreuzblumenkraut.
St. Pfl.:	Polygala amara.
Familie:	Polygalaceae.
Herkunftsgeb.:	Mittel- und Südeuropa.
Bestandteile:	Polygamarin (Bitterstoff), ein neutrales Saponin, Salicylsäuremethylester, Gerbstoff, fettes und ätherisches Öl. —
Anwend.:	Magenstärkungsmittel und Expektorans, wie Senega. — Stoffwechsel anregendes Mittel bei Nierenleiden, Wassersucht, Rheuma. — Bittermittel. — Gegen Magenkatarrhe. —
Bemerk.:	Im Erg.B. z. D.A.B. v. 1941 aufgeführt. — Offizinell im Homöopath. Arzneibuch ist die frische, blühende Pflanze. — Vergleiche Nr. 730 Radix Polygalae amarae.

Nr. 507	**Herba Polygalae chamaebuxi**
Handelsbez.:	Immergrünes Kreuzkraut.
St. Pfl.:	Polygala chamaebuxus.
Familie:	Polygalaceae.
Herkunftsgeb.:	Gebirge Europas.
Bestandteile:	Saponin.
Anwend.:	Expektorans.

Nr. 508	**Herba Polygalae vulgaris**
Handelsbez.:	Gemeines Kreuzblumenkraut.
St. Pfl.:	Polygala vulgaris.
Familie:	Polygalaceae.
Herkunftsgeb.:	Mittel- und Osteuropa.

Bestandteile: Ca. 2% Senegin und Polygalasäure (Saponine).
Anwend.: Bei katarrhalischen Erkrankungen der Luft- und Harnwege. —

Herba Polygoni avicularis Nr. 509

Handelsbez.: Vogelknöterich.
St. Pfl.: Polygonum aviculare.
Familie: Polygonaceae.
Herkunftsgeb.: Mittel- und Osteuropa.
Bestandteile: Kieselsäure, Gerbstoff, Salicylsäuremethylester, Harz, Zucker, Schleim, Wachs, Fett. — Spuren flüchtiger Substanzen.
Anwend.: Adstringens, blutstillendes Mittel. Bei Nieren- und Lungenleiden, Gicht und Rheuma. —
Bemerk.: Im Erg.B. z. D.A.B. v. 1941 aufgeführt. — Offizinell im Homöopath. Arzneibuch ist das frische Kraut.

Herba Polygoni hydropiperis Nr. 510

Hydropiper (hom.)

Handelsbez.: Wasserpfeffer.
St. Pfl.: Polygonum hydropiper.
Familie: Polygonaceae.
Herkunftsgeb.: Mitteleuropa.
Bestandteile: Amine.
Anwend.: Uteruswirksames und blutstillendes Mittel.
Bemerk.: Offizinell im Homöopath. Arzneibuch ist die frische, blühende Pflanze. —

Herba Primulae Nr. 511

Primula veris (hom.)

Handelsbez.: Schlüsselblumenkraut.
St. Pfl.: Primula elatior und Primula officinalis.
Familie: Primulaceae.
Herkunftsgeb.: Mittel- und Südeuropa, besonders in Italien und den Balkanländern. —
Bestandteile: Saponin (?)
Anwend.: Expektorans. — Zu Frühjahrskuren. — In der Homöopathie und Biochemie bei Herzschwäche. —
Bemerk.: Offizinell im Homöopath. Arzneibuch ist die frische, blühende Pflanze. — Vergleiche Nr. 169 Flores Primulae; Nr. 732 Radix Primulae.

Herba Prunellae Nr. 512

Handelsbez.: Prunellenkraut.
St. Pfl.: Prunella vulgaris.

Familie: Labiatae.
Herkunftsgeb.: Mitteleuropa.
Bestandteile: Harz, — Bitterstoff, — Gerbstoff.
Anwend.: Gegen Diarrhöe. — Äußerlich als Wundmittel.
Bemerk.: Offizinell im Homöopath. Arzneibuch ist die frische, blühende Pflanze. —

Nr. 513 **Herba Ptarmicae**
Handelsbez.: Wiesenbertram, — weißer Dorant, — Bertramsgarbe.
St. Pfl.: Achillea Ptarmica.
Familie: Compositae.
Herkunftsgeb.: Mitteleuropa, — feuchte Wiesen.
Bestandteile: Äther. Öl, — Gerbstoff.
Anwend.: Tonikum, — Adstringens, — blutstillendes Mittel.

Nr. 514 **Herba Pulegii**
Handelsbez.: Poleiminze.
St. Pfl.: Mentha Pulegium.
Familie: Labiatae.
Herkunftsgeb.: Mitteleuropa. —
Bestandteile: Ätherisches Öl, Gerbstoff.
Anwend.: Blähungtreibendes Mittel. — Bei Asthma, Hysterie und Nervenleiden. — Gegen Gicht. —

Nr. 515 **Herba Pulmonariae maculosae**
Handelsbez.: Lungenkraut.
St. Pfl.: Pulmonaria officinalis.
Familie: Borraginaceae.
Herkunftsgeb.: Mittel- und Osteuropa.
Bestandteile: Kieselsäure und andere mineralische Substanzen. Saponin, Schleim, Gerbstoffe.
Anwend.: Expektorans. — Linderungs- und Wundmittel bei Erkrankungen der Atmungsorgane. — Bei Durchfall. — Äußerlich gegen Wunden. —
Bemerk.: Im Erg.B. z. D.A.B. v. 1941 aufgeführt.

Nr. 516 **Herba Pulsatillae**
Pulsatilla (hom.)
Handelsbez.: Küchenschellenkraut.
St. Pfl.: Anemone pratensis.
Familie: Ranunculaceae.
Herkunftsgeb.: Bergländer Mitteleuropas, Alpengebiete, — Osteuropa, — Balkanländer.

Bestandteile:	Anemonin, ätherisches Öl, Bitter- und Gerbstoffe. —
Anwend.:	Diuretikum und schweißtreibendes Mittel. — Herzwirksames Mittel. — In der Homöopathie bei Nierenleiden und Erkrankungen der Harnwege. — Gegen Malaria. —
Bemerk.:	Im Erg.B. z. D.A.B. v. 1941 aufgeführt. — Die Droge ist arm an Wirkstoffen. — Offizinell im Homöopath. Arzneibuch ist die frische, blühende Pflanze. — GIFTDROGE!

Herba Ranunculi scelerati — Nr. 517

Handelsbez.:	Blasenziehender Hahnenfuß, Gifthahnenfuß.
St. Pfl.:	Ranunculus sceleratus.
Familie:	Ranunculaceae.
Herkunftsgeb.:	Mitteleuropa.
Bestandteile:	Scharfe blasenziehende Stoffe.
Anwend.:	In der Homöopathie gegen Hautleiden.
Bemerk.:	GIFTDROGE! — Offizinell im Homöopath. Arzneibuch ist das frische Kraut.

Herba Rhois toxicodendri — Nr. 518

Handelsbez.:	Giftsumach.
St. Pfl.:	Rhus Toxicodendron.
Familie:	Anacardiaceae.
Herkunftsgeb.:	Nordamerika, — Mexiko, — Ostasien, besonders Japan. —
Bestandteile:	Cardol, Harz, Gummi, Gerbstoff. —
Anwend.:	Gegen Lähmungen, Augenentzündungen und Hautleiden. — Äußerlich zu schmerzstillenden Einreibungen. — In der Homöopathie gegen Gelenkentzündungen, Gelenkrheumatismus und Nervenschmerzen. — In der Technik für Gerbereizwecke. —
Bemerk.:	Im Erg.B. z. D.A.B. v. 1941 aufgeführt. — Offizinell im Homöopath. Arzneibuch sind die frischen Blätter. — GIFTDROGE! Andere Rhus-Arten vergleiche II. Teil.

Herba Rumicis acetosae — Nr. 519

Handelsbez.:	Sauerampfer.
St. Pfl.:	Rumex acetosa und Rumex acetosella.
Familie:	Polygonaceae.
Herkunftsgeb.:	Europa, — auf Wiesen. —
Bestandteile:	Säuren.
Anwend.:	In der Homöopathie bei Bronchialleiden und Keuchhusten. — Zu Frühjahrskuren. —
Bemerk.:	Die Früchte enthalten 5% Gerbstoff. —

Nr. 520 **Herba Rutae hortensis**

Ruta (hom.)

Handelsbez.: Gartenraute, Weinraute.
St. Pfl.: Ruta graveolens.
Familie: Rutaceae.
Herkunftsgeb.: Mitteldeutschland, Tschechoslowakei, Osteuropa. —
Bestandteile: Ätherisches Öl, Rutin (Flavon), Harz, Bitterstoff, Gerbstoff. —
Anwend.: Uteruswirksames und abortiv wirkendes Mittel. — Zu Umschlägen bei Eiterungen und Geschwüren. — Zur Herstellung des ätherischen Öls. — In der Homöopathie und Biochemie gegen Gelenkentzündungen. —
Bemerk.: Im Erg.B. z. D.A.B. v. 1941 aufgeführt. — Offizinell im Homöopath. Arzneibuch ist das frische Kraut.

Nr. 521 **Herba Rutae murariae**

Handelsbez.: Mauerraute.
St. Pfl.: Asplenium Ruta muraria.
Familie: Polypodiaceae.
Herkunftsgeb.: Europa.
Anwend.: Expektorans. — Volksheilmittel.

Nr. 522 **Herba Sabinae**

Summitates Sabinae.

Sabina (hom.)

Handelsbez.: Sadebaumspitzen, Sadebaumkraut. —
St. Pfl.: Juniperus Sabina.
Familie: Cupressaceae.
Herkunftsgeb.: Mittel- und Südeuropa, Kaukasusgebiete und Mittelasien. —
Bestandteile: Bis 5% ätherisches Öl, Harz, ein Glykosid, Gerbstoff, Gallussäure, Bitterstoff. —
Anwend.: Uteruswirksames Mittel. Gefährliches Abortivum! In der Tierheilkunde zur Ablösung der Nachgeburt. — Äußerlich gegen Feigwarzen. — Zur Herstellung des Oleum Sabinae aethereum. —
Bemerk.: Im Erg.B. z. D.A.B. v. 1941 aufgeführt. — Offizinell im Homöopath. Arzneibuch sind die frischen Zweigspitzen. — GIFTDROGE! Die Anpflanzung an öffentlichen Orten ist verboten!

Nr. 523 **Herba Salicariae**

Handelsbez.: Weiderich.
St. Pfl.: Lythrum Salicaria
Familie: Lythraceae.

Herkunftsgeb.:	Mitteleuropa, besonders Frankreich.
Bestandteile:	Gerbstoff.
Anwend.:	Antidiarrhoikum.

Herba Sanguinariae Nr. 524

Handelsbez.:	Sanguinariakraut, Blutkraut. —
St. Pfl.:	Geranium sanguineum.
Familie:	Geraniaceae.
Herkunftsgeb.:	Mitteleuropa.
Bestandteile:	Gerbstoff.
Anwend.:	Adstringens und blutstillendes Mittel, gegen Diarrhöe und Ruhr.

Herba Sanguisorbae Nr. 525

Handelsbez.:	Wiesenknopfkraut.
St. Pfl.:	Sanguisorba officinalis und Sanguisorba minor.
Familie:	Rosaceae.
Herkunftsgeb.:	Mittel- und Südeuropa.
Bestandteile:	Gerbstoff.
Anwend.:	Adstringens. — Blutstillendes Mittel. — Gewürzpflanze. —

Herba Saniculae Nr. 526

Handelsbez.:	Sanikelkraut, Heildolde, Bruchkraut.
St. Pfl.:	Sanicula europaea.
Familie:	Umbelliferae.
Herkunftsgeb.:	Mitteleuropa.
Bestandteile:	Bitterstoff, Gerbstoff.
Anwend.:	Gegen chronische Katarrhe. — Magenmittel. — Bei inneren und äußeren Blutungen. — Als Wundmittel. —
Bemerk.:	Vergleiche Nr. 743 Radix Saniculae.

Herba Santa Nr. 527

Herba Eriodictyi californici.

Eriodyctyon californicum (hom.)

Handelsbez.:	Santakraut.
St. Pfl.:	Eriodictyon glutinosum und andere E.-Arten.
Familie:	Hydrophyllaceae.
Herkunftsgeb.:	Brasilien, Kalifornien und andere Südstaaten Nordamerikas. —
Bestandteile:	Phenolartige Verbindungen, ätherisches Öl, Säuren, Harz. —
Anwend.:	Harntreibendes Mittel und Expektorans bei Lungenkrankheiten, Husten und Asthma. — Geschmackaufhebendes Mittel, besonders für die Empfindung für bitter. In Form des Fluidextraktes gegen Asthma, Bronchitis und Harnröhrenkatarrh.

Bemerk.: Im Erg.B. z. D.A.B. v. 1941 aufgeführt. — Offizinell im Homöopath. Arzneibuch ist die frische Pflanze. —

Nr. 528 **Herba Saponariae**

Handelsbez.: Seifenkraut.

St. Pfl.: Saponaria officinalis.

Familie: Caryophyllaceae.

Herkunftsgeb.: Mittel- und Südeuropa, auch in Deutschland stellenweise verbreitet. — In Vorderasien. —

Bestandteile: Saponine (Saporubin und Saporubinsäure, zus. ca. 5%).

Anwend.: Brech- und Abführmittel, besonders bei Rheuma. — Expektorans und schweißtreibendes Mittel. —

Bemerk.: Vergleiche Nr. 745 Radix Saponariae rubrae.

Nr. 529 **Herba Saturejae**

Handelsbez.: Bohnenkraut, Wurstkraut, Pfefferkraut.

St. Pfl.: Satureja hortensis.

Familie: Labiatae.

Herkunftsgeb.: Östliche Mittelmeergebiete, Balkanländer, — in Deutschland kultiviert. —

Bestandteile: Gerbstoff, ätherisches Öl.

Anwend.: Krampfstillendes und beruhigendes Magenmittel. — Schweiß- und harntreibend. — Gegen Würmer. — Stopfmittel bei Diarrhöe. — Zu Kräuterbädern. — Küchengewürz. — In der Wurstfabrikation. —

Bemerk.: Im Erg.B. z. D.A.B. v. 1941 aufgeführt.

Nr. 530 **Herba Scabiosae**

Handelsbez.: Scabiosenkraut, — Ackerscabiose.

St. Pfl.: Knautia arvensis.

Familie: Dipsaceae.

Herkunftsgeb.: Mitteleuropa.

Bestandteile: Bitterstoff, — Gerbstoff.

Anwend.: Bei Lungen- und Hautleiden.

Nr. 531 **Herba Scolopendrii**

Handelsbez.: Hirschzungenkraut. —

St. Pfl.: Asplenium Scolopendrium.

Familie: Polypodiaceae.

Herkunftsgeb.: Mitteleuropa.

Anwend.: Adstringens und Schleimmittel, — bei Lungen- und Blasenleiden, — Diuretikum und schweißtreibendes Mittel. — Äußerlich als Wundheilmittel.

Herba Scordii vulgaris — Nr. 532

Scordium (hom.)

Handelsbez.: Knoblauch-Gamander, — Lachenknoblauch.
St. Pfl.: Teucrium Scordium.
Familie: Labiatae.
Herkunftsgeb.: Europa, besonders Mitteldeutschland.
Bestandteile: Äther. Öl, — Gerbstoff, — Bitterstoff.
Anwend.: Schweißtreibendes Mittel, — gegen Würmer, — Tonikum, — bei Hämorrhoidalleiden. — Wundmittel. —
Bemerk.: Offizinell im Homöopath. Arzneibuch ist das frische, blühende Kraut. —

Herba Scrophulariae — Nr. 533

Handelsbez.: Knotenwurz.
St. Pfl.: Scrophularia nodosa.
Familie: Scrophulariaceae.
Herkunftsgeb.: Mitteleuropa.
Bestandteile: Bitterstoff.
Anwend.: Gegen Geschwülste und Hautleiden.
Bemerk.: Offizinell im Homöopath. Arzneibuch ist die frische Pflanze. GIFTDROGE! — Vergleiche Nr. 752 Radix Scrophulariae.

Herba Scutellariae — Nr. 534

Scutellaria lateriflora (hom.)

Handelsbez.: Sumpfhelmkraut.
St. Pfl.: Scutellaria gallericulata und andere Sc.-Arten. —
Familie: Labiatae.
Herkunftsgeb.: Europa, Nordamerika.
Anwend.: Gegen Fieber. —
Bemerk.: Offizinell im Homöopath. Arzneibuch ist die frische Pflanze.

Herba Sedi acris — Nr 535

Handelsbez.: Mauerpfeffer.
St. Pfl.: Sedum acre.
Familie: Crassulaceae.
Herkunftsgeb.: Europa.
Anwend.: Blutdrucksenkendes Herzmittel.
Bemerk.: Offizinell im Homöopath. Arzneibuch ist die frische, blühende Pflanze. —

Herba Sempervivi tectori — Nr. 536

Handelsbez.: Hauslauch.
St. Pfl.: Sempervivum tectorum.

Familie: Crassulaceae.
Herkunftsgeb.: Europa.
Anwend.: In der Homöopathie.
Bemerk.: Offizinell im Homöopath. Arzneibuch sind die frischen Blätter.

Nr. 537 **Herba Senecionis Jacobeae**
Handelsbez.: Jakobskraut, — Kreuzkraut.
St. Pfl.: Senecio Jacobea.
Familie: Compositae.
Herkunftsgeb.: Europa, — Asien. —
Bestandteile: Senecin und Senecionin (Alkaloide), — Amine.
Anwend.: Gegen Krämpfe, — Blutstillmittel, ähnlich wie Secale wirkend.

Nr. 538 **Herba Senecionis vulgaris**
Handelsbez.: Grindkraut, — Kreuzkraut.
St. Pfl.: Senecio vulgaris.
Familie: Compositae.
Herkunftsgeb.: Europa, — Nordamerika.
Bestandteile: Senecin und Senecionin (Alkaloide), — Amine.
Anwend.: Menstruationförderndes Mittel. — Gegen Koliken und Würmer. — Blutstillmittel.

Nr. 539 **Herba Serpylli**
Handelsbez.: Quendel, Feldthymian, Feldkümmel.
St. Pfl.: Thymus Serpyllum.
Familie: Labiatae.
Herkunftsgeb.: Europa, Nordafrika. — Auch in Deutschland zu finden. —
Bestandteile: Bis 1% ätherisches Öl, mit Thymol, — Gerbstoffe, Saponin, Bitterstoff, Salze, Säuren. —
Anwend.: Bei Angina pectoris. — Magenstärkungsmittel, — gegen Krämpfe, Husten, Grippe, Kopfschmerzen. — Blutreinigungsmittel. — Gegen Würmer. — Zur Herstellung von Oleum und Spiritus Serpylli. — Bestandteil der offizinellen Species aromaticae. — In Form des Fluidextraktes und des Sirups gegen Keuchhusten. — Zur Herstellung des Thymols. — Äußerlich wird die Droge zu Kräuterbädern, Spülungen und Umschlägen ähnlich wie Herba Thymi verwendet. —
Bemerk.: Offizinell im D.A.B. 6. —

Nr. 540 **Herba Sideritidis**
Handelsbez.: Berufskraut, — Eisenkraut.
St. Pfl.: Sideritis hirsuta.

Familie: Labiatae.
Herkunftsgeb.: Südeuropa, — Balkanländer.
Bestandteile: Äther. Öl, — Gerb- und Bitterstoff.
Anwend.: Gegen Fieber, Hysterie.
Bemerk.: S. roeseri wird zu Kräutertees verwendet.

Herba Spartii scoparii — Nr. 541

Herba Genistae scopariae
Herba Sarothamni scoparii

Handelsbez.: Besenginster.
St. Pfl.: Cytisus (Sarothamnus) scoparius.
Familie: Leguminosae.
Herkunftsgeb.: Mittel- und Osteuropa.
Bestandteile: Das Alkaloid Sparteïn und seine Nebenalkaloide. Farbstoff, ätherisches Öl, Bitterstoff. —
Anwend.: Herzberuhigungsmittel. — Diuretikum und Laxans. — Zur Herstellung des Sparteïns. —
Bemerk.: Im Erg.B. z. D.A.B. v. 1941 aufgeführt. — Vergleiche Nr. 176 Flores Spartii scoparii; Nr. 756 Radix Spartii scoparii; Nr. 843 Semen Spartii scoparii.

Herba Spigeliae — Nr. 542

Spigelia (hom.)

Handelsbez.: Wurmgras, Spigelienkraut.
St. Pfl.: Spigelia marylandica und Spigelia anthelmia.
Familie: Loganiaceae.
Herkunftsgeb.: Südliches Nordamerika, Mittelamerika, Westindien und tropisches Südamerika. —
Bestandteile: Ein Alkaloid, Gerbstoff, ätherisches Öl.
Anwend.: In der Homöopathie und Biochemie gegen Herzleiden. —
Bemerk.: Offizinell im Homöopath. Arzneibuch. — GIFTDROGE! — Vergleiche Nr. 757 Radix Spigeliae.

Herba Spilanthis oleraceae — Nr. 543

Handelsbez.: Parakresse.
St. Pfl.: Spilanthes oleracea.
Familie: Compositae.
Herkunftsgeb.: Mittel- und Südamerika.
Bestandteile: Äther. Öl, — Gerbsäure, — Harz.
Anwend.: Zu Mund- und Zahnwässern. — Innerlich bei Gicht und Blasenleiden. —
Bemerk.: Andere Spilanthes-Arten werden gegen Skorbut gebraucht. Vergleiche Nr. 177 Flores Spilanthis oleraceae.

Nr. 544 **Herba Spiraeae ulmariae**

Handelsbez.: Sumpfspireenkraut, — Mädesüß.

St. Pfl.: Filipendula ulmaria.

Familie: Rosaceae.

Herkunftsgeb.: Mittel- und Südeuropa, besonders auch Deutschland und Italien.

Bestandteile: Äther. Öl, — Salicylsäure und Ester, — Vanillin, — Piperonal. —

Anwend.: Fiebermittel, — Diuretikum und Adstringens. — Bei Grippe, Gicht und Rheuma.

Bemerk.: Vergleiche Nr. 178 Flores Spiraeae ulmariae.

Nr. 545 **Herba Symphyti**

Herba Consolidae.

Handelsbez.: Beinwellkraut.

St. Pfl.: Symphytum officinale.

Familie: Borraginaceae.

Herkunftsgeb.: Nord- und Mitteleuropa.

Bestandteile: Gerbstoff.

Anwend.: Bei Lungenleiden.

Bemerk.: Offizinell im Homöopath. Arzneibuch ist die frische, blühende Pflanze. — Vergleiche Nr. 667 Radix Consolidae.

Nr. 546 **Herba Tanaceti**

Handelsbez.: Rainfarnkraut.

St. Pfl.: Chrysanthemum vulgare.

Familie: Compositae.

Herkunftsgeb.: Europa, besonders in den Balkanländern, aber auch in Deutschland massenhaft vorkommend. —

Bestandteile: Ätherisches Öl, — Tanacetin (Bitterstoff), Harz, Fett, Wachs, Gummi und Säuren. —

Anwend.: Wurmmittel, besonders in der Tierheilkunde. — In der Humanmedizin gegen Migräne und Neuralgie. — Äußerlich gegen Rheuma. — Zur Herstellung des ätherischen Öls. — Die Droge wirkt schwach abortiv.

Bemerk.: Im Erg.B. z. D.A.B. v. 1941 aufgeführt. — Offizinell im Homöopath. Arzneibuch ist das frische, blühende Kraut. — Vergleiche Nr. 182 Flores Tanaceti. —

Nr. 547 **Herba Taraxaci**

Taraxacum (hom.)

Handelsbez.: Löwenzahnkraut.

St. Pfl.: Taraxacum officinale.

Familie: Compositae.

Herkunftsgeb.: Mitteleuropa, besonders Deutschland, Tschechoslowakei, — Belgien, — Kroatien, Serbien, — Osteuropa. —

Bestandteile: Harz, Bitterstoff (Taraxin), Cholin. —

Anwend.: Blutreinigungsmittel. — Diuretikum, gegen Leber-, Nieren- und Gallenleiden. — Gegen chronische Ekzeme. —

Bemerk.: Offizinell im Homöopath. Arzneibuch ist die frische Pflanze. Vergleiche Nr. 760 Radix Taraxaci.

Herba Taxi baccatae Nr. 548

Handelsbez.: Eibenblätter.

St. Pfl.: Taxus baccata.

Familie: Taxaceae.

Herkunftsgeb.: Europa.

Bestandteile: Taxin, — äther. Öl.

Anwend.: Selten gebrauchtes Volksheilmittel. —

Bemerk.: Offizinell im Homöopath. Arzneibuch sind die frischen Blätter. — GIFTDROGE!

Herba Teucrii scorodoniae Nr. 549

Herba Scorodoniae

Handelsbez.: Salbeigamander, — Waldgamander.

St. Pfl.: Teucrium scorodonia.

Familie: Labiatae.

Herkunftsgeb.: In den Wäldern Europas.

Bestandteile: Äther. Öl, — Gerbstoff, — Bitterstoff.

Anwend.: Bei chronischer Bronchitis, — Wundheilmittel. — In der Homöopathie bei Bronchialleiden. — Gegen Hautleiden. —

Bemerk.: Offizinell im Homöopath. Arzneibuch ist das frische, blühende Kraut. —

Herba Thujae occidentalis Nr. 550

Herba Arboris vitae

Thuja (hom.)

Handelsbez.: Lebensbaumblätter.

St. Pfl.: Thuja occidentalis.

Familie: Cupressaceae.

Herkunftsgeb.: Europa, meist auf Friedhöfen kultiviert. — Atlantisches Nordamerika bis Virginien. —

Bestandteile: Ätherisches Öl, ein Glykosid. Gerbstoff. —

Anwend.: Wegen ihrer Giftigkeit werden Lebensbaumblätter nicht mehr als Diuretikum und schweißtreibendes Mittel verwendet. —

	Die Droge findet heute Anwendung gegen rheumatische Erkrankungen, gegen Würmer und als blutstillendes Mittel. — In der Homöopathie gegen Asthma, Gelenkentzündungen, Hautleiden, gegen die Nachwirkungen veralteter und chronischer Gonorrhöe. —
Bemerk.:	Im Erg.B. z. D.A.B. v. 1941 aufgeführt. — Offizinell im Homöopath. Arzneibuch sind die frischen Zweige. — GIFTDROGE!

Nr. 551

Herba Thymi

Handelsbez.:	Thymian, Gartenthymian, Römischer Quendel.
St. Pfl.:	Thymus vulgaris.
Familie:	Labiatae.
Herkunftsgeb.:	Mitteleuropa, besonders Deutschland, Frankreich, Spanien, Italien und Bulgarien. — Die deutschen Kulturen befinden sich in Thüringen, Sachsen und Franken. — Ferner wird die Droge in Nordafrika geerntet. —
Bestandteile:	Ca. 2,5% ätherisches Öl mit dem Hauptbestandteil Thymol, ca. 10% Gerbstoff, Bitterstoff, Saponin, Harz. — Asche max. 12%.
Anwend.:	In Fluid-Extrakt- und Sirupform gegen Keuchhusten, Bronchial-, Lungen-, Asthma- und Kehlkopfleiden. — Bei Gallen- und Nervenleiden. — Appetitanregungsmittel. — Diuretikum. Zu Kräuterbädern und Umschlägen. — Als Gewürz. — Zur Herstellung des ätherischen Öls und des Thymols, die auch als Antiseptica Verwendung finden. — Bestandteil zahlreicher pharmazeutischer Spezialitäten.
Bemerk.:	Offizinell im D.A.B. 6. — Offizinell im Homöopath. Arzneibuch ist die frische, blühende Pflanze. — Zur Ölgewinnung wird in Spanien und Nordafrika auch der weniger wertvolle Thymus capitatus herangezogen. —

Nr. 552

Herba Trifolii arvensis

Handelsbez.:	Ackerklee, — Hasenklee.
St. Pfl:	Trifolium arvense.
Familie:	Leguminosae.
Herkunftsgeb.:	Europa, auf Feldern und Äckern weit verbreitet.
Anwend.:	Gegen Gicht als Volksheilmittel. —
Bemerk.:	Offizinell im Homöopath. Arzneibuch ist die frische Pflanze.

Nr. 553

Herba Trillii penduli

Handelsbez.:	Drillingskraut.
St. Pfl.:	Trillium pendulum und andere Arten. —
Familie:	Liliaceae.

Herkunftsgeb.: Nordamerika.
Bestandteile: Saponin, Gerbstoff.
Anwend.: In der Homöopathie.
Bemerk.: Die Wurzel von Trillium erectum — Nordamerika — wird als Brechmittel und zur Förderung der Menstruation verwendet.—

Herba Urticae Nr. 554

Urtica (hom.)

Handelsbez.: Nesselkraut. — Brennesselkraut. —
St. Pfl.: Urtica dioica (große Brennessel) und Urtica urens (kleine Brennessel).
Familie: Urticaceae.
Herkunftsgeb.: In allen Ländern und Erdteilen. —
Bestandteile: Kieselsäure, Gerbstoff, Glykoside. —
Anwend.: Tonikum und harntreibendes Mittel gegen Gicht, Durchfall, Blutergüsse, Gelbsucht. — Blutreinigungs- und Blutstillmittel. — Äußerlich zu Umschlägen und Spülungen. — Zu Brennesselhaarwässern. — In der Homöopathie bei Gelenkentzündungen und gegen Juckreiz. — Zur Gewinnung von Chlorophyll und Faserstoffen. —
Bemerk.: Im Erg.B. z. D.A.B. v. 1941 aufgeführt. — Offizinell im Homöopath. Arzneibuch ist das frische Kraut. — Vergleiche Nr. 764 Radix Urticae.; Nr. 849 Semen Urticae.

Herba Verbenae Nr. 555

Handelsbez.: Eisenkraut.
St. Pfl.: Verbena officinalis.
Familie: Verbenaceae.
Herkunftsgeb.: Europa.
Bestandteile: Ein Glykosid, — Invertin, — Bitter- und Gerbstoff.
Anwend.: Stärkungs- und Bittermittel, Adstringens. — Gegen Kopfschmerzen, Asthma, Nierenleiden. — Der Extrakt der Wurzel wird bei Leber- und Gallenleiden gebraucht. —
Bemerk.: Im Erg.B. z. D.A.B. v. 1941 aufgeführt. — Offizinell im Homöopath. Arzneibuch ist das frische, blühende Kraut. — Von einigen nordamerikanischen Arten werden gleichfalls Blätter und Wurzeln gebraucht.

Herba Verbenae odoratae Nr. 556

Folia Lippiae citriodorae

Folia Aloysiae

Handelsbez.: Echtes Verbenenkraut.
St. Pfl.: Lippia citriodora.
Familie: Verbenaceae.

Herkunftsgeb.: Mittel- und Südamerika. In Südfrankreich kultiviert.
Bestandteile: Ätherisches Öl.
Anwend.: Als Tee-Ersatz. — Zur Herstellung des echten Verbena-Öls. –

Nr. 557 **Herba Veronicae**
Handelsbez.: Ehrenpreiskraut.
St. Pfl.: Veronica officinalis.
Familie: Scrophulariaceae.
Herkunftsgeb.: Mittel- und Südeuropa, besonders Italien. —
Bestandteile: Ein Alkaloid, Saponin, Säuren, Gerb- und Bitterstoff, Zucker, ätherisches Öl. —
Anwend.: Stärkungsmittel, Expektorans gegen chronische Katarrhe. — Harn- und schweißtreibendes Mittel bei Blasenleiden, Wunden, Gelbsucht, Steinleiden, Gicht, Rheuma und Skrophulose.
Bemerk.: Im Erg.B. z. D.A.B. v. 1941 aufgeführt.

Nr. 558 **Herba Viburni opuli**
Handelsbez.: Schneeballblätter.
St. Pfl.: Viburnum opulus.
Familie: Caprifoliaceae.
Herkunftsgeb.: In Mittel- und Südeuropa, Asien und Nordamerika verstreut. —
Bestandteile: Bitterstoff.
Anwend.: In der Homöopathie bei Regelstörungen. —
Bemerk.: Vergleiche Nr. 115 Cortex Viburni opuli. —

Nr. 559 **Herba Vincae pervincae**
Handelsbez.: Singrün, — Wintergrün, — Immergrün.
St. Pfl.: Vinca minor und Vinca major.
Familie: Apocynaceae.
Herkunftsgeb.: Europäische Gebirge, — Kaukasus.
Bestandteile: Vincin, — Gerbstoff.
Anwend.: Tonikum, — Bittermittel. — Bei Haemoptoe. —
Bemerk.: Offizinell im Homöopath. Arzneibuch ist die frische Pflanze von Vinca minor. —

Nr. 560 **Herba Violae odoratae**
Handelsbez.: Veilchenkraut.
St. Pfl.: Viola odorata.
Familie: Violaceae.
Herkunftsgeb.: Mitteleuropa.

Bestandteile:	Ein Alkaloid, — Säuren.
Anwend.:	Schweißtreibendes Mittel. — In der Homöopathie gegen Hautleiden.
Bemerk.:	Offizinell im Homöopath. Arzneibuch ist die frische, blühende Pflanze. — Vergleiche Nr. 187 Flores Violae odoratae; Nr. 774 Radix Violae odoratae.

Herba Violae tricoloris Nr. 561

Herba Jaceae

Handelsben.:	Stiefmütterchenkraut.
St. Pfl.:	Viola tricolor, — Varietäten vulgaris und arvensis.
Familie:	Violaceae.
Herkunftsgeb.:	Gemäßigte Zonen. — Besonders in Osteuropa. —
Bestandteile:	Saponine, das Alkaloid Violin, Querzitrin, Salicylsäuremethylester, Gerbstoff, Weinsäure, Schleim, Zucker. —
Anwend.:	Diuretikum, Blutreinigungsmittel. — Bei Hautleiden, Hämorrhoiden, Geschwüren, Gelenkrheumatismus, Magen- und Blasenleiden. — In der Kinderpraxis bei den verschiedensten Ausschlägen oft verblüffend wirksam. —
Bemerk.:	Offizinell im D.A.B. 6. — Offizinell im Homöopath. Arzneibuch ist die frische, blühende Pflanze. — Vergleiche Nr. 188 Flores Violae tricoloris.

Herba Virgaureae Nr. 562

Herba Solidaginis Virgaureae

Herba Consolidae Saraceniae

Handelsbez.:	Goldrute.
St. Pfl.:	Solidago Virga aurea.
Familie:	Compositae.
Herkunftsgeb.:	Europa.
Bestandteile:	Saponine. — Gerbstoff, — Bitterstoff, — äther. Öl, — Alkaloide, — Säuren.
Anwend.:	Diuretikum, besonders bei Harngries, Nierenleiden, Wassersucht. — Expektorans bei Asthma, Husten, Keuchhusten. Krampfstillendes Mittel. — Gegen Durchfall. In der Biochemie und Homöopathie gegen Fieber, Rheuma, Skrophulose, bei eiternden Wunden. —
Bemerk.:	Im Erg.B. z. D.A.B. v. 1941 aufgeführt. — Ersatz für Folia Orthosiphonis staminei.

Herba Visci Nr. 563

Viscum album

Stipites Visci

Handelsbez.:	Mistel.
St. Pfl.:	Viscum album.

Familie:	Loranthaceae.
Herkunftsgeb.:	Mittel- und Südeuropa, besonders Italien, sowie Ungarn und andere Balkanländer. —
Bestandteile:	Ein digitalisartig wirkender Körper, eine blutdrucksenkende Substanz, Cholin, Säuren, Harz, Zucker, Stärke, Fett, ein Klebstoff. —
Anwend.:	Blutdrucksenkendes und Herzmittel. — Gegen Arteriosklerose. — In der Homöopathie bei Regelstörungen. — Zur Herstellung zahlreicher pharmazeutischer Spezialitäten. —
Bemerk.:	Im Erg.B. z. D.A.B. v. 1941 aufgeführt. — Offizinell im Homöopath. Arzneibuch sind die frischen Blätter und Beeren zu gleichen Teilen. — Es kommen Verwechslungen mit Loranthus europaeus vor. —

Nr. 564

Herba Xanthii spinosi

Handelsbez.:	Dorniges Spitzklettenkraut. —
St. Pfl.:	Xanthium spinosum.
Familie:	Compositae.
Herkunftsgeb.:	Südosteuropa, Mittelmeergebiete.
Anwend.:	Harn- und schweißtreibendes Mittel. —

Nr. 565

Indigo

Indicum

Handelsbez.:	Indigoblau. Indigo.
St. Pfl.:	Indigofera tinctoria und andere I.-Arten. —
Familie:	Leguminosae.
Herkunftsgeb.:	Afrika, Indien, Brasilien. —
Bestandteile:	Indigotin.
Anwend.:	Zum Färben und Drucken. — In der analytischen Praxis.
Bemerk.:	Offizinell im Homöopath. Arzneibuch. — Man unterscheidet heute besonders folgende Qualitäten im Handel: — Bengal-, Kurpah- und Madras-Indigo. — Vergleiche Nr. 215 Folia Indigoferae tinctoriae. —

Nr. 566

Kamala

Glandulae Rottlerae.

Handelsbez.:	Kamala.
St. Pfl.:	Mallotus philippinensis. — Überzug der Früchte. —
Familie:	Euphorbiaceae.
Herkunftsgeb.:	Tropisches Asien, südöstliches China. — Haupterntegebiete sind die Residentschaft Madras und Hinterindien. — Ferner Malayischer Archipel, Philippinen, Neu-Guinea und Australien. —

Bestandteile:	Ca. 80% Harze, Rottlerin und seine Verbindungen. — Gerbstoffe, Zucker, Eiweiß, Asche max. 6%. —
Anwend.:	Wichtiges Wurmmittel, speziell gegen Band- und Spulwürmer. Abführmittel, besonders in der Veterinärmedizin. — Technisch zum Färben von Seide. —
Bemerk.:	Offizinell im D.A.B. 6 und im Homöopath. Arzneibuch. —

Lacca — Nr. 567

Lacca in tabulis

Handelsbez.:	Schellack.
Abst.:	Durch den Stich der Coccus Lacca (Lackschildlaus) auf der jungen Rinde diverser Ficus-Arten und anderer Bäume wird der Stock- oder Stangenlack erzeugt. — Aus diesem wird der Schellack hergestellt. —
Herkunftsgeb.:	Indien, Ceylon, Sundainseln, Siam. —
Bestandteile:	Wachs, Farbstoff, Harz, Bitterstoff, Fettsäuren, Resen usw.
Anwend.:	Zur Herstellung von Lacken, Siegellacken, Polituren, Firnissen, Kitten für Steingut und Porzellan, flüssigen Bronzen usw. — Die Verwendung in der Technik als Isoliermittel, Appreturmittel in der Hutfabrikation, zur Herstellung von Schallplatten usw. ist bedeutend. —
Bemerk.:	Man unterscheidet im Handel zahlreiche Marken, z. B. Lemon, — A B.T.N., — T.N., — Orange-, Gold-, Rubin-, Knopf-Schellack und andere Arten. — Seit einigen Jahren ist deutscher, synthetischer Schellack im Handel. —

Lacca alba — Nr. 568

Handelsbez.:	Weißer oder gebleichter Schellack.
Abst.:	Lacca alba ist gebleichter resp. entfärbter Schellack, der meist in Broten oder Zöpfen in den Handel kommt. —
Anwend.:	Zur Herstellung feiner Lacke, Kitte und Firnisse. In der Feuerwerkstechnik. —
Bemerk.:	Lacca alba muß unter Wasser aufbewahrt werden. —

Lacca Musci — Nr. 569

Lacca Musica

Handelsbez.:	Lackmus.
St. Pfl.:	Rocella-Arten. Lecanora-Arten. Ochrolechia-Arten. Aus den Flechten durch Gärung bereiteter blauer Farbstoff.
Reihe:	Verschiedene Familien der Gymnocarpeae.
Herkunftsgeb.:	Hauptherkunftsgebiete sind Indien und Ceylon. —
Bestandteile:	Azolitmin und andere Litminverbindungen. —

Anwend.:	Zur Herstellung der Lackmustinktur und des Lackmuspapiers. — Zu chemischen Analysen. — Die technische Verwendung als Färbemittel ist nicht mehr bedeutend. —
Bemerk.:	Aus den oben genannten Flechten-Arten wird auch Orseille hergestellt. — Orseille ist ein roter Farbstoff, dessen Hauptbestandteile Erythrin, Orceïn und Rocellasäure sind. —Er wird zum Färben von Wolle und Seide benutzt. —

Nr. 570 **Lactucarium gallicum**

Handelsbez.:	Französisches Lactucarium.
St. Pfl.:	Lactuca sativa (eingedickter Milchsaft).
Familie:	Compositae.
Herkunftsgeb.:	Frankreich.
Bestandteile:	Lactucin, — Lactucerin (Lactucon).
Anwend.:	Als Narkotikum und Hypnotikum, besonders bei Asthma und Bronchitis.
Bemerk.:	Es werden außer Lactuca sativa noch andere Arten wie L. scariola in Frankreich und L. canadensis und L. elongata in Nordamerika ausgebeutet. — Weitere Herkunftsländer sind Schottland und Rußland.

Nr. 571 **Lactucarium germanicum**

Handelsbez.:	Deutsches Lactucarium.
St. Pfl.:	Lactuca virosa (eingedickter Milchsaft).
Familie:	Compositae.
Herkunftsgeb.:	Europa. — In Deutschland kultiviert, besonders im Moseltal.
Bestandteile:	Lactucin, — Lactucerin (Lactucon), — Mannit, — Säure, — Kautschuk.
Anwend.:	Als Narkotikum gegen Asthma, Hustenreiz usw. Linderungsmittel gegen Krampfhusten. — Weit stärker wirkend als das französische Produkt. — Ferner gegen Katarrhe, Nervosität, Neuralgie. — Beruhigungsmittel. —
Bemerk.:	GIFTDROGE! — Vergleiche Nr. 465 u. 466 Herba Lactucae.

Nr. 572 **Laminaria**

Stipes Laminariae

Handelsbez.:	Laminarien.
St. Pfl.:	Laminaria Cloustonii und Laminaria digitata.
Familie:	Laminariaceae.
Herkunftsgeb.:	Küsten des nördlichen Atlantischen Ozeans, besonders bei Helgoland. —
Bestandteile:	Algin (Schleimstoff), Laminarin, Laminarsäure, Mannit, Brom, Jod, Kali-, Natrium- und Magnesiumsalze. — Zellulose. —

Anwend.:	Zur Herstellung der „Stipites Laminariae", die in der Chirurgie als Quellstifte, um Körperhöhlen zu erweitern, verwendet werden. Zur Gewinnung von Laminariapulver, welches bei der Fabrikation leicht zerfallender Tabletten eine Rolle spielt. — Zu Jodpräparaten gegen tuberkulöse Erkrankungen. — Der Schleimstoff Algin wird als Appreturmittel in der Kunstseidenindustrie gebraucht, ferner als Bindemittel.
Bemerk.:	Im Erg.B. z. D.A.B. v. 1941 aufgeführt.

Lapides Cancrorum — Nr. 573

Handelsbez.:	Krebsaugen. —
Abst.:	Steinbildung aus dem Magen des Astacus fluviatilis (Flußkrebs).
Herkunftsgeb.:	Flüsse.
Bestandteile:	Calciumcarbonat, — Calciumphosphat, — Magnesiumphosphat,— kleinste Mengen Eiweiß.
Anwend.:	Gegen Sodbrennen, — zu Zahnpulvern. —

Lichen islandicus — Nr. 574

Handelsbez.:	Isländisches Moos.
St. Pfl.:	Cetraria islandica.
Familie:	Parmeliaceae.
Herkunftsgeb.:	Gebirge Mittel- und Osteuropas, besonders Bayrischer Wald, Norditalien. --
Bestandteile:	Fumarprotocetrarsäure und Protolichesterinsäure, Lichenin und Iso-Lichenin (Flechtenstärken), Jod, Hemizellulosen und Zellulose, Vitamin A. —
Anwend.:	Schleim- und Bittermittel, ferner gegen Katarrhe und Diarrhoe. — Kräftigendes und nährendes Mittel bei Tuberkulose, Erschöpfungszuständen und Verdauungsstörungen. — In manchen Gegenden zur Spiritusgewinnung. —
Bemerk.:	Offizinell im D.A.B. 6 und im Homöopath. Arzneibuch — Die entbitterte Droge ist weniger wirksam, sie wird zu Schokoladen, Pastillen usw. verarbeitet. — Isländisches Moos aus Island stammt von einer Peltigera-Art und hat mit der offizinellen Droge nichts zu tun. — Isländisches Moos für Kranzbindereien stammt von Cladonia rangiferina. —

Lichen Pulmonarius — Nr. 575

Herba Pulmonariae arboreae

Sticta (hom.)

Handelsbez.:	Lungenflechte, — Lungenmoos.
St. Pfl.:	Lobaria pulmonaria.
Familie:	Stictaceae.
Herkunftsgeb.:	Mitteleuropa, in Wäldern.

Bestandteile: Schleim, — Stictinsäure und andere Flechtensäuren.

Anwend.: Bei Lungenleiden, ähnlich wie Lichen islandicus. — Adstringens.

Bemerk.: Offizinell im Homöopath. Arzneibuch ist die frische Flechte.

Nr. 576

Lichen Quercinus

Lichen Quercus

Handelsbez.: Eichenmoos.

St. Pfl.: Evernia prunastri.

Familie: Usneaceae.

Herkunftsgeb.: Eichenwälder Osteuropas. —

Bestandteile: Aromatische Stoffe, ätherisches Öl. —

Anwend.: In der Parfümerieindustrie, — meist in Form des Extraktes oder der Tinktur. —

Nr. 577

Lignum Acocantherae

Handelsbez.: Akokantheraholz.

St. Pfl.: Acocanthera abyssinica und andere Arten.

Familie: Apocynaceae.

Herkunftsgeb.: Ostafrika, Somaliland.

Bestandteile: Quabaïn, ein Glykosid, — dem Gratus-Strophanthin ähnlich. —

Anwend.: Zur Herstellung des Quabaïns. — Herzgift.

Bemerk.: GIFTDROGE!

Nr. 578

Lignum Anacahuite

Handelsbez.: Anacahuiteholz.

St. Pfl.: Cordia Boissieri.

Familie: Borraginaceae.

Herkunftsgeb.: Mittelamerika.

Bestandteile: Gerbsäure.

Anwend.: Bei Lungenleiden.

Nr. 579

Lignum Campechianum

Lignum Haematoxyli

Handelsbez.: Blauholz.

St. Pfl.: Haematoxylon Campechianum.

Familie: Leguminosae.

Herkunftsgeb.: Tropisches Zentralamerika, Westindische Inseln, besonders San Domingo, — Jamaika, — Mexiko. —

Bestandteile: Ätherisches Öl, Haematoxylin, Gerbstoffe, Beizenfarbstoffe, Harz, Säuren. —

Anwend.:	Zusammenziehendes Mittel bei Diarrhöe und Ruhr, Blut- und Schleimflüssen. — Zur Herstellung des Haematoxylins. — Zur Fabrikation von Tinten, zum Färben von Papier, Holz, Leder usw. — Zur Herstellung verschiedener Arten von Extractum Campechianum, welches in der Stoffindustrie, bei der Herstellung von Haarfarben, Holz- und Lederbeizen Verwendung findet. —
Bemerk.:	Im Erg.B. z. D.A.B. v. 1941 aufgeführt. — Man unterscheidet im Handel folgende Qualitäten: — sogenannten Hirnschnitt und geraspelte Ware, — fermentiert und unfermentiert. — Fermentiertes Holz ist für medizinische Zwecke nicht zugelassen. —

Lignum Cedri Nr. 580

Handelsbez.:	Zedernholz.
St. Pfl.:	Juniperus virginiana.
Familie:	Pinaceae.
Herkunftsgeb.:	Nordamerika (Florida).
Bestandteile:	Ätherisches Öl, Harz. —
Anwend.:	Zu Räucherzwecken. Zur Gewinnung des Oleum Cedri aethereum. — Technisch in der Zigarrenkisten- und Bleistiftfabrikation. —

Lignum citrinum Nr. 581

Handelsbez.:	Fustikholz, — Gelbes Brasilholz, — Citronenholz.
St. Pfl.:	Morus tinctoria.
Familie:	Moraceae.
Herkunftsgeb.:	Süd- und Mittelamerika, Westindische Inseln, besonders Kuba. — Ostindien. —
Bestandteile:	2 Farbstoffe, Morin und Maclurin. —
Anwend.:	Zum Gelbfärben. — Zur Herstellung des Fustik-Extraktes. Morin ist ein Reagenz zum Nachweis von Aluminium. —
Bemerk.:	Eine andere Sorte Gelbholz ist das sogenannte Viset-Holz von Rhus cotinus, dem Perückenbaum (Familie der Anacardiaceae), der in den Balkanländern vorkommt. — Das Holz wird zum Gelbfärben von Leder benutzt. —

Lignum Fernambuci Nr. 582

Handelsbez.:	Rotholz, Brasil- oder Fernambukholz.
St. Pfl.:	Caesalpinia echinata und andere C.-Arten.
Familie:	Leguminosae.
Herkunftsgeb.:	Tropisches Amerika, besonders Brasilien, Costarica, ferner Ceylon und Indien. —

Bestandteile: Gerbstoff, Brasilin (ein glykosidischer Farbstoff), ätherisches Öl. —

Anwend.: Medizinisch als Adstringens bei Diarrhöen. — Technisch als Rotfärbemittel in der Färberei, Gerberei, Tintenfabrikation und Druckerei. —

Bemerk.: Man unterscheidet im Handel folgende Qualitäten: — Hirnschnitt und geraspelte Ware, — fermentiert und unfermentiert. — Fermentierte Ware darf für medizinische Zwecke nicht verwendet werden. — Andere Caesalpinia-Arten liefern geringwertigeres Rotholz und Gerbrinden. —

Nr. 583

Lignum Guajaci

Handelsbez.: Pockholz, Franzosenholz, Guajakholz, Schlangenholz.

St. Pfl.: Guajacum officinale und G. sanctum.

Familie: Zygophyllaceae.

Herkunftsgeb.: Küstengebiete des tropischen Amerika. — Kleine Antillen, — St. Domingo, Süd-Jamaika, Kuba, Haiti, Bahamas-Inseln und Küstengebiete von Florida. —

Bestandteile: Ca. 25% Harz (meist im Kernholz), Saponine (meist im Splintholz), ätherisches Öl, Gummi, Säure. —

Anwend.: Harn- und schweißtreibendes Blutreinigungsmittel bei Gicht, Rheuma, Nierenleiden, Hämorrhoiden, Bronchialkatarrh und Hautleiden, auch in Form der Tinktur. — Zur Herstellung des Guajakharzes. — Das geschnittene Holz ist Bestandteil von Species Lignorum. — Technisch zu Drechslerarbeiten und ähnlichen Dingen. —

Bemerk.: Offizinell im D.A.B. 6 ist das Kern- und Splintholz. — Man unterscheidet im Konsum Qualitäten mit und ohne Splintholz in geschnittener oder geraspelter Form. — Vergleiche Nr. 87 Cortex Guajaci ligni; Nr. 339 Gummi Guajaci.

Nr. 584

Lignum Juniperi

Handelsbez.: Wacholderholz.

St. Pfl.: Juniperus communis.

Familie: Cupressaceae.

Herkunftsgeb.: Süd- und Osteuropa, Asien. —

Bestandteile: Harz, ätherisches Öl.

Anwend.: Harn- und schweißtreibendes Mittel, ähnlich wie Lignum Guajaci. — Blutreinigungsmittel bei Hautleiden, Gicht und Rheuma. — Zur Herstellung des Oleum Juniperi e ligno. Räuchermittel, zu diesem Zwecke kommt die Ware oft in gefärbtem Zustande in den Handel. —

Bemerk.: Im Erg.B. z. D.A.B. v. 1941 aufgeführt. — Vergleiche Nr. 284 Fructus Juniperi; Nr. 464 Herba Juniperi.

Lignum Muira-Puama — Nr. 585

Radix Muira-Puama

Handelsbez.:	Muira-Puama-Holz, — Potenzholz.
St. Pfl.:	Ptychopetalum olacoides und Pt. uncinatum.
Familie:	Oleaceae.
Herkunftsgeb.:	Brasilien.
Bestandteile:	Aromatisches Harz, wahrscheinlich ein Alkaloid, Bitterstoff. —
Anwend.:	Geschlechtstrieb anregendes Mittel, ferner bei Rheuma und Neurasthenie. — Als Tonikum. — Zur Herstellung von Tinkturen und Extrakten. — Bestandteil einer ganzen Anzahl von pharmazeutischen Präparaten. —
Bemerk.:	Im Erg.B. z. D.A.B. v. 1941 aufgeführt.

Lignum Pichi-Pichi — Nr. 586

Lignum Fabianae

Handelsbez.:	Pichi-Pichi-Holz, — Fabiana-Holz.
St. Pfl.:	Fabiana imbricata.
Familie:	Solanaceae.
Herkunftsgeb.:	Südamerika, besonders Chile.
Bestandteile:	Äther. Öl, — Harz, — ein Glykosid, — Säure, — Zucker.
Anwend.:	Als Spezifikum bei Blasen- und Harnleiden, — ferner bei Gelbsucht und Leberleiden. — In der Veterinärmedizin gegen die Leberegelseuche. —
Bemerk.:	Vergleiche Nr. 500 Herba Pichi-Pichi.

Lignum Quassiae — Nr. 587

Handelsbez.:	Bitterholz, Fliegenholz.
St. Pfl.:	Picrasma excelsa (liefert Jamaika-Holz) und Quassia amara (liefert Surinam-Holz). —
Familie:	Simarubaceae.
Herkunftsgeb.:	Jamaika, kleine Antillen, Guayana (Surinam). —
Bestandteile:	Bitterstoffe mit dem Sammelnamen Quassiine. — In Qu. amara 4 Quassiine (0,26 %), in P. excelsa die Picrasmine A & B (0,07 %). — Asche ca. 3—4 %, bzw. ca. 8 %. —
Anwend.:	Bitteres Tonikum bei Verdauungsstörungen, Bleichsucht, Wechselfieber, Rheuma, Wassersucht. Gegen Würmer, besonders in der Veterinärmedizin. — Zur Herstellung von Tinkturen, Extrakten und Weinen. — Insektenvertilgungsmittel, besonders gegen Fliegen und Wanzen. — Zur Fabrikation von Pflanzenschutzmitteln. —
Bemerk.:	Offizinell im D.A.B. 6. — Vergleiche Nr. 99 Cortex Quassiae. — Offizinell im Homöopath. Arzneibuch ist das Holz von Quassia amara. —

Nr. 588 **Lignum Rhodii**

Handelsbez.: Sogenanntes „Rosenholz".

St. Pfl.: Convolvulus scoparius und C. floridus.

Familie: Concolvulaceae.

Herkunftsgeb.: Kanarische Inseln, — Westindien.

Bestandteile: Äther. Öl.

Anwend.: In der Parfümerieindustrie zur Herstellung des äth. Öls, welches als Rosenölersatz in der Seifenfabrikation benutzt wird. — Zu Kunst-Tischlerarbeiten.

Nr. 589 **Lignum Santali album**

Lignum Santali citrinum.

Handelsbez.: Weiß- oder Gelbsandelholz. — Wohlriechendes Sandelholz.

St. Pfl.: Santalum album.

Familie: Santalaceae.

Herkunftsgeb.: Vorderindien, — Mysore, Madras, — Ceylon, — Malayischer Archipel, — Philippinen. —

Bestandteile: Bis 5% ätherisches Öl, Harz. —

Anwend.: Zu Räucherzwecken, zur Herstellung des ätherischen Öls, welches gegen Entzündungen der Harnwege verordnet wird. — In der Homöopathie gegen Fluor albus. —

Bemerk:. Im Erg.B. z. D.A.B. v. 1941 aufgeführt. — Im Gegensatz zu früher wird heute im Handel kein Unterschied mehr zwischen Lignum Santali album und citrinum gemacht. — Abarten des Sandelholzöles stammen von den verschiedensten Santalum-Arten aus Westindien, Tahiti, dem Westen Australiens, Neukaledonien und Ostafrika. —

Nr. 590 **Lignum Santali rubrum**

Handelsbez.: Rotsandelholz, — Kaliaturholz.

St. Pfl.: Pterocarpus santalinus (Indien) und Pterocarpus soyauxii (Afrika). —

Familie: Leguminosae.

Herkunftsgeb.: Ostindien, Philippinen, Ceylon. — Äquatorial-Afrika. —

Bestandteile: Santalin, Harz, Gerbstoffe, Farbstoffe (kristallisierende Substanzen.)

Anwend.: Zu Teemischungen als schmückender Bestandteil. Die Farbstoffe sind in Wasser unlöslich. Die Droge färbt die Species, aber nicht den Aufguß. — Blutreinigungsmittel. Adstringens gegen Durchfall und Ruhr. — Zu Zahnpulvern, Mundwässern. Technisch in der Wollfärberei und Stoffdruckerei. — Zur Beizenherstellung. —

Bemerk.: Pterocarpus soyauxii liefert heute die großen Mengen des Handels. — Im Erg.B. z. D.A.B. v. 1941 aufgeführt.

Lignum Sassafras Nr. 591

Radix Sassafras

Handelsbez.: Sassafrasholz, — Fenchelholz. —

St. Pfl.: Sassafras officinale (= S. variifolium).

Familie: Lauraceae.

Herkunftsgeb.: Atlantisches Nordamerika von Florida bis Kanada. In großen Wäldern. —

Bestandteile: Ca. 2% ätherisches Öl, Gerbstoff, Harz, Wachs, Schleim, Zucker. —

Anwend.: Blutreinigungs- und harntreibendes Mittel bei Hautleiden, Skrofulose, Gicht, Nierenleiden. — In der Homöopathie gegen Gelenkerkrankungen. — Zur Herstellung des ätherischen Öls, welches auch als Aromatikum für erfrischende Getränke, Tabakwaren und Seife Verwendung findet. —

Bemerk.: Offizinell im D.A.B. 6. — Das ätherische Öl besteht zu 80% aus Safrol und wird zur Herstellung von Safrol verwendet, welches in der Seifenfabrikation und als Denaturierungsmittel gebraucht wird. — Vergleiche Nr. 109 Cortex Sassafras. —

Lupulinum Nr. 592

Glandulae Lupuli

Handelsbez.: Hopfenmehl, Hopfendrüsen. —

St. Pfl.: Humulus lupulus.

Familie: Moraceae.

Herkunftsgeb.: Deutschland, besonders in Franken und in der Tschechoslowakei gewonnen.

Bestandteile: Ca. 1 bis 3% ätherisches Öl, ca. 55% Harz, mit ca. 10% Hopfenbittersäuren und anderen Bitterstoffen, — Gerbstoff, Cholin, Asparagin. — Asche max. 10%. —

Anwend.: Beruhigungs- und Schlafmittel. — Antaphrodisiakum. — Gegen Blasenleiden. — Bittermittel. — Zu Streupulvern und Salben bei Geschwüren. —

Bemerk.: Offizinell im Homöopath. Arzneibuch. Die Droge verdirbt beim Altern. Vergleiche Nr. 160 Flores Humuli lupuli. —

Lycopodium Nr. 593

Semen Lycopodii

Handelsbez.: Bärlappmehl, Bärlappsporen, Hexenmehl.

St. Pfl.: Lycopodium clavatum und andere L.-Arten. —

Familie: Lycopodiaceae.

Herkunftsgeb.: Osteuropa, besonders Rußland. — Nordasien. —

Bestandteile: Bis 50% fettes Öl, auf dem wahrscheinlich die Wirksamkeit beruht. — Proteïn, Zellulose, Zucker, Säuren, Asche max. 3%

Anwend.: Gegen Blasenleiden. — Äußerlich zu trocknenden Streupulvern. — In der Pillenherstellung, zu Emulsionen.— In der Homöopathie gegen Blutkrankheiten, Gicht, Leber- und Gallenleiden, als Antaphrodisiakum. — Technisch als Formpuder in der Metallgießerei, doch wird es hier heute meist durch Kunstprodukte ersetzt. — Zu Feuerwerkskörpern. —

Bemerk.: Offizinell im D.A.B. 6 und im Homöopath. Arzneibuch. — Vergleiche Nr. 475 Herba Lycopodii.

Nr. 594

Macis

Flores Macidis

Handelsbez.: Muskatblüte, Muskatnuß-Samenmantel.

St. Pfl.: Myristica fragrans und andere M.-Arten.

Familie: Myristicaceae.

Herkunftsgeb.: Indien, Malayischer Archipel, auch kultiviert. — Vergleiche Nr. 828 Semen Myristicae.

Bestandteile: Ca. 30% fettes und ca. 10 bis 15% ätherisches Öl. Zucker, ca. 30% Stärke, Farbstoff. —

Anwend.: Blähungtreibendes Mittel. Gegen Durchfall, Magenkrämpfe und Darmkatarrhe. — Gewürz. — Zur Herstellung des ätherischen und fetten Öls der Droge. —

Bemerk.: Im Erg B. z. D.A.B. v. 1941 aufgeführt. — Man unterscheidet im Handel meist folgende Qualitäten: Banda-, Amboina-, Papua- und Siauw-Macis. — Vergleiche Nr. 607 Oleum Nucistae; Nr. 828 Semen Myristicae.

Nr. 595

Manna

Handelsbez.: Manna.

St. Pfl.: Fraxinus ornus.

Familie: Oleaceae.

Herkunftsgeb.: Sizilien, besonders an der Nordwestküste, in Bergregionen. — Süditalien.

Bestandteile: Ca. 70 bis 90% Mannit, Zucker, Laevulose, Harz, Fraxin (Glykosid). — Asche max. 3%. —

Anwend.: Reizmilderndes Abführmittel besonders in derKindertherapie. Bei Darmentzündungen, Leberleiden und Bronchialkatarrh. Zur Mannitgewinnung und zur Herstellung des Sirupus Mannae. — Mannit wird zu Nährböden für Bakterienkulturen verwendet.

Bemerk.: Offizinell im D.A.B. 6. — Die Haupthandelsqualitäten sind „cannellata electa" „cannellata in fragmentis" und „Gerace", — die dritte Sorte ist geringwertiger. —

Moschus Nr. 596

Handelsbez.: Moschus.

Abst.: Aus Drüsen des Moschus moschiferus — Bisam. —

Herkunftsgeb.: Gebirge Zentralasiens, besonders Tibet, Assam, Nepal, Kaschmir. — In Höhenlagen über 3000 m. — Hauptstapelplatz Schanghai. — Sibirien.

Bestandteile: Äther. Öl, — Muskon, — Fett, — Harz, — Eiweiß, — Säuren, Salze.

Anwend.: Gegen Herzschwäche und Ohnmachten, besonders in Form der Tinctura moschi. — In der Parfümerieindustrie. —

Bemerk.: Im Erg.B. z. D.A.B. v. 1941 aufgeführt. — Offizinell im Homöopath. Arzneibuch. — Häufigste Handelsqualitäten sind: Moschus Tonquinensis in und ex vesicis, sowie Moschus cabardinicus. —

Nuces siehe Semen

Oleum Amygdalarum expressum Nr. 597

Handelsbez.: Mandelöl, Süßmandelöl.

St. Pfl.: Prunus Amygdalus (var. dulcis und amara).

Familie: Rosaceae.

Herkunftsgeb.: Turkestan, — Zentralasien, — Italien, — Südfrankreich, — Spanien.

Bestandteile: Glyceride gesättigter Fettsäuren, — ca. 80% Ölsäure und ca. 15% Linolsäureglyceride. —

Anwend.: Salbengrundlage. — Gegen Angina und Halsleiden, Magen- und Darmentzündungen. — Zu Einreibemitteln. —

Bemerk.: Offizinell im D.A.B. 6 — Vergleiche Nr. 624 Placenta Amygdalarum; Nr. 788 Semen Amygdali amarum; Nr. 789 Semen Amygdali dulce.

Oleum Arachidis Nr. 598

Handelsbez.: Erdnußöl.

St. Pfl.: Arachis hypogaea.

Familie: Leguminosae.

Herkunftsgeb.: Tropisches Amerika, besonders Brasilien. — In allen Tropengebieten, besonders auch an der West- und Ostküste Afrikas kultiviert. — Hauptproduktionsländer des Öls sind Deutschland und Frankreich. —

Bestandteile: Glyceride der Ölsäure, der Linol-, Palmitin- und Stearinsäure. —

Anwend.: Zu pharmazeutischen Zwecken als Salbengrundlage, Einreibemittel usw. — Speiseöl. — Geringere Qualitäten werden zur Seifenfabrikation verwendet. — Vergleiche auch Oleum Olivarum Nr. 608. —

Bemerk.: Offizinell im D.A.B. 6. —

Nr. 599 **Oleum Cacao**

Handelsbez.: Kakaobutter.
St. Pfl.: Theobroma Cacao.
Familie: Sterculiaceae.
Herkunftsgeb.: Die Stammpflanze wird im tropischen Amerika und in vielen Tropengebieten kultiviert, besonders in Westafrika, an der Goldküste, in Lagos, Togo, Kamerun, auf St. Thomé, Fernando Pó, im Kongogebiet und in Ostafrika. — Die Hauptherstellungsländer der Kakaobutter sind Holland und Deutschland. —
Bestandteile: Glyceride verschiedener Fettsäuren, wie der Ölsäure (ca. 45%), der Palmitinsäure (ca. 25%), der Stearinsäure (ca. 30%) usw., ferner Spuren von Sterinen und Kohlenwasserstoff. —
Anwend.: Bei Magen- und Darmreizungen. — Zu Suppositorien, Vaginalkugeln, Salben, Pomaden usw. als Grundlage. —
Bemerk.: Offizinell im D.A.B. 6. — Vergleiche Nr. 63 Cortex Cacao.

Nr. 600 **Oleum Crotonis**

Handelsbez.: Krotonöl.
St. Pfl.: Croton Tiglium.
Familie: Euphorbiaceae.
Herkunftsgeb.: Tropisches Asien und Westafrika. — Besonders an der Malabarküste, auf Ceylon, Amboina, Java, den Philippinen und in China. —
Bestandteile: Tiglinsäure, Crotin, Ricinin, Linolsäure, Myristicinsäure, sowie Stearin- und andere Säuren. —
Anwend.: Oleum Crotonis ist das stärkste Abführmittel. Äußerlich bei chronischen Gelenkleiden und als Hautreizmittel. — Innerlich fast nur noch in der Veterinärmedizin. —
Bemerk.: Offizinell im D.A.B. 6. — GIFTDROGE! — Es ist eine dunkle und eine helle Qualität von Oleum Crotonis im Handel. — Verschiedene andere Croton-Arten liefern ebenfalls Krotonöl, manche auch eine Art Drachenblut. — Vergleiche Nr. 809 Semen Crotonis. —

Nr. 601 **Oleum Gossypii**

Handelsbez.: Baumwollsamenöl, — Cotton-Öl.
St. Pfl.: Verschiedene Gossypium-Arten.
Familie: Malvaceae.
Herkunftsgeb.: Vergleiche Nr. 324 Gossypium.
Bestandteile: Glyceride der Palmitinsäure, Ölsäure, Linolsäure usw. — Fettsäuren, — Cottonölsäure.

Anwend.:	Speiseöl. — Für technische Zwecke in der Salben- und Seifenfabrikation. —
Bemerk.:	Vergleiche Nr. 84 Cortex Gossypii; Nr. 324 Gossypium.

Oleum Gynocardiae Nr. 602

Oleum Chaulmoograe

Oleum Hydnocarpi

Handelsbez.:	Chaulmugra- oder Gynocardiaöl.
St. Pfl.:	Hydnocarpus Kurzii (= Taraktogenos Kurzii) und Hydnocarpus Wightiana.
Familie:	Flacourtiaceae.
Herkunftsgeb.:	Vorder- und Hinterindien. Malayischer Archipel.
Bestandteile:	Glyceride der Chaulmoogra- und Hydnocarpussäure, sowie andere Säureglyceride. —
Anwend.:	Spezifikum gegen Lepra. — Ferner gegen Hautleiden und rheumatische Erkrankungen. — Zur Herstellung der Aethylester der Säuren, die von größerer Haltbarkeit als das Öl sind. Bestandteil einer Anzahl pharmazeutischer Spezialitäten. —
Bemerk.:	Vergleiche Nr. 818 Semen Gynocardiae.

Oleum Hippoglossi Nr. 603

Handelsbez.:	Heilbuttlebertran.
Abst.:	Hippoglossus hippoglossus.
Herkunftsgeb.:	Atlantischer Ozean.
Bestandteile:	Fettsäureglyceride. — Der Vitamingehalt ist ca. 60mal höher als der von Oleum Jecoris.
Anwend.:	Stärkungsmittel. — Zur Herstellung von Vitaminpräparaten und Lebertranemulsionen. —
Bemerk.:	Auch Oleum Delphini wird hergestellt und in ähnlicher Weise verwendet. — Vergleiche Nr. 604 Oleum Jecoris.

Oleum Jecoris Aselli Nr. 604

Oleum Morrhuae

Handelsbez.:	Lebertran.
Abst.:	Aus den frischen Lebern verschiedener Gadus-Arten, besonders G. Morrhua, Kabeljau, — G. Callarias, Dorsch, — G. Aeglefinus, Schellfisch. —
Herkunftsgeb.:	Die Gadus-Arten leben im nördlichen Stillen und Atlantischen Ozean. — Hauptgewinnungsgebiete für Lebertran sind die Nordwestküste Norwegens, die Lofoten und Finnmarken. —
Bestandteile:	Ca. 15% Glyceride gesättigter und ca. 85% ungesättigter Fettsäuren, — geringe Mengen Eisen, Jod und Brom, sowie die Vitamine A, D und E. —

Anwend.:	Wegen seines hohen Gehaltes an Vitamin D besonders bei Kindern gegen Rachitis, sowie als Stärkungsmittel. — Zur Herstellung der Emulsio Jecoris Aselli. — Zur Herstellung von Wundsalben, — gegen Geschwüre, Eiterungen und Hautausschläge. —
Bemerk.:	Offizinell im D.A.B. 6 ist Oleum Jecoris Aselli medicinale vapore paratum. — Dampftran und Lebertran für Veterinärzwecke (roter Viehtran) sind die Haupthandelsqualitäten. — Vergleiche Nr. 603 Oleum Hippoglossi.

Nr. 605

Oleum Lauri expressum

Handelsbez.:	Lorbeeröl, — Lorbeerfett.
St. Pfl.:	Laurus nobilis (aus den frischen Früchten hergestellt).
Familie:	Lauraceae.
Herkunftsgeb.:	Mittelmeergebiete, hauptsächlich Italien (Gardasee) und Kroatien.
Bestandteile:	Bis 2½% aether. Öl. — Chlorophyll, Bitterstoff, Glyceride der Laurin-, Palmitin-, Öl- und Linolsäure, — Myricylalkohol. —
Anwend.:	Einreibemittel bei Geschwulsten, Rheuma, Koliken und Hautleiden. — Mildes Hautreizmittel. — Schutzmittel gegen Insektenstiche. — Besonders in der Veterinärmedizin, z. B. zu Eutersalbe. — Technisch als Appreturmittel in der Filzbearbeitung. —
Bemerk.:	Offizinell im D.A.B. 6. — Vergleiche Nr. 218 Folia Lauri nobilis; Nr. 285 Fructus Lauri nobilis.

Nr. 606

Oleum Lini

Handelsbez.:	Leinöl.
St. Pfl.:	Linum usitatissimum.
Familie:	Linaceae.
Herkunftsgeb.:	Europa, — Vorderasien, — Ägypten.
Bestandteile:	Glyceride der Linolsäure und Linolensäure. — Stearin- und Palmitinsäure.
Anwend.:	Zur Herstellung von Sapo kalinus, Brandliniment und Salben. Wegen seiner Trocknungsfähigkeit in der Mal- und Anstrichtechnik. Zur Firnisbereitung. —
Bemerk.:	Offizinell im D.A.B. 6. — Vergleiche Nr. 625 Placenta seminis Lini; Nr. 825 Semen Lini.

Nr. 607

Oleum Nucistae expressum

Balsamum Nucistae

Oleum Myristicae expressum

Handelsbez.:	Muskatbutter, — Muskatnußöl.
St. Pfl.:	Myristica fragrans und andere Arten.

Familie:	Myristicaceae.
Herkunftsgeb.:	Molukken, — kultiviert in den Tropen. — Hauptherstellungsländer Holland und Deutschland.
Bestandteile:	Ca. 12% äther. Öl, — ca. 70% Glyceride der Myristicinsäure sowie andere Glyceride, Ester, Harze, ferner Myristicin, Farbstoffe.
Anwend.:	Zu schmerzstillenden Salben und Pflastern. — Salbengrundlage. — Hautreizmittel. —
Bemerk.:	Offizinell im D.A.B. 6. — Vergleiche Nr. 594 Macis; Nr. 828 Semen Myristicae.

Oleum Olivarum — Nr. 608

Handelsbez.:	Olivenöl.
St. Pfl.:	Olea europaea.
Familie:	Oleaceae.
Herkunftsgeb.:	Mittelmeergebiete, besonders Südfrankreich, Spanien und Italien. — Kalifornien. —
Bestandteile:	Ölsäureglyceride, Linolsäure, Palmitin-, Stearin- und Arachinsäure. —
Anwend.:	Bei chronischen Katarrhen, Hämorrhoiden, Koliken, Würmern. Bei Gallenleiden, Harnbeschwerden, Verstopfung. — Zu Salben, Pflastern und Klistieren. — Feinstes Speiseöl. —
Bemerk.:	Offizinell im D.A.B. 6. — Geringe Qualitäten, wie Oleum Olivarum commune oder viride, sogenanntes Baumöl, welches aus Preßkuchen und überreifen Früchten hergestellt wird und andere Sorten werden in der Seifenfabrikation und in der Veterinärmedizin verwendet. —

Oleum Papaveris — Nr. 609

Handelsbez.:	Mohnöl.
St. Pfl.:	Papaver somniferum (Das Öl der Samen).
Familie:	Papaveraceae.
Herkunftsgeb.:	Mittelmeergebiete, Kleinasien.
Bestandteile:	Glyceride der Linol-, Oel-, Palmitin- und Stearin-Säure. —
Anwend.:	Bei Verbrennungen, wie auch andere fette Öle. — Zu Salben und Emulsionen. — Speiseöl, vergleiche auch Oleum Olivarum. —
Bemerk.:	Im Erg.B. z. D.A.B. v. 1941 aufgeführt. — Vergleiche Nr. 289 Fructus Papaveris, Nr. 615 Opium; Nr. 835 Semen Papaveris.

Oleum Persicarum — Nr. 610

Handelsbez.:	„Pfirsichkernöl“, Aprikosenkernöl. —
St. Pfl.:	Prunus Armeniaca (Aprikose.) — Prunus Persica (Pfirsich).
Familie:	Rosaceae.

Herkunftsgeb.: Turkestan, Mongolei, in den Mittelmeerländern und subtropischen Gebieten kultiviert.

Bestandteile: Ölsäureglyceride, — Palmitin- und Stearinsäureglyceride. —

Anwend.: Vergleiche Oleum Amygdalarum Nr. 597.

Bemerk.: Offizinell im D.A.B. 6. — Die Handelsware besteht praktisch nur aus Aprikosenkernöl.

Nr. 611

Oleum Rapae

Handelsbez.: Raps- oder Rüböl.

St. Pfl.: Brassica Napus und Brassica campestris, verschiedene Varietäten. —

Familie: Cruciferae.

Herkunftsgeb.: Mittel- und Südeuropa, Mittelmeergebiete, Kleinasien, Indien.

Bestandteile: Glycerid der Erucasäure, Glycerinester der Ölsäure und anderer Säuren.

Anwend.: Ersatz für Olivenöl; als Brenn- und Schmieröl in der Technik.

Bemerk.. Offizinell im D.A.B. 6. Vergleiche Nr. 829 Semen Napi; Nr 838. Semen Rapae.

Nr. 612

Oleum Ricini

Handelsbez.: Rizinusöl, Kastoröl.

St. Pfl.: Ricinus communis (durch kalte Pressung der Samen gewonnen).

Familie: Euphorbiaceae.

Herkunftsgeb.: In zahlreichen tropischen und subtropischen Ländern kultiviert. Hauptherkunftsgebiete: — Südfrankreich, tropisches Afrika, Indien, Brasilien. — Hauptfabrikationsländer des Öls sind Frankreich, England und Deutschland. —

Bestandteile: Ricinolsäureglycerid (ca. 80%). — Ölsäureglyceride, Säuren.

Anwend.: Medizinisch ist Rizinusöl eines der bekanntesten Abführmittel. — Gegen Diarrhöe, Darmkatarrh. — Einreibemittel bei Hautleiden. — Es wird ferner als Bestandteil von Haarölen und Pomaden in der Kosmetik verwendet. — Riesige Mengen werden in der Technik als Schmiermittel in der feinmechanischen und Flugzeugindustrie gebraucht. — In der Textilindustrie zur Herstellung von Türkischrot-Öl. — Rostschutzmittel. —

Bemerk.: Offizinell im D.A.B. 6. — Neben der „Crème fleur" — Ware wird noch pharmazeutische Ware, sowie 1. und 2. Pressung gehandelt. — Vergleiche Nr. 839 Semen Ricini.

Nr. 613

Oleum Sesami

Handelsbez.: Sesamöl.

St. Pfl.: Sesamum indicum und S. radiatum.

Familie: Pedaliaceae.

Herkunftsgeb.: Mittelmeergebiet, Ägypten, Vorderindien, China und Japan. — Aus Kulturen.

Bestandteile: Glyceride der Öl-, Linol-, Palmitin-, Stearinsäure und anderer Säuren. — Geringe Mengen Lecithin.

Anwend.: Vergleiche Oleum Olivarum. — Gutes Speiseöl. — Geringere Sorten zur Seifenfabrikation, bessere Sorten zur Margarinefabrikation. — In der Kosmetik als Salbengrundlage.

Bemerk.: Offizinell im D.A.B. 6. —

Oleum Terebinthinae Nr. 614

Handelsbez.: Terpentinöl.

St. Pfl.: Zahlreiche Pinus-Arten, besonders P. palustris u. a. (Nordamerika), P. maritima (Frankreich), P. halepensis (Mittelmeergebiete), P. silvestris (Rußland).

Familie: Pinaceae.

Herkunftsgeb.: Nordamerika, besonders in den Südstaaten der Union, Mexiko (Diese Gebiete liefern ca. 65% der Weltproduktion.) — Frankreich, Portugal, Spanien, Griechenland, Rußland, Finnland, Schweden und neuerdings Deutschland. (Das deutsche Öl entspricht nicht ganz dem D.A.B. 6.) — Produktionsgebiet ist außerdem Indien. —

Bestandteile: α-Pinen und β-Pinen. — (Der Gehalt schwankt je nach Abstammung und Herkunft. — Ca. 75—95% α-Pinen und ca. 5—20% β-Pinen), ferner Camphen. —

Anwend.: Bestandteil hautreizender Salben, Pflaster und Einreibemittel gegen Krätze, Verbrennungen, Frostschäden, Rheuma usw. Zu Inhalationen bei Bronchialleiden. — Gegengift bei Phosphorvergiftungen. — Oleum Terebinthinae rectificatum wird als Wurmmittel, Antiseptikum und schweißtreibendes Mittel verordnet. Ol. Terebinthinae wird zur Herstellung von künstlichem Kampfer, Kautschuk und Schellack verwendet. — Zur Fabrikation von Schuhcreme, Lacken usw. — In der Malerei. — Zur Konservierung von Leim und zum Geruchlosmachen von Erdöl. — Ol. Terebinthinae rect. wird zur Herstellung zahlreicher pharmazeutischer Präparate wie Haarlemer Öl usw. verwendet. —

Bemerk.: Offizinell im D.A.B. 6 und im Homöopath. Arzneibuch sind Oleum Terebinthinae (Balsamterpentinöl) und Oleum Terebinthinae rectificatum (Rektifiziertes Balsamterpentinöl). Balsamterpentinöl wird durch Destillation mit Dampf oder Wasser aus den Balsamen der Pinus-Arten gewonnen. — Holzterpentinöl wird durch Wasserdampfdestillation aus dem Holz der Pinus-Arten gewonnen. — Kienöl wird durch trockene Destillation aus den Wurzeln hergestellt. — Nadel- und Zweigöle der Pinaceen vergl. Teil II. Nebenprodukte bei der Kolophonium- und Terpentinölgewinnung sind Holzkohle, Holzessig, Teer, Pech, Waldwolle usw. Die Verwendung zahlreicher Holzarten soll hier nur erwähnt werden. — Vergleiche Nr. 48 Colophonium; Nr. 623 Pix liquida; Nr. 778 Resina Pini burgundica; Nr. 779 Resina Pini Galipot; Nr. 858 Terebinthina gallica.

Nr. 615

Opium

Handelsbez.: Opium — Laudanum.

St. Pfl.: Papaver sommiferum. (Eingetrockneter Milchsaft der Mohnköpfe.)

Familie: Papaveraceae.

Herkunftsgeb.: Nordgriechenland, Bulgarien, Kleinasien, Iran, Vorderindien (Bengalen), China. —

Bestandteile: Opiumalkaloide, im Ganzen ca. 25, darunter ca. 10 bis 13% Morphium (nach dem D.A.B. 6 mindestens 12%, bei Opium pulvis mindestens 10%), ca. 0,5 bis 3% Codein, ca. 2 bis 10% Narkotin, Thebain-usw., ferner Mekonsäure, aromatische Säuren, Gummi, Fett, Zucker, Schleim, Kautschuk, Harz, Eiweiß usw.

Anwend.: Narkotikum, — Darmberuhigungsmittel, — gegen Husten, Durchfall, Cholera, Krämpfe, — schmerzstillendes Mittel. — Zur Bereitung der Opiumextrakte und Tinkturen. — Bestandteil zahlreicher pharmazeutischer Spezialitäten, zur Darstellung der Opiumbasen und ihrer Salze. —

Bemerk.: Offizinell im D.A.B. 6 und im Homöopath. Arzneibuch. — Vergleiche Nr. 289 Fructus Papaveris; Nr. 609 Oleum Papaveris Nr. 835 Semen Papaveris.

Nr. 616

Ossa Sepiae

Handelsbez.: Weißes Fischbein, Tintenfischschalen.

Abst.: Sepia officinalis.

Herkunftsgeb.: Atlantischer und Stiller Ozean, Mittelmeer.

Bestandteile: Calciumcarbonat (ca. 80%), organische Substanzen, Leim.

Anwend.: Zu Zahnpulvern, knochenbildendes Mittel. Früher gegen Sodbrennen. Für Kanarienvögel, Metallpoliermittel. —

Bemerk.: Im Erg.B. z. D.A.B. v. 1941 aufgeführt.

Nr. 617

Ova formicarum

Larvae oder Personae formicarum.

Handelsbez.: Ameisen-„Eier".

Abstammung: Puppen von Formica rufa.

Herkunftsgeb.: Finnland, Rußland.

Anwend.: Futtermittel für Goldfische und Ziervögel.

Pasta Guarana — Nr. 618

Guarana

Handelsbez.:	Guaranapaste.
St. Pfl.:	Paullinia cupana (= P. sorbilis).
Familie:	Sapindaceae.
Herkunftsgeb.:	Brasilien, im Amazonasgebiet, — Venezuela.
Bestandteile:	Bis 8% Coffein, Gerbstoff, Harz, Stärke, Saponin, Katechin, Fett, Farbstoff. —
Anwend.:	Nervenanregendes Mittel. — Gegen Neuralgie und Migräne. Zusammenziehendes Mittel bei Ruhr und Durchfall. — Bestandteil zahlreicher pharmazeutischer Spezialitäten. —
Bemerk.:	Im Erg.B. z. D.A.B. v. 1941 aufgeführt. — Offizinell im Homöopath. Arzneibuch. — Pasta Guarana wird heute meist in Stangenform oder pulverisiert gehandelt. — Vergleiche Nr. 817 Semen Guaranae. —

Penghawar Djambi — Nr. 619

Paleae haemostaticae

Paleae stypticae

Handelsbez.:	Penawar Djambi, Pinghawar Djambi, Farnkrautwolle, Pulu-Pulu. Paku Kidang.
St. Pfl.:	Cibotium Barometz und andere C.-Arten, ferner Alsophila und Balantium-Arten. —
Familie:	Cyatheaceae.
Herkunftsgeb.:	Tropisches Asien, — Sundainseln. —
Bestandteile:	Die Droge besitzt große Aufsaugfähigkeit für das Blutserum. —
Anwend.:	Blutstillmittel, besonders in der Zahnheilkunde angewandt. — Technisch als Polstermaterial. —

Pix betulina — Nr. 620

Oleum Rusci

Oleum Betulae

Handelsbez.:	Birkenrindenteer, Juchtenöl, Birkenrindenteeröl.
St. Pfl.:	Betula verrucosa, B. pubescens und andere B.-Arten. (Durch trockene Destillation der Rinde und der Zweige gewonnen.)
Familie:	Betulaceae.
Herkunftsgeb.:	Osteuropa, besonders Rußland.
Bestandteile:	Guajakol, Kreosol, Kresol, Xylenol und Spuren von Phenol.
Anwend.:	Rektifizierter Birkenrindenteer wird innerlich angewendet, ferner äußerlich gegen Hautleiden, Rheuma, Gicht, zu Salben, Emulsionen und Bädern. — Roher Birkenrindenteer wird technisch zur Herstellung von Juchtenleder verwendet. —
Bemerk.:	Offizinell im D.A.B. 6. — Vergleiche Nr. 62 Cortex Betulae; Nr. 194 Folia Betulae; Nr. 322 Gemmae Betulae.

Nr. 621 **Pix Fagi**

Oleum Fagi empyreumaticum

Handelsbez.: Buchenholzteer.
St. Pfl.: Fagus silvatica.
Familie: Fagaceae.
Herkunftsgeb.: Westeuropa.
Bestandteile: Phenole und Phenolderivate.
Anwend.: Äußerlich bei Hautleiden, gegen Gicht und Rheuma. —
Bemerk.: Im Erg.B. z. D.A.B. v. 1941 aufgeführt.

Nr. 622 **Pix Juniperi oxycedri**

Oleum Cadinum

Oleum Juniperi empyreumaticum

Handelsbez.: Wacholderteer, Kadeöl.
St. Pfl.: Juniperus oxycedrus und andere J.-Arten. — (Durch trockene Destillation des Holzes gewonnen.)
Familie: Cupressaceae.
Herkunftsgeb.: Mittelmeergebiete, besonders in Frankreich, aber auch in Ungarn gewonnen. —
Bestandteile: Cadinen.
Anwend.: Bei chronischen Hautleiden. — Zu Salben und Pinselungen. — Gegen Gicht und rheumatische Erkrankungen. — Zu Haarwässern. —
Bemerk.: Offizinell im D.A.B. 6. —

Nr. 623 **Pix liquida**

Handelsbez.: Nadelholzteer.
St. Pfl.: Pinus silvestris und Larix sibirica, sowie andere Pinus- und Larix-Arten. —
Familie: Pinaceae.
Herkunftsgeb.: Nord- und Osteuropa, Karpaten und Sibirien. —
Bestandteile: Benzol, Toluol, Styrol, Naphtalin, Brenzkatechin, Phenol, Kresol usw.
Anwend.: Medizinisch bei Hautleiden. — Antiseptikum. — Gegen Erkrankungen der Atmungsorgane. — Zur Herstellung des Teerwassers, welches ebenfalls gegen Erkrankungen der Atmungsorgane verordnet wurde (veraltet), sowie als Verbandwasser. — Die große technische Verwendung von Nadelholzteer dürfte bekannt sein.
Bemerk.: Offizinell im D.A.B. 6. — Pix navalis — Schiffspech ist der Abdampfrückstand des Holzteers. — Medizinisch, wenn auch seltener, wie Holzteer. — Im Erg.B. z. D.A.B. v. 1941

aufgeführt. — Zu Salben und Pflastern. — Vergleiche Nr. 48 Colophonium; Nr. 614 Oleum Terebinthinae; Nr. 778 Resina Pini burgundica; Nr. 779 Resina Pini Galipot; Nr. 858 Terebinthina gallica.

Placenta Amygdalarum — Nr. 624

Farina Amygdalarum

Handelsbez.:	Mandelkleie. Mandelpreßkuchen.
St. Pfl.:	Prunus Amygdalus.
Familie:	Rosaceae.
Herkunftsgeb.:	Mittelmeergebiete, Turkestan, Zentralasien. —
Bestandteile:	Fettes Öl, Amygdalin, Zucker.
Anwend.:	Mandelkleie wird in der Kosmetik verwendet. — In der Parfümerie- und Likörindustrie. —
Bemerk.:	Man unterscheidet im Handel Farina Amygdalarum dulce-süße Mandelkleie und Farina A. amarum — bittere Mandelkleie. Die Handelsware ist oft mit Kastanienmehl verfälscht. Vergleiche Nr. 597 Oleum Amygdalarum.; Nr. 788 Semen Amygdali amarum; Nr. 789 Semen Amygdali dulce.

Placenta seminis Lini — Nr. 625

Farina Lini

Handelsbez.:	Leinkuchenmehl, Leinsamenpreßrückstände.
St. Pfl.:	Linum usitatissimum.
Familie:	Linaceae.
Herkunftsgeb.:	Europa, Vorderasien, Ägypten. —
Bestandteile:	Ca. 8 bis 10% Öl, Schleim, Proteïn.
Anwend.:	Äußerlich zu schmerzstillenden Kataplasmen. - Zu Breiumschlägen. — In Form von Leinkuchen als Futtermittel für junge und kranke Tiere. —
Bemerk.:	Offizinell im D.A.B. 6. — Vergleiche Nr. 606 Oleum Lini.; Nr. 825 Semen Lini.

Pulpa Tamarindorum — Nr. 626

Fructus Tamarindi

Handelsbez.:	Tamarindenmus.
St. Pfl.:	Tamarindus indica.
Familie:	Leguminosae.
Herkunftsgeb.:	Heimat tropisches Afrika. In allen Tropengebieten angebaut. Hauptherkunftsgebiete: Vorder- und Hinterindien, Java.
Bestandteile:	Ca. 6½% Weinsäure, Apfel-, Bernstein- und andere Säuren, ca. 5% Weinstein, — ca. 30% Invertzucker, — Pektin.

Anwend.:	Meist in Form von Pulpa Tamarindorum depuratum als Abführmittel. — Zu erfrischenden Getränken bei Fieberkranken. —
Bemerk.:	Offizinell im D.A.B. 6. — sind die Qualitäten cruda und depurata.

Nr. 627

Radix Aconiti

Tubera Aconiti

Handelsbez.:	Eisenhutknollen.
St. Pfl.:	Verschiedene Aconitum-Arten, besonders Aconitum Napellus.
Familie:	Ranunculaceae.
Herkunftsgeb.:	Gebirge Mitteleuropas, Oesterreich, Tschechoslowakei: — Norditalien. — Rußland. —
Bestandteile:	Ca. 0,8% Aconitin und Nebenalkaloide, Zucker, Harz, Säuren. —
Anwend.:	Harn- und schweißtreibendes Mittel bei Rheuma, Gicht, Neuralgie, Neurasthenie, Migräne und fieberhaften Erkrankungen. — In der Homöopathie und Biochemie bei Herzleiden, Bronchial- und Lungenleiden. — Zur Herstellung von Alkaloiden, Extrakten und Tinkturen. — Zur Vertilgung von Ungeziefer. —
Bemerk.:	Im Erg.B. z. D.A.B. v. 1941 aufgeführt. — Offizinell im Homöopath. Arzneibuch sind die frischen Knollen und Wurzeln von A. Napellus, A. Stoerkianum und A. ferox. — GIFTDROGE! Die Knollen von Aconitum Stoerkianum und A. variegatum werden in gleicher Weise verwendet. — Die Knollen von A. ferox aus den Himalajagebieten sowie die von A. japonicum und A. Fischeri aus Japan sind giftiger als die von A. Napellus, werden aber in gleicher Weise, besonders zur Herstellung der Alkaloide verwendet. — Die Knollen von A. Lycoctonum, dem Gelben Eisenhut, werden ebenfalls zur Herstellung der Alkaloide gebraucht. — Vergleiche Nr. 362 Herba Aconiti Napelli.

Nr. 628

Radix Aletris farinosae

Handelsbez.:	Sternwurzel.
St. Pfl.:	Aletris farinosa.
Familie:	Liliaceae.
Herkunftsgeb.:	Nordamerika.
Bestandteile:	Bitterstoff.
Anwend.:	Tonikum und Bittermittel. Diuretikum. Gegen Malaria. Abführ- und Wurmmittel. —
Bemerk.:	Offizinell im Homöopath. Arzneibuch sind die frischen Wurzelknollen. —

Radix Alkannae Nr. 629

Handelsbez.: Alkannawurzel.
St. Pfl.: Alkanna tinctoria.
Familie: Borraginaceae.
Herkunftsgeb.: Mittelmeergebiete, besonders Ungarn.
Bestandteile: Alkannin, — Gerbstoff, — Alkannasäure, — Harz.
Anwend.: Zusammenziehendes Mittel bei Diarrhoe und Geschwüren. — Färbemittel in der Kosmetik und Likörindustrie. — Zur Herstellung von Alkannin, welches als Farbstoff für Öl und Fett, sowie als Indikator in der Analysentechnik verwendet wird.
Bemerk.: Im Erg.B. z. D.A.B. v. 1941 aufgeführt.

Radix Althaeae Nr. 630

Handelsbez.: Eibischwurzel, Altheawurzel.
St. Pfl.: Althaea officinalis.
Familie: Malvaceae.
Herkunftsgeb.: Deutschland, in Franken und bei Ulm. — Belgien, Norditalien, Ungarn, Rußland, besonders am Kaspischen und Schwarzen Meer. — Aus Kulturen und von Wildpflanzen auf salzhaltigem Boden. —
Bestandteile: Asparagin, ca. 35% Schleim, ca. 11% Zucker, ca. 38% Stärke, ca. 11% Pektin, fettes Öl, Eiweiß, Asche max 7%. —
Anwend.: Schleimmittel bei Katarrhen der Luft- und Harnwege, bei Nierenleiden und Darmkatarrhen, besonders in der Kindertherapie. — Zu Hustenteemischungen. — Zur Herstellung von Sirupus Althaeae Gepulvert bei der Pillenherstellung. —
Bemerk.: Offizinell im D.A.B. 6. — Es werden verschiedene mundierte und naturelle Qualitäten gehandelt, welche in zahlreichen Schnitt- und Pulverformen auf den Markt kommen. — Vergleiche Nr. 131 Flores Althaeae, Nr. 191 Folia Althaeae.

Radix Angelicae Nr. 631

Angelica Archangelica (hom.)

Handelsbez.: Angelikawurzel, — Engelswurzel.
St. Pfl.: Angelica (Archangelica) officinalis.
Familie: Umbelliferae.
Herkunftsgeb.: Europa, besonders Deutschland, — Sachsen, Erzgebirge, Thüringen, Franken. — Kultiviert. —
Bestandteile: Ätherisches Öl, Angelicasäure, Angelicin, Harz, Gerbstoff, Bitterstoff, aromatische Säuren, Stärke, Zucker. — Asche max. 14%. —

Anwend.: Als Nervinum und Aromatikum. — Magenmittel bei Koliken und Darmkatarrhen. — Diuretikum und schweißtreibendes Mittel. — Zur Herstellung von Oleum Angelicae aethereum und Spiritus Angelicae.

Bemerk.: Offizinell im D.A.B. 6 und im Homöopath. Arzneibuch. — Die sächsische Ware kommt meist in Zöpfen geflochten in den Handel. — Die frischen Stengel werden kandiert und zu Konditoreiwaren (Tortenbelag) verwendet. — Vergleiche Nr. 374 Herba Angelicae; Nr. 790 Semen Angelicae.

Nr. 632

Radix Apii graveolentis

Handelsbez.: Selleriewurzel.

St. Pfl.: Apium graveolens.

Familie: Umbelliferae.

Herkunftsgeb.: In Deutschland kultiviert.

Bestandteile: Äther. Öl, — Apiol.

Anwend.: Als appetitanregendes Mittel und Diuretikum. — Küchenkraut.

Bemerk.: Vergleiche Nr. 376 Herba Apii graveolentis; Nr. 791 Semen Apii graveolentis.

Nr. 633

Radix Apocyni

Apocynum (hom.)

Handelsbez.: Kanadische Hanfwurzel.

St. Pfl.: Apocynum androsaemifolium und A. cannabinum.

Familie: Apocynaceae.

Herkunftsgeb.: Nordamerika.

Bestandteile: Cymarin.

Anwend.: Bei Herzleiden, — Diuretikum. — Zur Herstellung des Cymarins.

Bemerk.: GIFTDROGE! Offizinell im Homöopath. Arzneibuch ist der frische Wurzelstock. —

Nr. 634

Radix Araliae racemosae

Handelsbez.: Wilde Sarsaparilla, Traubige Araliawurzel. Amerikanische Narde.

St. Pfl.: Aralia racemosa.

Familie: Araliaceae.

Herkunftsgeb.: Nordamerika, Ostasien. —

Bestandteile: Äther. Öl, — Harz, — Zucker, — Pektinstoffe.

Anwend.: Diuretikum. — Gegen Gicht und rheumatische Erkrankungen. — Gegen Skrophulose.

Bemerk.: Offizinell im Homöopath. Arzneibuch ist die frische Wurzel.

Radix Aristolochiae cavae Nr. 635

Radix Corydalidis

Handelsbez.:	Lerchenspornwurzel.
St. Pfl.:	Corydalis cava.
Familie:	Papaveraceae.
Herkunftsgeb.:	Mitteleuropa, — Nordamerika.
Bestandteile:	Corydalin, — Bitterstoff, — Säure, — Harz, — Stärke.
Anwend.:	Tonikum, — Blutreinigungsmittel. Früher gegen Würmer. —

Radix Aristolochiae cymbiferae Nr. 636

Handelsbez.:	Jarinhawurzel.
St. Pfl.:	Aristolochia cymbifera.
Familie:	Aristolochiaceae.
Herkunftsgeb.:	Brasilien, — Paraguay.
Bestandteile:	Äther. Öl, — Bitterstoff.
Anwend.:	Als Stimulans bei typhösen Erkrankungen. — Menstruationförderndes Mittel. — Gegen Schlangenbisse.

Radix Aristolochiae longae Nr. 637

Handelsbez.:	Lange Osterluzeiwurzeln.
St. Pfl.:	Aristolochia longa.
Familie:	Aristolochiaceae.
Herkunftsgeb.:	Südeuropa, — Mittelmeerländer, — Kleinasien.
Bestandteile:	Äther. Öl. — Bitterstoff.
Anwend.:	Stimulans bei allgemeiner Schwäche, — gegen Schlangenbiß und bei Geschwüren. — Blutreinigungsmittel.

Radix Aristolochiae rotundae Nr. 638

Handelsbez.:	Runde Osterluzeiwurzeln.
St. Pfl.:	Aristolochia rotunda.
Familie:	Aristolochiaceae.
Herkunftsgeb.:	Südeuropa. — Mittelmeerländer.
Bestandteile:	Äther. Öl, — Bitterstoff.
Anwend.:	Stimulans bei Schwächezuständen. — Blutreinigungsmittel.

Radix Armoraciae Nr. 639

Radix Raphani rusticani

Armoracia (hom.)

Handelsbez.:	Mährrettig, Meerrettig. —
St. Pfl.:	Cochlearia armoracia.
Familie:	Cruciferae.

Herkunftsgeb.:	Deutschland, aus Kulturen. —
Bestandteile:	Senfölglykoside.
Anwend.:	Diuretikum, Gewürz, Gemüse. —
Bemerk.:	Offizinell im Homöopath. Arzneibuch ist der frische Wurzelstock.

Nr. 640 **Radix Arnicae montanae**

Arnica (hom.)

Handelsbez.:	Arnikawurzel, Wohlverleihwurzel.
St. Pfl.:	Arnica montana.
Familie:	Compositae.
Herkunftsgeb.:	Gebirge Mitteleuropas, die Droge wird besonders in Oesterreich und in Norditalien gesammelt. —
Bestandteile:	Arnicin, ätherisches Öl, Harz, Gerbstoff, Gummi, Wachs, Säuren. —
Anwend.:	Gegen Durchfall. — Wund- und Fiebermittel. — Bei Magenleiden. — Äußerlich gegen rheumatische Erkrankungen. — Zur Herstellung von Pflastern. — In der Homöopathie gegen Angina pectoris, Keuchhusten, Nierenkrankheiten, Neurasthenie. — Gegen Furunkulose. — Bei Menstruationsstörungen. —
Bemerk.:	Offizinell im Homöopath. Arzneibuch. Vielfach als Giftdroge bezeichnet. Vergleiche Nr. 133 Flores Arnicae.; Nr. 380 Herba Arnicae.

Nr. 641 **Radix Aronis**

Rhizoma Aronis

Tubera Aronis

Handelsbez.:	Aronstabwurzel, — Aronwurzel.
St. Pfl.:	Arum maculatum.
Familie:	Araceae.
Herkunftsgeb.:	Mittel- und Südeuropa, besonders Mittelmeergebiete.
Bestandteile:	Saponin, — Stärke, — Bassorin, — fettes Öl.
Anwend.:	Als Stomachikum und Tonikum bei Bleichsucht, — gegen chronische Katarrhe. — In der Homöopathie bei Bronchialleiden.
Bemerk.:	Offizinell im Homöopath. Arzneibuch ist der frische Wurzelstock. — Die Ware wird in Scheiben gehandelt. — Arum italicum wird in ähnlicher Weise verwendet.

Nr. 642 **Radix Artemisiae**

Handelsbez.:	Beifußwurzel.
St. Pfl.:	Artemisia vulgaris.

Familie: Compositae.
Herkunftsgeb.: Europa.
Bestandteile: Äther. Öl. — Gerbstoffe, — Harz, — Inulin.
Anwend.: Tonikum, — Volksheilmittel, besonders gegen Epilepsie.
Bemerk.: Offizinell im Homöopath. Arzneibuch ist der frische Wurzelstock. — Vergleiche Nr. 381 Herba Artemisiae.

Radix Asari Nr. 643

Rhizoma Asari

Asarum (hom.)

Handelsbez.: Haselwurz.
St. Pfl.: Asarum europaeum.
Familie: Aristolochiaceae.
Herkunftsgeb.: Laubwälder Osteuropas.
Bestandteile: Äther. Öl mit 30/35 % Asaron, — Gerbstoff, — Harz, — Schleim, — ein Glykosid.
Anwend.: Brechmittel, — Diuretikum, — besonders bei Wassersucht. Seltener gegen Asthma. — Schweißtreibendes Mittel.
Bemerk.: Im Erg.B. z. D.A.B. v. 1941 aufgeführt. — Offizinell im Homöopath. Arzneibuch ist der frische Wurzelstock. — Die Droge wird cum und sine herba gehandelt. Vergleiche Nr. 382 Herba Asari.

Radix Asparagi Nr. 644

Handelsbez.: Spargelwurzel.
St. Pfl.: Asparagus officinalis.
Familie: Liliaceae.
Herkunftsgeb.. Europa, Asien.
Bestandteile: Asparagin, Aminosäuren.
Anwend.: Nierenmittel.
Bemerk.: Die Wurzeln von A. adscendens — Indien werden wie Salep, die von A. lucidus — Japan als Diuretikum verwendet. — Offizinell im Homöopath. Arzneibuch sind die frischen Sprossen. —

Radix Asphodeli Nr. 645

Handelsbez.: Asphodillwurzel.
St. Pfl.: Asphodelus ramosus.
Familie: Liliaceae.
Herkunftsgeb.: Südeuropa, — Mittelmeergebiete.
Bestandteile: Stärke, — Zucker.
Anwend.: Diuretikum, — gegen Menstruationsstörungen. — Äußerlich bei Hautausschlägen. —
Bemerk.: Die Wurzeln von A. albus werden zur Alkoholgewinnung benutzt. —

Nr. 646 **Radix Baptisiae tinctoriae**

Baptisia (hom.)

Handelsbez.: Wilde Indigowurzel.
St. Pfl.: Baptisia tinctoria.
Familie: Leguminosae.
Herkunftsgeb.: Nordamerika.
Bestandteile: Baptisin, — Baptin (Glykoside) und Baptitoxin.
Anwend.: In kleinen Dosen als mildes Abführmittel, in großen Dosen als Emeto-Kathartikum.
Bemerk.: Offizinell im Homöopath. Arzneibuch ist die frische Wurzel.

Nr. 647 **Radix Bardanae**

Arctium Lappa (hom.)

Handelsbez.: Klettenwurzel.
St. Pfl.: Verschiedene Arctium- (= Lappa) Arten. —
Familie: Compositae.
Herkunftsgeb.: Mitteleuropa. — Haupterntegebiete Tschechoslowakei u. Oesterreich, Italien und Belgien. —
Bestandteile: Ätherisches Öl, Gerb- und Bitterstoff, Inulin, Schleim, Zucker. —
Anwend.: Schweißtreibendes und magenstärkendes Mittel. — Diuretikum. — Bei Haut- und Steinleiden. — Gegen Geschwüre und Gallenleiden. — Zu Blutreinigungstees. —
Bemerk.: Im Erg.B. z. D.A.B. v. 1941 aufgeführt. — Offizinell im Homöopath. Arzneibuch ist die frische Wurzel. — Vergleiche Nr. 389 Herba Bardanae; Nr. 794 Semen Bardanae.

Nr. 648 **Radix Belladonnae**

Handelsbez.: Tollkirschenwurzel.
St. Pfl.: Atropa Belladonna.
Familie: Solanaceae.
Herkunftsgeb.: Mittel- und Südeuropa, Balkanländer. —
Bestandteile: Hyoscyamin, Scopolamin und andere Alkaloide. — Gerbstoff, Stärke. —
Anwend.: Narkotikum und Beruhigungsmittel bei Brust- und Nervenleiden. — Gegen Koliken. — Bei Herzbeschwerden und als schweißhemmendes Mittel verordnet. — Zur Herstellung der Alkaloide. —
Bemerk.: Im Erg.B. z. D.A.B. v. 1941 aufgeführt. — GIFTDROGE! Eine bulgarische Varietät der Wurzeldroge von Atropa Belladonna spielt in der modernen Therapie bei der Behandlung von Kopfgrippe eine große Rolle. — Vergleiche Nr. 193 Folia Belladonnae; Nr. 795 Semen Belladonnae; Nr. 750 Radix Scopoliae carniolicae.

Radix Berberidis — Nr. 649

Handelsbez.: Sauerdornwurzel, — Berberitzenwurzel.

St. Pfl.: Berberis vulgaris.

Familie: Berberidaceae.

Herkunftsgeb.: Mittel- und Südeuropa.

Bestandteile: Alkaloide.

Anwend.: Bitteres Magentonikum. — Zur Herstellung der Berberinsalze. In der Homöopathie bei Bronchialleiden, — Nieren- und Harnleiden, — Steinleiden, — Leber- und Gallenleiden, — als Diuretikum. — Gegen chronische Gelenkentzündung, — bei Hautleiden.

Bemerk.: Die Wurzel von Berberis aquifolium wird ebenfalls verwendet. — Vergleiche Nr. 61 Cortex Berberidis.; Nr. 261 Fructus Berberidis.

Radix Bistortae — Nr. 650

Radix Polygoni oder colubrinae (veraltet)
Rhizoma Polygoni

Handelsbez.: Natterwurzel, Schlangenknöterich. — Wiesenknöterich-Wurzel. —

St. Pfl.: Polygonum Bistorta.

Familie: Polygonaceae.

Herkunftsgeb.: Mittel- und Osteuropa, Balkanländer. —

Bestandteile: Gallussäure, Gerbstoff (ca. 17%), Anthrachinone, Stärke, Eiweiß, Farbstoff. —

Anwend.: Gegen Durchfall. — Zusammenziehendes und blutstillendes Mittel bei Darmkatarrhen und inneren Blutungen. — Äußerlich gegen Schleimhautentzündungen und Geschwüre. — Zu Mund- und Gurgelwässern. —

Bemerk.: Vergleiche Nr. 395 Herba Bistortae. —

Radix Bryoniae — Nr. 651

Bryonia (hom.)

Handelsbez.: Zaunrübe, Gichtwurzel. —

St. Pfl.: Bryonia alba und Bryonia dioica.

Familie: Cucurbitaceae.

Herkunftsgeb.: Balkanländer, — Vorderasien. —

Bestandteile: Harz, Bryonin (Glykosid), Alkaloide, Gerbstoffe, Phytosterine Zucker. —

Anwend.: Starkes Abführmittel, Brechmittel, Diuretikum. — Gegen Gicht und Rheumatismus. — In der Homöopathie bei Herz- und Bronchialleiden. — Gegen Fieber, Gelenkentzündungen, bei Leber- und Gallenleiden. — Gegen Hautleiden. —

Bemerk.:	Offizinell im Homöopath. Arzneibuch ist die frische Wurzel. GIFTDROGE!

Nr. 652

Radix Caïncae

Caïnca (hom.)

Handelsbez.:	Schneebeerenwurzel.
St. Pfl.:	Chiococca racemosa.
Familie:	Rubiaceae.
Herkunftsgeb.:	Südamerika, — Westindien, — Mexiko.
Bestandteile:	Caïncasäure, — Kaffeegerbsäure, — Harz.
Anwend.:	Diuretikum. — Brechmittel. — Gegen Schlangenbisse.
Bemerk.:	Offizinell im Homöopath. Arzneibuch ist die getrocknete Wurzelrinde. —

Nr. 653

Radix Calaguala

Rhizoma Calaguala

Handelsbez.:	Calagualawurzel.
St. Pfl.:	Polypodium Calaguala.
Familie:	Polypodiaceae.
Herkunftsgeb.:	Peru, — Chile.
Bestandteile:	Zucker, — fettes Oel, — evtl. Glycyrrhizin.
Anwend.:	Bei chronischen Erkrankungen der Atmungsorgane und bei Keuchhusten. — Wundheilmittel.

Nr. 654

Radix Calamagrostidis

Handelsbez.:	Schilf- oder Riedgraswurzeln.
St. Pfl.:	Calamagrostis lanceolata.
Familie:	Gramineae.
Herkunftsgeb.:	Nord- und Mitteleuropa, auf feuchten Wiesen und an Flußufern.
Bestandteile:	Saponin.
Anwend.:	Diuretikum, bei Rheuma. —

Nr. 655

Radix Calami

Rhizoma Calami

Calamus aromaticus (hom.)

Handelsbez.:	Kalmuswurzel.
St. Pfl.:	Acorus Calamus.
Familie:	Araceae.
Herkunftsgeb.:	Osteuropa, besonders Rußland. In Sumpfgegenden und stehenden Gewässern in riesigen Mengen vorkommend. —
Bestandteile:	Acorin (Bitterstoff), ätherisches Öl, nach dem D.A.B. 6 mindestens 2,5%, — Gerbstoff, Harz, Schleim, Stärke, Dextrin. — Asche max. 6%. —

Anwend.:	Amarum und Tonikum. — Bei Rachitis, Gicht und Bleichsucht, Gallen- und Nierenleiden. — Kaumittel gegen Zahnschmerzen. — Zu Waschungen und Bädern. — Zur Herstellung des Oleum Calami aethereum und verschiedener Arten von Extractum Calami. — Zu Bitterschnäpsen.
Bemerk.:	Offizinell im D.A.B. 6 und im Homöopath. Arzneibuch ist die geschälte Qualität von Kalmus. — Die ungeschälte Ware wird für äußerliche Zwecke und in der Schnapsfabrikation verwendet. — Außerdem wird eine gebleichte Qualität gehandelt.—

Radix Cannae Nr. 656

Handelsbez.:	Indische Blumenrohrwurzel.
St. Pfl.:	Canna indica.
Familie:	Cannaceae.
Herkunftsgeb.:	Ostindien, in Europa kultiviert. —
Bestandteile:	Stärke.
Anwend.:	Diuretikum, äußerlich bei Hautleiden. —

Radix Caricis arenariae Nr. 657

Rhizoma Caricis arenariae

Handelsbez.:	Seggenwurzel, Sandriedgraswurzel, Rote Queckenwurzel.
St. Pfl.:	Carex arenaria.
Familie:	Cyperaceae.
Herkunftsgeb.:	Europa, besonders auf den Seedünen und Deichen. —
Bestandteile:	Ätherisches Öl, Saponin, Kieselsäure, Harz, Schleim, Stärke. —
Anwend.:	Expektorans und Diuretikum. — Schweißtreibendes Blutreinigungsmittel bei rheumatischen Erkrankungen. — Gegen Bleichsucht. —
Bemerk.:	Im Erg.B. z D.A.B. v. 1941 aufgeführt.

Radix Caricis hirtae Nr. 658

Rhizoma Caricis hirtae

Handelsbez.:	Kurzhaarige Seggenwurzel.
St. Pfl.:	Carex hirta.
Familie:	Cyperaceae.
Herkunftsgeb.:	In feuchten Gegenden der ganzen gemäßigten Zone.
Bestandteile:	Saponin.
Anwend.:	Diuretikum, besonders bei Rheuma.

Radix Carlinae Nr. 659

Handelsbez.:	Eberwurz.
St. Pfl.:	Carlina acaulis.
Familie:	Compositae.

Herkunftsgeb.: Gebirge Süd- und Mitteleuropas.
Bestandteile: Äther. Öl, — Gerbstoff, — Harz, — Inulin.
Anwend.: Diuretikum, — schweißtreibendes Mittel, — gegen Würmer. Menstruationförderndes Mittel. — Gegen Fieber, — Brechmittel.
Bemerk.: Im Erg.B. z. D.A.B. v. 1941 aufgeführt.

Nr. 660

Radix Caryophyllatae

Rhizoma Caryophyllatae

Radix Gei urbani

Handelsbez.: Nelkenwurzel, — Benediktenwurzel.
St. Pfl.: Geum urbanum.
Familie: Rosaceae.
Herkunftsgeb.: Mittel- und Südeuropa.
Bestandteile: Äther. Öl, — Bitterstoff, — Harz, — Gerbstoff, — Stärke.
Anwend.: Adstringens, — Tonikum. — Gegen Durchfall.
Bemerk.: Radix Caryophyllatae aquaticae stammt von Geum rivale und wird in ähnlicher Weise verwendet. Vergleiche Nr. 447 Herba Geï urbani.

Nr. 661

Radix Chelidonii

Chelidonium (hom.)

Handelsbez.: Schöllkrautwurzel.
St. Pfl.: Chelidonium majus.
Familie: Papaveraceae.
Herkunftsgeb.: Nord- und Mitteleuropa.
Bestandteile: Alkaloide und Säuren.
Anwend.: In der Homöopathie gegen Asthma und bei Gelenkentzündungen. — Gegen Leber- und Gallenleiden. —
Bemerk.: Im Erg.B. z. D.A.B. v. 1941 aufgeführt. — Offizinell im Homöopath. Arzneibuch ist die frische Wurzel. — Vergleiche Nr. 409 Herba Chelidonii.

Nr. 662

Radix Chinae ponderosae

Rhizoma Chinae

Tubera Chinae ponderosae

Handelsbez.: Chinawurzel. —
St. Pfl.: Smilax china.
Familie: Liliaceae.
Herkunftsgeb.: Südliches Ostasien, — China.
Bestandteile: Saponine, — Gerbstoff, — Harz, — Farbstoff.
Anwend.: Gegen Gicht, — Blutreinigungsmittel.

Radix Cichorii Nr. 663

Handelsbez.: Zichorienwurzel.
St. Pfl.: Cichorium Intybus.
Familie: Compositae.
Herkunftsgeb.: Europa, — Asien.
Betandteile: Äther. Öl, — Harz, — Gerbstoff.
Anwend.: Blutreinigungsmittel, bei inneren und äußeren Blutungen, — Gegen Magenkatarrh und Gelbsucht. — Kaffeesurrogat. —
Bemerk.: Die Droge wird meist in Scheiben, weniger in langen Wurzeln gehandelt. — Vergleiche Nr. 412 Herba Cichorii.

Radix Cimicifugae Nr. 664

Rhizoma Cimicifugae
Radix Actaeae racemosae
Cimicifuga (hom.)

Handelsbez.: Schwarze Schlangenwurzel, — Cimicifuga-Wurzel.
St. Pfl.: Actaea racemosa.
Familie: Ranunculaceae.
Herkunftsgeb.: Nordamerika.
Bestandteile: Cimicifugin (Harz), ätherisches Öl, Gerbstoff, Säuren. —
Anwend.: Beruhigungsmittel. — Bei Rheuma, Fieber, Asthma, Wassersucht, Neuralgie — Gegen Hysterie — Zur Herstellung von Extrakten und Tinkturen. —
Bemerk.: Im Erg.B z. D.A.B. v. 1941 aufgeführt. — Offizinell im Homöopath. Arzneibuch ist der frische Wurzelstock.

Radix Collinsoniae canadensis Nr. 665

Handelsbez.: Grieswurzel.
St. Pfl.: Collinsonia canadensis.
Familie: Labiatae.
Herkunftsgeb.: Wälder Nordamerikas von Kanada bis Florida.
Bestandteile: Äther. Öl, — Harz, — Gerbstoffe.
Anwend.: Mittel gegen Krämpfe. — Adstringens.
Bemerk.: Offizinell im Homöopath. Arzneibuch ist der frische Wurzelstock. —

Radix Colombo Nr. 666

Columbo (hom.)

Handelsbez.: Colombowurzeln, Kalumbawurzeln.
St. Pfl.: Jatrorrhiza palmata.
Familie: Menispermaceae.
Herkunftsgeb.: Tropisches Ost-Afrika, am Sambesi, Mozambique, Madagaskar, Mauritius, Maskarenen, Seychellen. —

Bestandteile:	Komplizierte Alkaloidverbindungen, Bitterstoffe, Schleim Stärke, ätherisches Öl. — Asche max. 9%. —
Anwend.:	Zusammenziehendes Mittel bei Ruhr, sowie Magen- und Darmleiden. Bittermittel. —
Bemerk.:	Offizinell im D.A.B. 6. und im Homöopath. Arzneibuch. — Die Droge wird meist in Scheiben gehandelt, seltener in Knollen. Eine Colombo-Abart stammt aus Indien (Tuticorin).

Nr. 667

Radix Consolidae

Radix Symphyti.

Handelsbez.:	Schwarzwurz, Beinwellwurzeln.
St. Pfl.:	Symphytum officinale.
Familie:	Borraginaceae.
Herkunftsgeb.:	Deutschland, Osteuropa.
Bestandteile:	Gerbstoff, Schleim, Zucker, Alkaloide. —
Anwend.:	Schwach zusammenziehendes Mittel. Auf Grund seines Schleimgehaltes gut wirksames Hustenmittel (Schwarzwurzelhonig) in der Kinderpraxis. — In der Homöopathie bei Menstruationsstörungen. —
Bemerk.:	Vergleiche Nr. 545 Herba Symphyti. — Offizinell im Homöopath. Arzneibuch.

Nr. 668

Radix Convallariae

Handelsbez.:	Maiglöckchenwurzel.
St. Pfl.:	Convallaria majalis.
Familie:	Liliaceae.
Herkunftsgeb.:	Mitteleuropa, — Balkanländer.
Bestandteile:	Convallamarin, — Convallarin (Glykosid), — Saponin.
Anwend.:	Tonikum bei Herzleiden, statt Digitalis. — In der Homöopathie als Diuretikum.
Bemerk.:	GIFTDROGE! Vergleiche Nr. 147 Flores Convallariae majalis; Nr. 417 Herba Convallariae majalis.

Nr. 669

Radix Convolvuli sepii

Handelsbez.:	Zaunwindenwurzel.
St. Pfl.:	Convolvulus sepium.
Familie:	Convolulaceae.
Herkunftsgeb.:	Europa.
Bestandteile:	Harz, Gerbstoff, äther. Öl(?). —
Anwend.:	Abführmittel.
Bemerk.:	Vergleiche Nr. 148 Flores Convolvuli arvensis, Nr. 418 Herba Convolvuli arvensis.

Radix Curcumae domesticae Nr. 670

Rhizoma Curcumae javanicae

Radix Curcumae xanthorrhizae.

Handelsbez.: Flache Kurkumawurzel, Temoe lawak.

St. Pfl.: Curcuma domestica.

Familie: Zingiberaceae.

Herkunftsgeb.: Niederländisch-Indien, besonders Java. —

Bestandteile: Ätherisches Öl, Curcumin (Farbstoff), wasserlösliche Bestandteile. —

Anwend.: Spezifikum gegen Leber- und Gallenleiden. — Technisch zum Färben von Baumwolle und Seide. —

Radix Curcumae longae Nr. 671

Rhizoma Curcumae longum.

Handelsbez.: Lange Kurkumawurzel, Kurkuma in Fingern. —

St. Pfl.: Curcuma longa.

Familie: Zingiberaceae.

Herkunftsgeb.: Südchina, — Ostindien, besonders Madras und Bengal.

Bestandteile: 3 bis 5% ätherisches Öl, Curcumin (Farbstoff), Bitterstoff, Fett, Säuren, Harz. —

Anwend.: Mittel bei Leber- und Gallenleiden. Gegen Wechselfieber und Wassersucht. — Magenmittel und Gewürz (Curry-Pulver). — In der Kosmetik und in anderen Branchen zu Farbzwecken. —

Bemerk.: Im Erg.B. z. D.A.B. v. 1941 aufgeführt. — Die Tochterknollen liefern Radix Curcumae rotundae. Die Wurzeln von Curcuma aromatica und Curcuma caesia aus Cochinchina werden in ähnlicher Weise verwendet. —

Radix Cyclamen europaei Nr. 672

Cyclamen (hom.)

Handelsbez.: Alpenveilchenwurzeln.

St. Pfl.: Cyclamen europaeum.

Familie: Primulaceae.

Herkunftsgeb.: Alpen und Voralpengebiete.

Bestandteile: Das Saponin Cyclamin.

Anwend.: Abführmittel.

Bemerk.: Offizinell im Homöopath. Arzneibuch ist der frische Wurzelstock. —

Radix Cynoglossi Nr. 673

Handelsbez.: Hundszungenwurzel.

St. Pfl.: Cynoglossum officinale.

Familie: Borraginaceae.

Herkunftsgeb.: Europa.
Bestandteile: Schleim, Gerbstoff, Cynoglossin (Alkaloid).
Anwend.: Adstringens gegen Diarrhöen, — gegen Gesichts- und Nervenschmerzen in Form von Einreibungen. —
Bemerk.: Vergleiche Nr. 422 Herba Cynoglossi.

Nr. 674 **Radix Derridis**

Handelsbez.: Derriswurzel.
St. Pfl.: Derris elliptica und andere Arten.
Familie: Leguminosae.
Herkunftsgeb.: Niederländisch-Indien, besonders Java und Sumatra.
Bestandteile: Rotenon und andere Alkaloide, Gerbsäure, Harze.
Anwend.: Wichtiges Insektenvertilgungsmittel, besonders gegen Rebläuse und Dasselfliegen. Zur Herstellung von Stäubemitteln gegen Ölfruchtschädlinge. — Fischgift bei den Eingeborenen.—
Bemerk.: GIFTDROGE! Sarawak und Malayan-Derris sind die Haupthandelsqualitäten. — „Barbasco" (Sammelname für pflanzliche Fischgifte der Eingeborenen) kommt aus Bolivien (Lonchocarpusgewächse). Die Giftigkeit soll die von Derris elliptica weit übertreffen. — Derris Stuhlmannii liefert Kino. — Rotenonhaltig sind auch die Timbo liefernde Paullinia pinnata u. and. P.-Arten — Familie Sapindaceae — Südamerika. — Gleichfalls wichtiges Insektenvertilgungsmittel. —
Der Rotenongehalt schwankt bei diesen Drogen zwischen 4 und 9%. —

Nr. 675 **Radix Dictamni albi**

Handelsbez.: Diptamwurzel oder Escherwurzel.
St. Pfl. Dictamnus albus.
Familie: Rutaceae.
Herkunftsgeb.: Europa, — gemäßigtes Asien.
Bestandteile: Äther. Öl, — Harz, — Bitterstoff.
Anwend.: Fiebermittel und Diuretikum, — gegen Würmer. — Bei Hysterie.

Nr. 676 **Radix Dioscoreae villosae**

Handelsbez.: Wilde Yam-Wurzel, — Kolikwurzel.
St. Pfl.: Dioscorea villosa.
Familie: Dioscoreaceae.
Herkunftsgeb.: Nordamerika.
Bestandteile: Saponin, — Harz, — Stärke.
Anwend.: Expektorierendes und schweißtreibendes Mittel. — Gegen Rheuma und Koliken. — Bei Muskelrheumatismus.
Bemerk.: Offizinell im Homöopath. Arzneibuch ist der frische Wurzelstock. —

Radix Ebuli Nr. 677

Radix Sambuci ebuli.

Handelsbez.: Attichwurzel.
St. Pfl.: Sambucus Ebulus.
Familie: Caprifoliaceae.
Herkunftsgeb.: Mitteleuropa, Balkanländer.
Bestandteile: Bitterstoff, Zucker, Emulsin. —
Anwend.: Harn- und schweißtreibendes Mittel besonders bei Wassersucht. Abführ- und Blutreinigungsmittel. — (Kneipp-Mittel).
Bemerk.: Im Erg.B. z. D.A.B. v. 1941 aufgeführt. — GIFTDROGE! Vergleiche Nr. 278 Fructus Ebuli nigri; Nr. 426 Herba Ebuli nigri.

Radix Echinaceae angustifoliae Nr. 678

Handelsbez.: Rote Sonnenhutwurzel.
St. Pfl.: Rudbeckia purpurea (= Echinacea angustifolia).
Familie: Compositae.
Herkunftsgeb.: Nordamerika.
Bestandteile: Ein Alkaloid, — Harz.
Anwend.: Antiseptikum und schweißtreibendes Mittel. — Äußerlich bei Hautkrankheiten und Geschwüren. — In der Homöopathie gegen Malaria.

Radix Eryngii Nr. 679

Handelsbez.: Flachblättrige Mannstreuwurzel.
St. Pfl.: Eryngium planum.
Familie: Umbelliferae.
Herkunftsgeb.: Balkanländer, besonders Rumänien. —
Bestandteile: Saponin, wenig Gerbstoff, vermutlich ein Alkaloid. —
Anwend.: Diuretikum. Spezifikum gegen Reiz- und Keuchhusten. —
Bemerk.: Eryngium campestre — Europa und E. aquaticum — Nordamerika werden auch als Diuretikum gebraucht. E. foetidum-Jamaika wird gegen Fieber verordnet. — Offizinell im Homöopath. Arzneibuch ist der frische Wurzelstock von Eryngium aquaticum. — Vergleiche Nr. 433 Herba Eryngii.

Radix Filicis marginalis Nr. 680

Rhizoma Filicis marginalis

Radix Aspidii marginalis

Handelsbez.: Amerikanische Wurmfarnwurzel.
St. Pfl.: Dryopteris marginale.
Familie: Polypodiaceae.
Herkunftsgeb.: Nordamerika.

Bemerk.:	Bestandteile und Anwendungsmöglichkeiten sind denen von Radix Filicis maris sehr ähnlich, jedoch enthält Radix F. marginalis keine Filixgerbsäure. — GIFTDROGE!

Nr. 681

Radix Filicis maris

Rhizoma Filicis maris

Radix Aspidii Filicis maris

Filix (hom.)

Handelsbez.:	Wurmfarnwurzel.
St. Pfl.:	Dryopteris Filix mas.
Familie:	Polypodiaceae.
Herkunftsgeb.:	Mittel- und Südeuropa. Hauptlieferländer Italien und die Balkanländer. —
Bestandteile:	Ca. 10% Filixgerbsäure, ätherisches Öl, ca. 5% fettes Öl, Harz, Bitterstoffe, Wachs, Farbstoffe, Stärke. — Filmaron (der Hauptwirkstoff) und andere Bestandteile von Wirksamkeit. — Der Extraktgehalt soll nach dem D.A.B. 6 mindestens 8% mit wenigstens 25% Rohfilicin betragen. — Asche max. 4%. —
Anwend.:	Bekanntes Bandwurmmittel, besonders in Extraktform verordnet. — In der Tierheilkunde gegen die Leberegelseuche. —
Bemerk.:	Offizinell im D.A.B. 6. — Offizinell im Homöopath. Arzneibuch ist der frische Wurzelstock. — GIFTDROGE! Die Droge darf nicht länger als ein Jahr aufbewahrt werden. — Die Ware kommt in ganzen resp. halbierten Rhizomen oder „in Fingern" in den Handel. — Vergleiche Nr. 440 Herba Filicis maris. —

Nr. 682

Radix Filicis spinulosi

Rhizoma Filicis spinulosi

Radix Aspidii spinulosi

Handelsbez.:	Dornige Nierenfarnwurzel.
St. Pfl.:	Dryopteris spinulosa.
Familie:	Polypodiaceae.
Herkunftsgeb.:	Mittel- und Nordeuropa, Ostseeländer. —
Bestandteile:	Vergleiche Radix Filicis maris. Nr. 681.
Anwend.:	Vergleiche oben. Die Wirksamkeit ist stärker als bei obengenannter Droge, — sie ist besonders in baltischen und nordischen Ländern in Gebrauch. —
Bemerk.:	Auch die Rhizome anderer Farnarten werden als Wurmmittel verwendet — GIFTDROGE!

Nr. 683

Radix Foeniculi

Handelsbez.:	Fenchelwurzel.
St. Pfl.:	Foeniculum vulgare.

Familie: Umbelliferae.
Herkunftsgeb.: Deutschland, — aus Kulturen.
Bestandteile: Ätherisches Öl, Zucker, Stärke. —
Anwend.: Blähungtreibendes Mittel.
Bemerk.: Vergleiche Nr. 280 Fructus Foeniculi.

Radix Fragariae Nr. 684

Handelsbez.: Erdbeerwurzel.
St. Pfl.: Fragaria vesca.
Familie: Rosaceae.
Herkunftsgeb.: Mittel- und Südeuropa, — auch Deutschland.
Bestandteile: Gerbstoff.
Anwend.: Adstringens.
Bemerk.: Vergleiche Nr. 281 Fructus Fragariae; Nr. 441 Herba Fragariae.

Radix Francisceae uniflorae Nr. 685

Radix Manacae

Handelsbez.: Manakawurzeln.
St. Pfl.: Franciscea uniflora.
Familie: Solanaceae
Herkunftsgeb.: Tropisches Amerika, besonders Brasilien.
Bestandteile: Manacin und andere Alkaloide.
Anwend.: Gegen Skrophulose und rheumatische Erkrankungen, — Abführmittel.
Bemerk.: Offizinell im Homöopath. Arzneibuch ist die frische Wurzel.

Radix Galangae Nr. 686

Rhizoma Galangae

Handelsbez.: Galgantwurzel.
St. Pfl.: Alpinia officinarum.
Familie: Zingiberaceae.
Herkunftsgeb.: Südchina, Halbinsel Leitschou, Hainan, Siam, kultiviert!
Bestandteile: Ca. 0,5% äther. Öl (nach dem D.A.B. 6 mind. 0,5%), scharfe Harze, — Flavonderivate, — Gerbstoffe, — Stärke, — Zucker, — Asche max. 6%.
Anwend.: Magenmittel und Aromatikum, — Bestandteil aromatischer Tinkturen. — Gegen Seekrankheit. — Gewürz, — in der Likörindustrie. —
Bemerk.: Offizinell im D.A.B. 6. — Die Wurzeln von Alpinia Galanga, welche dicker sind als obige, werden ebenfalls gehandelt. —

Nr. 687 **Radix Gelsemii sempervirentis**

Rhizoma Gelsemii

Gelsemium (hom.)

Handelsbez.: Gelbe Jasminwurzel.

St. Pfl.: Gelsemium sempervirens

Familie: Loganiaceae.

Herkunftsgeb.: Atlantisches Nordamerika, besonders die Südstaaten. —

Bestandteile: Giftige Alkaloide, Harz, ätherisches Öl. —

Anwend.: Beruhigungsmittel und Antipyretikum. — Gegen Neuralgie, Krämpfe, Migräne, Keuchhusten, Asthma, Hysterie, Fieber und Blasenreizungen. — In der Homöopathie bei Herzaffektionen. — Zur Herstellung von Extrakten und Tinkturen. —

Bemerk.: Im Erg.B. z. D.A.B. v. 1941 aufgeführt. — Offizinell im Homöopath. Arzneibuch ist der frische Wurzelstock. — GIFTDROGE!

Nr. 688 **Radix Gentianae albae**

Handelsbez.: Weiße Enzianwurzel.

St. Pfl.: Laserpitium latifolium.

Familie: Umbelliferae.

Herkunftsgeb.: Mittel- und Südeuropa.

Bestandteile: Ätherisches Öl, Harz, Laserpitin.

Anwend.: Tonikum, Magenmittel.

Nr. 689 **Radix Gentianae rubrae**

Handelsbez.: Enzianwurzel.

St. Pfl.: Verschiedene Gentiana-Arten, besonders G. lutea, G. pannonica, G. purpurea, G. punctata. —

Familie: Gentianaceae.

Herkunftsgeb.: Gebirge Mittel- und Südeuropas, sowie Kleinasiens, besonders Pyrenäen, Alpen und Karpaten. — Die Hauptlieferländer sind Frankreich, Spanien und Italien. — Kleinere Mengen kommen aus Skandinavien. —

Bestandteile: Bitterstoffglykoside, zuckerartige Stoffe, flüchtige Riechstoffe und Fermente. Farbstoff. — Asche max. 5%. —

Anwend.: Bitter- und Magenmittel bei schlechter Verdauung. Gegen Fieber, Bleichsucht und Würmer. — Äußerlich gegen Geschwüre. — Zur Herstellung zahlreicher Extrakte und Tinkturen. — In der Likör- und Schnapsfabrikation auf Grund des Zuckergehaltes. —

Bemerk.: Offizinell im D.A.B.6. — Offizinell im Homöopath. Arzneibuch ist die frische Wurzel von Gentiana lutea. —

Radix Geranii maculati Nr. 690

Handelsbez.: Fleckstorchschnabelwurzel.
St. Pfl.: Geranium maculatum.
Familie: Geraniaceae.
Herkunftsgeb.: Nordamerika.
Bestandteile: Gerbsäure, — Gallussäure, — Farbstoff.
Anwend.: Adstringens, — Blutstillmittel, besonders bei Nieren- und Darmblutungen. — Technisch zum Gerben.
Bemerk.: Offizinell im Homöopath. Arzneibuch ist der frische Wurzelstock. —

Radix Ginseng Nr. 691

Radix Ninsi

Ginseng (hom.)

Handelsbez.: Ginsengwurzel, Samwurzel.
St. Pfl.: Panax Ginseng und Panax quinquefolius.
Familie: Araliaceae.
Herkunftsgeb.: Korea (die Kulturen sind japanisches Staatsmonopol), Mandschurei, China, Tibet (P. Ginseng). -- In Nordamerika kultiviert (P. quinquefolius.). —
Bestandteile: Ätherisches Öl, Harz, Saponin, Gerb- und Bitterstoffe. — Phosphate. —
Anwend.: Stimulans und Anregungsmittel, besonders als Aphrodisiakum. —
Bemerk.: Offizinell im Homöpoath. Arzneibuch. —Die wildwachsende asiatische Wurzel gilt als besonders wertvoll, sie wird mit einigen hundert Mark pro Stück bezahlt. — Im europäischen Handel findet man meist nur die kultivierte, amerikanische Abart. Die Wurzel der japanischen Panax repens ist wenig geschätzt. —

Radix Graminis Nr. 692

Rhizoma Graminis

Handelsbez.: Queckenwurzel.
St. Pfl.: Agropyrum repens.
Familie: Gramineae.
Herkunftsgeb.: Nord- und Mitteleuropa. —
Bestandteile: Triticin (Kohlehydrat), Zucker, Saponin, ein vanillinartiger Stoff, Schleim, Kieselsäure, Laevulose, Mannit. —
Anwend.: Reizmilderndes Mittel bei Erkrankungen der Harnwege. Diuretikum. Bei Hämorrhoidalleiden. — Gegen Katarrhe,

Fieber und Hautleiden. — In Extraktform zur Pillenfabrikation. — Bei rheumatischen Erkrankungen, als Blutreinigungsmittel. —

Bemerk.: Im Erg.B. z. D.A.B. v. 1941 aufgeführt.

Nr. 693

Radix Graminis italici

Rhizoma Graminis italicum

Radix Dactyli

Handelsbez.: Italienische Graswurzel, helle Queckenwurzel.

St. Pfl.: Cynodon dactylon.

Familie: Gramineae.

Herkunftsgeb.: Nord- und Mittelitalien, Balkanländer. —

Bestandteile: Saponin, Zucker, Schleim, Stärke.

Anwend.: Vergleiche Radix Graminis Nr. 692.

Nr. 694

Radix Helenii

Radix Enulae

Rhizoma Helenii

Handelsbez.: Alantwurzel.

St. Pfl.: Inula Helenium.

Familie: Compositae.

Herkunftsgeb.: Mittel- und Osteuropa, Balkanländer.

Bestandteile: Ätherisches Öl mit Alantkampfer, ca. 44% Inulin, Schleim, Bitterstoffe. —

Anwend.: Magenstärkendes Mittel. — Expektorans und harntreibendes Mittel, besonders bei Hautleiden und Frauenkrankheiten. — Gegen Hustenreiz, Gicht und Rheuma. — In frischem Zustand Bestandteil von Diabetikernährmitteln. — Zur Herstellung des Alantkampfers. —

Bemerk.: Im Erg.B. z. D.A.B. v. 1941 aufgeführt. — Offizinell im Homöopath. Arzneibuch ist die frische Wurzel. — Es wird geschälte und ungeschälte Ware gehandelt. —

Nr. 695

Radix Hellebori nigri

Helleborus (hom.)

Handelsbez.: Schwarze Nieswurzel.

St. Pfl.: Helleborus niger.

Familie: Ranunculaceae.

Herkunftsgeb.: Mittel- und Südeuropa.

Bestandteile: Glykosidische Saponine, Glykoside (Helleborein), fettes Öl, Stärke, Kalziumphosphat.

Anwend.: Diuretikum und Herzmittel. — Bei Menstruationsstörungen, Harngries, Gelbsucht, Nervenleiden. — Gegen Wassersucht,

Hautleiden, Geschwüre, Würmer. — In der Homöopathie gegen Nieren- und Harnleiden. —

Bemerk.: Im Erg.B. z. D.A.B. v. 1941 aufgeführt. — Offizinell im Homöopath. Arzneibuch. — GIFTDROGE! — Man achte auf Verwechslungen mit Radix veratri albi (Nr. 768). —

Radix Hellebori viridis Nr. 696

Handelsbez.: Grüne oder große Nieswurz. —

St. Pfl.: Helleborus viridis.

Familie: Ranunculaceae.

Herkunftsgeb.: Mitteleuropa, Alpenländer, gebirgige Gegenden und Wälder.

Bestandteile: Glykoside, Saponine, fettes Öl, Stärke, Kalziumphosphat.

Anwend.: Herzmittel, bei Menstruationsstörungen und Nervenleiden.

Bemerk.: Offizinell im Homöopath. Arzneibuch. — GIFTDROGE! Vergleiche oben. —

Radix Helonias dioicae Nr. 697

Handelsbez.: Heloniaswurzel.

St. Pfl.: Helonias dioica

Familie: Liliaceae.

Herkunftsgeb.: Östliches Nordamerika.

Bestandteile: Helonin.

Anwend.: In der Homöopathie.

Bemerk.: Offizinell im Homöopath. Arzneibuch ist der frische Wurzelstock. —

Radix Hydrastis Nr. 698

Rhizoma Hydrastis.

Hydrastis (hom.)

Handelsbez.: Goldsiegelwurzel, Kanadische Gelbwurzel.

St. Pfl.: Hydrastis canadensis.

Familie: Ranunculaceae.

Herkunftsgeb.: Wälder in Kanada und im Osten der Vereinigten Staaten von Nordamerika. — Besonders in Virginien, Ohio, Kentucky und Indiana. — Wild und kultiviert. —

Bestandteile: Hydrastin, ca. 3 bis $3^1/_2$%, nach dem D.A.B. 6 mindestens 2,5%, — Berberin, Canadin, Mekonin (Alkaloide). — Ferner Fett, Harz, Stärke und ätherisches Öl. — Asche max. 6%. —

Anwend.: Blutstillmittel bei Uterusblutungen, bei Magen- und Darmkatarrhen. — In der Homöopathie. — Äußerlich gegen Ekzeme und Entzündungen — Zur Herstellung von Hydrastinin, Hydrastis-Extrakten und Tinkturen. —

Bemerk.: Offizinell im D:A.B. 6 und im Homöopath. Arzneibuch. —

Nr. 699 **Radix Hyoscyami**

Handelsbez.: Bilsenkrautwurzel.

St. Pfl.: Hyoscyamus niger.

Familie: Solanaceae.

Herkunftsgeb.: Europa, Nordafrika, Asien.

Bestandteile: Hyoscyamin und andere Alkaloide.

Anwend.: Gegen Schmerz- und Erregungszustände. Zur Herstellung der Alkaloide.

Bemerk.: GIFTDROGE! Vergleiche Nr. 212 Folia Hyoscyami; Nr. 821 Semen Hyoscyami.

Nr. 700 **Radix Imperatoriae**

Rhizoma Imperatoriae

Handelsbez.: Meisterwurz.

St. Pfl.: Peucedanum (= Imperatoria) Ostruthium.

Familie: Umbelliferae.

Herkunftsgeb.: Gebirgswiesen Mitteleuropas. Auch aus Kulturen.

Bestandteile: 0,2—1,4% ätherisches Öl, Bitterstoffe, Gerbstoff, Harz, Stärke. —

Anwend.: Magenmittel bei chronischen Verdauungsbeschwerden. — Schweiß- und harntreibendes Mittel. In der Homöopathie bei Bronchialleiden und gegen Fieber. — Äußerlich gegen Geschwüre. Zur Herstellung des Peucedaninbitterstoffes. —

Bemerk.: Im Erg.B. z. D.A.B. v. 1941 aufgeführt. — Vergleiche Nr. 463 Herba Imperatoriae.

Nr. 701 **Radix Ipecacuanhae**

Ipecacuanha (hom.)

Handelsbez.: Brechwurzel.

St. Pfl.: Uragoga Ipecacuanha.

Familie: Rubiaceae.

Herkunftsgeb.: Feuchte Wälder Brasiliens, besonders die Provinzen Matto-Grosso, — Rio de Janeiro, — Minas Geraes, — Bahia, — wildwachsend und kultiviert. — Ferner Nicaragua. — Weniger häufig gehandelte Ware stammt aus Costarica, Kolumbien und Johore. —

Bestandteile: Ca. 2 bis 3% Alkaloide (Bei Nicaragua-Ware auch mehr!), nach dem D.A.B. 6 mindestens 1,99%, nämlich Emetin, Cephaëlin und Psychotrin, ferner Nebenalkaloide, Saponin, Stärke, Harz, aetherisches Öl, Zucker. — Asche max. 5%.

Anwend.: Brechmittel, Expektorans. — Mittel gegen Ruhr, Magenkrämpfe und katarrhalische Leiden. — Bestandteil zahlreicher Kompositionen und Präparate. — Zur Herstellung der Alkaloide. — In der Homöopathie besonders gegen Gelenkrheumatismus. —

Bemerk.:	Offizinell im D.A.B. 6 und im Homöopath. Arzneibuch. — GIFTDROGE! — Die Handelsqualitäten stimmen mit den Herkünften überein. — Die Hauptsorten sind: — Rio-, Matto-Grosso- und Nicaragua-Ware. —

Radix Ipecacuanhae Cartagena Nr. 702

Handelsbez.:	Cartagena-Ipecacuanha.
St. Pfl.:	Uragoga acuminata.
Familie:	Rubiaceae.
Herkunftsgeb.:	Venezuela, — Kolumbien.
Bestandteile:	Vergleiche Nr. 701 Radix Ipecacuanhae. — Der Alkaloidgehalt ist höher, besonders der an Cephaëlin.
Anwend.:	Brechmittel, bei Magenleiden, weniger als Expektorans geeignet. — Zur Alkaloidherstellung.

Radix Iridis Nr. 703

Rhizoma Iridis florentinum

Handelsbez.:	Veilchenwurzeln, Florentiner Veilchenwurzeln.
St. Pfl.:	Iris pallida, I. germanica, I. florentina.
Familie:	Iridaceae.
Herkunftsgeb.:	Norditalien (Florenz, Verona), — Marokko (Mogador und Saffi.)
Bestandteile:	0,1 bis 0,2 % ätherisches Öl, mit Iron, — das Glykosid Iridin, Harz, Stärke, Zucker, Schleim, fettes Öl, Gerbstoff. — Asche max. 5%. —
Anwendung:	Expektorans, — Zusatz zu Brust- und anderen Teemischungen, bei Lungenkatarrh, Asthma und Knochenleiden. — Zur Herstellung von Kosmetika. — Geruchs- und Geschmackskorrigens. — Zu Zahnputzmitteln, Pudern und Streupulvern, auch bei der Pillen- und Tablettenfabrikation. — Räuchermittel, zu diesem Zwecke kommt die Ware oft in gefärbtem Zustand in den Handel. —
Bemerk.:	Offizinell im D.A.B. 6. — Florentiner Iriswurzeln kommen in geschälten Stücken oder bearbeitet in Form von — pro infantibus — in den Handel. — Die letztgenannte Sorte wird als Kaumittel für zahnende Kinder verwendet, sie darf nicht mit Bleiweiß gefärbt sein. — Die Veroneser Ware ist, wie auch die marokkanische Sorte, von geringerer Qualität. —

Radix Iridis pseudacori Nr. 704

Handelsbez.:	Wasserschwertlilienwurzel.
St. Pfl.:	Iris pseudacorus.
Familie:	Iridaceae.
Herkunftsgeb.:	Europa, nördliches Asien.

Bestandteile: Ätherisches Öl.
Anwend.: Blutstillmittel.
Bemerk.: Vergleiche Nr. 822 Semen Iridis pseudacori.

Nr. 705

Radix Iridis versicoloris

Rhizoma Iridis versicoloris

Iris (hom.)

Handelsbez.: Amerikanische Iriswurzel.
St. Pfl.: Iris versicolor.
Familie: Iridaceae.
Herkunftsgeb.: Osten der Vereinigten Staaten von Nordamerika.
Bestandteile: Ätherisches Öl.
Anwend.: Abführmittel, bei Nierenleiden verordnet. —
Bemerk.: Offizinell im Homöopath. Arzneibuch ist der frische Wurzelstock. —

Nr. 706

Radix Ivarancusae

Radix Vetiverae

Anatherum muricatum (hom.)

Handelsbez.: Ivarancusawurzel, Mottenwurzel. —
St. Pfl.: Andropogon squarrosus.
Familie: Gramineae.
Herkunftsgeb.: Vorder- und Hinterindien. Niederländisch-Indien. Malayischer Archipel. —
Bestandteile: Ätherisches Öl, Harz, Bitterstoff. —
Anwend.: Schweißtreibendes Mittel. Gegen Ungeziefer, besonders Motten. — In der Parfümerieindustrie. —
Bemerk.: Offizinell im Homöopath. Arzneibuch. — Zahlreiche Andropogon-Arten liefern ätherische Öle, wie u. a. Andropogon Nardus — Citronellöl, Lemongrasöl; Andropogon Schoenanthus — Palmarosaöl. — Vergleiche Teil II.

Nr. 707

Radix Jalapae

Tubera Jalapae

Jalapa (hom.)

Handelsbez.: Jalapenknollen.
St. Pfl.: Exogonium purga.
Familie: Convolvulaceae.
Herkunftsgeb.: Ostabhänge der mexikanischen Kordilleren (Orizaba, Cordoba) in 1200 bis 2000 m Höhe. — Jamaika. — Auf Ceylon und in Nordindien kultiviert. —
Bestandteile: 5 bis 20% Harz, nach dem D.A.B. 6 mindestens 10%. — Mannit, Zucker, Stärke, Gummi, Säure. — Asche ca. 6,5 %. —

Anwend.: Stark wirkendes Abführmittel bei Zirkulationsstörungen und entzündlichen Erkrankungen. — Bestandteil zahlreicher zusammengesetzter Präparate. — Zur Herstellung von Resina Jalapae. —

Bemerk.: Offizinell im D.A.B. 6 und im Homöopath. Arzneibuch. — GIFTDROGE! — Brasilianische Radix Jalapae stammt meist von Ipomoea operculata und wird in Scheiben gehandelt. Bestandteile und Anwendungsgebiete sind denen der mexikanischen Ware ähnlich. — Tampikojalapen stammen von Ipomoea simulans. — Vergleiche Nr. 749 Radix Scammoniae mex. Nr. 777 Resina Jalapae.

Radix Junci conglomerati Nr. 708

Handelsbez.: Binsenwurzel.

St. Pfl.: Juncus conglomeratus.

Familie: Juncaceae.

Herkunftsgeb.: Deutschland, Osteuropa.

Anwend.: Schleimmittel.

Radix Junci effusi Nr. 709

Handelsbez.: Flatterbinsenwurzel. —

St. Pfl.: Juncus effusus

Familie: Juncaceae.

Herkunftsgeb.: Über die ganze Erde verbreitet, — an Ufern, in Mooren und [Sümpfen.

Bestandteile: Saponin.

Anwend.: Diuretikum, besonders bei Rheuma, Steinleiden und Strangurie.

Bemerk.: Offizinell im Homöopath. Arzneibuch ist der frische Wurzelstock. —

Radix Kava-Kava Nr. 710

Radix Ava-Ava.

Rhizoma Kava-Kava

Handelsbez.: Kava-Kava, — Kawa-Kawa-Wurzel.

St. Pfl.: Piper methysticum.

Familie: Piperaceae.

Herkunftsgeb.: Polynesien.

Bestandteile: Ein Harzgemisch. — Methysticin und andere Verbindungen, ätherisches Öl, Zucker, Stärke, zwei Glykoside und ein Alkaloid.—

Anwend.: Antiseptisches und schmerzstillendes Mittel bei Gonorrhoe, Gicht, Rheuma, Darmkatarrh und Wassersucht. — Zur Herstellung von Extrakten und des Harzes. — Bestandteil zahlreicher Spezialitäten. —

Bemerk.: Im Erg.B. z. D.A.B. v. 1941 aufgeführt. — Offizinell im Homöopath. Arzneibuch ist der frische Wurzelstock. —

Nr. 711 **Radix Lapathi acuti**

Handelsbez.: Ampfergrindwurzel.
St. Pfl.: Rumex obtusifolius und R. crispus.
Familie: Polygonaceae.
Herkunftsgeb.: Europa.
Bestandteile: Chrysophansäure, — Gerbstoff, — Harz, — Emodin.
Anwend.: Bei Hautkrankheiten und Diarrhöe. — Tonikum. — Äußerlich als Waschmittel. —

Nr. 712 **Radix Leptandrae virginianae**

Leptandra (hom.)

Handelsbez.: Leptandra- oder Culver-Wurzel.
St. Pfl.: Leptandra virginica.
Familie: Scrophulariaceae.
Herkunftsgeb.: Nordamerika, Sibirien.
Bestandteile: Leptandrin (Resinoid).
Anwend.: Abführ- und Brechmittel. — In der Homöopathie und Biochemie gegen Leber- und Gallenleiden. —
Bemerk.: Offizinell im Homöopath. Arzneibuch ist die frische Wurzel.

Nr. 713 **Radix Levistici**

Handelsbez.: Liebstöckelwurzel.
St. Pfl.: Levisticum officinale.
Familie: Umbelliferae.
Herkunftsgeb.: Mittel- und Südosteuropa. — In Deutschland (Thüringen) kultiviert. — Hauptliefergebiete Balkanländer.
Bestandteile: Ätherisches Öl, Harz, Zucker, Stärke, Säuren, Gummi, Fett. Asche max. 8,5%. —
Anwend.: Harntreibendes Mittel, besonders bei Blasenleiden. Expektorans, Zusatz zu Entfettungstees. — Blähungtreibendes Mittel, gegen Hysterie. — Bestandteil zahlreicher Teemischungen. —
Bemerk.: Offizinell im D.A.B. 6. — Offizinell im Homöopath. Arzneibuch ist der frische Wurzelstock. — Vergleiche Nr. 469 Herba Levistici; Nr. 824 Semen Levistici.

Nr. 714 **Radix Liquiritiae**

Handelsbez.: Süßholz, Süßholzwurzel.
St. Pfl.: Glycyrrhiza glabra und andere G.-Arten und Varietäten.
Familie: Leguminosae.
Herkunftsgeb.: Zentral- und Südrußland, besonders im Wolgadelta, um Batum, im Gebiet des Uralflusses, in Sibirien bis zur Mongolei, Kleinasien, — Syrien, — Euphratländer, — Irak, — Turke-

	stan, — (von Glycyrrhiza glabra var. glandulifera und G. uralensis — wildwachsend oder aus Kulturen.) Spanien (Tortosa), — Italien (Calabrien und Sizilien), — Südfrankreich — (von G. glabra — aus Kulturen). —
Bestandteile:	Ca. 6—14% Glycyrrhizinsäure, Harz, Zucker, ein Glykosid, Bitterstoffe, Stärke, Gummi, Mannit. — Asche max. 6,5%. —
Anwend.:	Expektorans bei Katarrhen und Heiserkeit. — Diuretikum bei Gicht und Rheuma. — Blutreinigungsmittel. — Unentbehrliches Geschmackskorrigens. Bestandteil zahlreicher Teemischungen und anderer Kompositionen. — Zur Herstellung von Sirupus, Succus und Extractum Liquiritiae. — Große Mengen werden, besonders in Amerika, bei der Herstellung von Kautabaken verwendet. — Zu Porterbier.
Bemerk.:	Offizinell im D.A.B. 6. — Man unterscheidet im Handel bei den verschiedenen Herkünften naturelle, einfach oder doppelt mundierte Sorten, sowie eine große Anzahl verschiedener Schnitt- und Pulverformen. — Vergleiche Nr. 856 Succus Liquiritiae. —

Radix Mandragorae — Nr. 715

Handelsbez.:	Alraunwurzel.
St. Pfl.:	Mandragora officinarum.
Familie:	Solanaceae.
Herkunftsgeb.:	Mittelmeergebiete.
Bestandteile:	Scopolamin, — Atropin.
Anwend.:	Beruhigungsmittel bei starken Schmerz- und Erregungszuständen. —
Bemerk.:	Die Droge galt früher als Allheilmittel und spielte in der Mythologie eine große Rolle. — GIFTDROGE!

Radix Mei — Nr. 716

Handelsbez.:	Bärenwurz, Mutterwurz.
St. Pfl.:	Meum athamanticum.
Familie:	Umbelliferae.
Herkunftsgeb.:	Gebirgsländer Europas.
Bestandteile:	Ätherisches Öl, Harz. —
Anwend.:	Aromatikum und Tonikum. — Mittel gegen Blähungen und Magenverstimmungen. — Gegen Nervosität und Hysterie. —

Radix Morsus diaboli — Nr. 717

Radix Succisae pratensis

Handelsbez.:	Teufelsabbißwurzel.
St. Pfl.:	Succisa pratensis.
Familie:	Dipsacaceae.

Herkunftsgeb.:	Mittel- und Südeuropa.
Bestandteile:	Gerbstoff.
Anwend.:	Adstringens gegen Diarrhöe. — Zu Gurgelwässern, bei Halskrankheiten. — Gegen Hautwunden. —
Bemerk.:	Vergleiche Nr. 483 Herba Morsus diaboli.

Nr. 718

Radix Nymphaeae

Handelsbez.:	Weiße Seerosenwurzel.
St. Pfl.:	Nymphaea alba.
Familie:	Nymphaeaceae.
Herkunftsgeb.:	Mitteleuropa, in Teichen und Seen.
Bestandteile:	Gerbstoff, — Stärke, — Glukose.
Anwend.:	Gegen Durchfall.
Bemerk.:	Auch andere Nymphaea-Arten, sowie Samen und Blüten der Pflanzen werden medizinisch verwendet.

Nr. 719

Radix Ononidis spinosae

Handelsbez.:	Hauhechelwurzel.
St. Pfl.:	Ononis spinosa.
Familie:	Leguminosae.
Herkunftsgeb.:	Mittel- und Osteuropa. Die Pflanze wächst an Hängen, Bahndämmen usw.
Bestandteile:	Onon, Ononin und andere Glykoside. Gerbstoff, Saponin, Stärke, fettes und ätherisches Öl, Harz. Asche max. 7%. —
Anwend.:	Harntreibendes Mittel bei Nierenleiden, Rheuma, Blasenkatarrh. — Expektorans. — Gegen chronische Hautleiden und schlecht heilende Wunden. — Bestandteil zahlreicher Teemischungen gegen Gicht und Arteriosklerose. —
Bemerk.:	Offizinell im D.A.B. 6. — Vergleiche Nr. 488 Herba Ononidis spinosae. —

Nr. 720

Radix Paeoniae

Handelsbez.:	Pfingstrosenwurzel.
St. Pfl.:	Paeonia officinalis.
Familie:	Ranunculaceae.
Herkunftsgeb.:	Europa, besonders Balkan- und Mittelmeerländer.
Bestandteile:	Ätherisches Öl, Gerbstoffe, Fett, Stärke, Zucker.
Anwend.:	Gegen Epilepsie und Krämpfe empfohlen. —
Bemerk.:	Offizinell im Homöopath. Arzneibuch ist die frische Wurzel. Die Wurzeln ostasiatischer Abarten, wie P. Moutan. und P. obovata werden gegen Nervosität resp. Magenbeschwerden verwendet. — Vergleiche Nr. 168 Flores Paeoniae rubrae; Nr. 834 Semen Paeoniae.

Radix Pannae — Nr. 721

Rhizoma Pannae
Radix Aspidii athamantici

Handelsbez.: Wurmfarn, — Unkomocomo.
St. Pfl.: Aspidium athamanticum.
Familie: Polypodiaceae.
Herkunftsgeb.: Südafrika, besonders Kapland und Natal.
Bestandteile: Pannasäure, — Harz, — Gerbstoff, — fettes und äther. Öl.
Anwend.: Wurmmittel.
Bemerk.: Giftdroge.

Radix Pareirae bravae — Nr. 722

Handelsbez.: Pareira- oder Grieswurzel.
St. Pfl.: Chondodendron tomentosum.
Familie: Menispermaceae.
Herkunftsgeb.: Brasilien, — Peru.
Bestandteile: Bebeerin (nicht mit Berberin zu verwechseln!), — Buxin, — Gerbstoff, — Bitterstoff.
Anwend.: Harntreibendes- und Fiebermittel. — Bei Menstruationsstörungen.
Bemerk.: Offizinell im Homöopath. Arzneibuch ist die frische Wurzel.

Radix Petasitis — Nr. 723

Handelsbez.: Pestwurz.
St. Pfl.: Petasites officinalis.
Familie: Compositae.
Herkunftsgeb.: Deutschland, — Norditalien.
Bestandteile: Äther. Öl, — Schleim.
Anwend.: Appetitanregendes und schweißtreibendes Mittel. — Äußerlich als Wundmittel.
Bemerk.: Vergleiche Nr. 497 Herba Petasites.

Radix Petroselini — Nr. 724

Handelsbez.: Petersilienwurzel.
St. Pfl.: Petroselinum sativum.
Familie: Umbelliferae.
Herkunftsgeb.: Mittel- und Südeuropa, — Balkanländer.
Bestandteile: Äther. Öl, — Apiin, — Schleim. — Zucker.
Anwend.: Diuretikum, — besonders bei Wassersucht, Harnbeschwerden und Herzleiden.
Bemerk.: Im Erg.B. z. D.A.B. v. 1941 aufgeführt. — Vergleiche Nr. 290 Fructus Petroselini; Nr. 498 Herba Petroselini.

Nr. 725 **Radix Peucedani**

Handelsbez.: Roßfenchelwurzel.
St. Pfl.: Peucedanum officinale.
Familie: Umbelliferae.
Herkunftsgeb.: Mitteleuropa.
Bestandteile: Peucedanin, — Harz, — äther. Öl.
Anwend.: Magenstärkendes und harntreibendes Mittel. — Zur Förderung der Menstruation.

Nr. 726 **Radix Phytolaccae decandrae**

Handelsbez.: Kermeswurzel.
St. Pfl.: Phytolacca decandra.
Familie: Phytolaccaceae.
Herkunftsgeb.: Nordamerika, — südliches Mitteleuropa und Mittelmeerländer.
Bestandteile: Gerbstoffe, — Harz, — Phytolaccin.
Anwend.: Brech- und Abführmittel, — gegen chronischen Rheumatismus, Gicht und Fettsucht. Äußerlich bei Hautkrankheiten. —
Bemerk.: Offizinell im Homöopath. Arzneibuch ist die frische Wurzel. —

Nr. 727 **Radix Pimpinellae**

Pimpinella alba (hom.)

Handelsbez.: Bibernellwurzel.
St. Pfl.: Pimpinella magna und P. saxifraga.
Familie: Umbelliferae.
Herkunftsgeb.: Deutschland, osteuropäische und Balkanstaaten.
Bestandteile: Ätherisches Öl, ein Saponin und ein Lakton, Harz und Zucker, Asche max. 6,5%. —
Anwend.: Magenmittel, Expektorans und Diuretikum. — Bei chronischen Katarrhen, Angina und Sekretionsstörungen. — Gegen Keuchhusten. — Zu Mund- und Gurgelwässern. Gegen entzündliche Erkrankungen. Menstruation- und milchsekretionförderndes Mittel. — Zur Herstellung von Extrakten und Tinkturen. — Gewürz. —
Bemerk.: Offizinell im D.A.B. 6. — Offizinell im Homöopath. Arzneibuch ist die frische Wurzel. —

Nr. 728 **Radix Podophylli emodi**

Rhizoma Podophylli emodi

Handelsbez.: Indische Podophyllwurzel.
St. Pfl.: Podophyllum emodi.
Familie: Berberidaceae.

Herkunftsgeb.: Indien, Himalaja-Gebiete.
Bestandteile: Ca. 5% und mehr Podophyllin-Harz, Stärke, fettes Öl. —
Anwend.: Drastisches Abführmittel. Vergleiche Radix Podophylli peltati, aber stärker in der Wirkung. Zur Herstellung von Podophyllin. —
Bemerk.: GIFTDROGE! Vergleiche Nr. 780 Resina Podophylli.

Radix Podophylli peltati — Nr. 729

Rhizoma Podophylli peltati
Podophyllum (hom.)

Handelsbez.: Fußblattwurzel, amerikanische Podophyllwurzel.
St. Pfl.: Podophyllum peltatum.
Familie: Berberidaceae.
Herkunftsgeb.: Laubwälder der östlichen Staaten von Nordamerika, von Florida bis zum Norden. —
Bestandteile: Ca. 5% Podophyllin-Harz, Stärke, fettes Öl. —
Anwend.: Abführmittel bei chronischer Verstopfung, bei Gallenleiden und gegen Würmer. — Zur Herstellung des Podophyllins und seiner Verbindungen. —
Bemerk.: Offizinell im Homöopath. Arzneibuch ist die frische Wurzel. GIFTDROGE! Vergleiche Nr. 780 Resina Podophylli.

Radix Polygalae amarae — Nr. 730

Handelsbez.: Bittere Kreuzkrautwurzel.
St. Pfl.: Polygala amara.
Familie: Polygalaceae.
Herkunftsgeb.: Mitteleuropa.
Bestandteile: Bitterstoff, Harz, Saponine, Salicylsäuremethylester.
Anwend.: Bittermittel, besonders bei tuberkulösen Erkrankungen. — Expektorans. —
Bemerk. Vergleiche Nr. 506 Herba Polygalae amarae.

Radix Polypodii — Nr. 731

Rhizoma Polypodii

Handelsbez.: Engelsüßwurzel.
St. Pfl.: Polypodium vulgare.
Familie: Polypodiaceae.
Herkunftsgeb.: Mittel- und Südeuropa.
Bestandteile: Glyzyrrhizin (?), — Gerbstoff, — Harz, — Schleim, — Stärke, — Zucker, — fettes Öl.
Anwend.: Gegen Erkältungskrankheiten. — Bei Leber- und Drüsenleiden.
Bemerk.: Im Erg.B. z. D.A.B. v. 1941 aufgeführt.

Nr. 732 **Radix Primulae**

Handelsbez.: Primelwurzel.

St. Pfl.: Primula officinalis und P. elatior.

Familie: Primulaceae.

Herkunftsgeb.: Mittel- und Osteuropa.

Bestandteile: Saponine, Glykoside, ätherisches Öl, Gerbstoff. —

Anwend.: Expektorans bei Asthma und Lungenleiden. Nervenmittel und Diuretikum bei Entzündungen der Harnwege. — Ersatzdroge für Radix Senegae. — In der Homöopathie gegen Herzleiden.

Bemerk.: Im Erg.B. z. D.A.B. v. 1941 aufgeführt. — Vergleiche Nr. 169 Flores Primulae; Nr. 511 Herba Primulae.

Nr. 733 **Radix Pyrethri germanici**

Pyrethrum (hom.)

Handelsbez.: Pyrethrumwurzel, deutsche Bertramwurzel.

St. Pfl.: Anacyclus officinarum.

Familie: Compositae.

Herkunftsgeb.: In Deutschland kultiviert. —

Bestandteile: Ätherisches Öl, scharfes Harz. —

Anwend.: Gegen Zahnschmerzen, Rheuma, Neuralgie und Verdauungsschwäche. — Schweißtreibendes Mittel. Zu Mund- und Gurgelwässern, zu Niespulvern. —

Bemerk.: Offizinell im Homöopath. Arzneibuch. —

Nr. 734 **Radix Pyrethri romani**

Handelsbez.: Römische Bertramwurzel.

St. Pfl.: Anacyclus Pyrethrum.

Familie: Compositae.

Herkunftsgeb.: Mittelmeerländer, Nordafrika.

Bestandteile: Pyrethrin (Alkaloid) ätherisches Öl, Harz, Inulin. —

Anwend.: Erregendes, reizendes und den Speichelfluß anregendes Mittel. Kaumittel. — Zu Zahn- und Mundwässern. — Bei Verdauungsschwäche, — gegen Zahnschmerzen. Zu Niespulvern. Zur Herstellung der Tinctura Pyrethri. —

Bemerk.: Im Erg.B. z. D.A.B. v. 1941 aufgeführt.

Nr. 735 **Radix Raphani**

Handelsbez.: Rettich.

St. Pfl.: Raphanus sativus.

Familie: Cruciferae.

Herkunftsgeb.: Europa, — kultiviert.

Bestandteile: Vitamin C, ätherisches Öl.

Anwend.:	Gegen Gallenleiden, — Gelbsucht.
Bemerk.:	Offizinell im Homöopath. Arzneibuch ist die frische Wurzel. —

Radix Ratanhiae Payta Nr. 736

Ratanhia (hom.)

Handelsbez.:	Ratanhiawurzel.
St. Pfl.:	Krameria triandra.
Familie:	Leguminosae.
Herkunftsgeb.:	Andenabhänge von Peru, Bolivien und Brasilien. Die Pflanze wächst in 1000 bis 2500 m. Höhe. —
Bestandteile:	Ca. 10% Ratanhiagerbsäure, Farbstoff, Zucker, Stärke, Gummi. — Asche max. 5%. —
Anwend.:	Zusammenziehendes Mittel bei chronischer Diarrhöe und Menorrhagie. Bei Verdauungsschwäche. Zu Mund- und Gurgelwässern, gegen Frost- und Hämorrhoidalleiden. — Zur Herstellung von Extrakten und Tinkturen. —
Bemerk.:	Offizinell im D.A.B. 6 und im Homöopath. Arzneibuch. — Die Handelsware besteht meist aus sog. „schlanken Peitschen", es kommt jedoch auch eine knollige Ware in den Handel. — Verschiedene andere Krameria-Arten liefern Ratanhia-Abarten, wie die Para-, Savanilla- und Texas-Sorte. —

Radix Rhei rhapontici Nr. 737

Radix Rhapontici

Handelsbez.:	Rhapontikarhabarber.
St. Pfl.:	Rheum Rhaponticum, Rh. undulatum. —
Familie:	Polygonaceae.
Herkunftsgeb.:	China (Tientsin und Thai-wang), Frankreich, England, Oesterreich. —
Bestandteile:	Rhaponticin, Chrysophansäure und andere Verbindungen, Gerb- und Oxalsäure. —
Anwendung:	Ähnlich wie chinesischer Rhabarber, besonders in der Tierheilkunde — Rhaponticin ist erheblich schwächer wirksam als die Glykoside des echten Rhabarbers.

Radix Rhei sinensis Nr. 738

Rhizoma Rhei sinensis

Rheum (hom.)

Handelsbez.:	Chinesische Rhabarberwurzel.
St. Pfl.:	Rheum palmatum var. tanguticum und Rheum officinale.
Familie:	Polygonaceae.
Herkunftsgeb.:	Hochgebirge Nordwest- bis Nordchinas und Osttibets, in Höhenlagen von 3 bis 4000 m, besonders die Provinzen

	Szetschuan und Kansu bis nach Shensi, sowie das osttibetanische Kukunorgebiet. Einer der Hauptstapelplätze ist Hankau. — Die Hauptausfuhrhäfen sind Schanghai, Tientsin und Kanton. —
Bestandteile:	Ein Anthrachinonglykosidgemisch, besonders Chrysophanëin, Rheumemodinglukosid, Rheinglukosid u. a., — Gerbstoffe, Gummi, Stärke, Zucker, Säuren. — Asche max. 28%. —
Anwend.:	Magenstärkungs- und Abführmittel, besonders bei chronischen Darmkatarrhen, ferner auch gegen Diarrhöe und zur Herstellung zahlreicher Magenpräparate. — Gallenanregungs- und Bittermittel. — Zur Fabrikation von Tinkturen, Extrakten, Tabletten usw. — In der Homöopathie auch zur Anregung der Milchsekretion. —
Bemerk.:	Offizinell im D.A.B. 6 und im Homöopath. Arzneibuch. — Die Haupthandelsqualitäten sind: — Shensi — aus den Kukunor-Gebieten an der chinesisch-tibetanischen Grenze. — Shanghai — aus den Jangtsekiang-Gebieten. — Kanton — aus Tibet. — Ferner Szetschuan, Jachow und Dhasi. — Eine der bekanntesten Handelsformen ist der „common round" Rhabarber.

Nr. 739

Radix Rubiae tinctorum

Handelsbez.:	Krappwurzel, Färberwurzel.
St. Pfl.:	Rubia tinctorum.
Familie:	Rubiaceae.
Herkunftsgeb.:	Orient, südliches Europa.
Bestandteile:	Glykoside (Ruberythrinsäure), Farbstoffe.
Anwend.:	Tonikum und harntreibendes Mittel. — Gegen Bettnässen. — In der Homöopathie bei Blutkrankheiten und gegen Steinleiden sowie Gelenkentzündungen. — Technisch in der Färberei. —
Bemerk.:	Offizinell im Homöopath. Arzneibuch. — Zahlreiche andere Rubia-Arten enthalten ebenfalls Farbstoffe.

Nr. 740

Radix Salep

Tubera Salep

Handelsbez.:	Salepknollen.
St. Pfl.:	Verschiedene Orchis-Arten, besonders O. morio, O. mascula, O. militaris u. and., ferner Anacamptis- und Platanthera-Arten. —
Familie:	Orchidaceae.
Herkunftsgeb.:	Mitteldeutschland, Balkanländer, besonders Serbien und Rumänien, Kleinasien, Ägypten Iran. —
Bestandteile:	Ca. 50% Schleim, ca. 30% Stärke, Eiweiß, Zellulose, Zucker, Asche max. 3%. —

Anwend.:	Schleimmittel bei Darmkatarrhen, Ruhr, besonders in der Kinderheilkunde gegen Durchfall. — Zu Nährgelatinen. —
Bemerk.:	Offizinell im D.A.B. 6. —

Radix Sambuci nigrae Nr. 741

Handelsbez.:	Holunderwurzel.
St. Pfl.:	Sambucus nigra.
Familie:	Caprifoliaceae.
Herkunftsgeb.:	Mittel- und Südeuropa, — Balkanländer, — Rußland.
Bestandteile:	Ein weiches Harz.
Anwend.:	Diuretikum. — Abführ- und Brechmittel.
Bemerk.:	Vergleiche Nr. 108 Cortex Sambuci; Nr. 175 Flores Sambuci; Nr. 243 Folia Sambuci; Nr. 303 Fructus Sambuci.

Radix Sanguinariae Nr. 742

Sanguinaria (hom.)

Handelsbez.:	Kanadische Blutwurzel.
St. Pfl.:	Sanguinaria canadensis.
Familie:	Papaveraceae.
Herkunftsgeb.:	Wälder der Vereinigten Staaten von Nordamerika u. Kanada. —
Bestandteile:	Sanguinarin und andere Alkaloide. —
Anwend.:	Expektorans und menstruationförderndes Mittel. — Bei Bronchitis und Rheuma. Abführmittel. — Stimulans bei Gallenleiden. – Zur Herstellung von Tinkturen. —
Bemerk.:	Offizinell im Homöopath. Arzneibuch. —

Radix Saniculae Nr. 743

Handelsbez.:	Sanikelwurzel.
St. Pfl.:	Sanicula europaea.
Familie:	Umbelliferae.
Herkunftsgeb.:	Wälder Europas und Afrikas.
Bestandteile:	Bitter- und Gerbstoff.
Anwend.:	Adstringens, — Wundmittel. — Zur Heilung von inneren und äußeren Geschwüren. — Gegen Blutungen und Katarrhe.
Bemerk.:	Vergleiche Nr. 526 Herba Saniculae.

Radix Saponariae albae Nr. 744

Handelsbez.:	Weiße Seifenwurzel, russische oder Levantiner Seifenwurzel. —
St. Pfl.:	Verschiedene Gypsophila-Arten, besonders G. paniculata, G. Arrostii und G. struthium.
Familie:	Caryophyllaceae.
Herkunftsgeb.:	Mittelmeerländer, Südrußland (bes. G. paniculata).
Bestandteile:	Ca. 10 bis 20% Saponin und Sapotoxin. —

Anwend.:	Schweiß- und harntreibendes Mittel, Expektorans, bei Rheuma, Gelbsucht, Hautleiden, gegen Zahnschmerzen. Zur Herstellung von Saponin. —

Nr. 745 **Radix Saponariae rubrae**

Handelsbez.:	Rote Seifenwurzel, Seifenkrautwurzel.
St. Pfl.:	Saponaria officinalis.
Familie:	Caryophyllaceae.
Herkunftsgeb.:	Mittel- und Südeuropa, Balkanländer.
Bestandteile:	Ca. 5% Saponin, Kohlehydrate, Fett, Säure, ein Glykosid.
Anwend.:	Expektorans, wie Radix Senegae, bei Husten, Lungenleiden, Asthma. — Diuretikum, Purgans, schweißtreibendes und Gallenmittel. — Bei Gelbsucht, Wechselfieber, Hautausschlägen, Gicht, Hämorrhoiden. — Technisch zur Herstellung von Fleckwasser, zum Reinigen.
Bemerk.:	Offizinell im D.A.B. 6. — Vergleiche Nr. 528 Herba Saponariae.

Nr. 746 **Radix Sarraceniae purpureae**

Handelsbez.:	Sarraceniawurzel.
St. Pfl.:	Sarracenia purpurea.
Familie:	Sarraceniaceae.
Herkunftsgeb.:	Nordamerika, bis Neufundland.
Bestandteile:	Glykosid Sarracenin, — Sarraceninsäure, — Harz, — Gerbstoff.
Anwend.:	Stimulans und Tonikum, — Laxans.

Nr. 747 **Radix Sarsaparillae**

Sarsaparilla (hom.)

Handelsbez.:	Sarsaparillwurzel.
St. Pfl.:	Smilax utilis und andere Arten.
Familie:	Liliaceae.
Herkunftsgeb.:	Honduras, östliches Mexiko, Guatemala, El Salvador, Panama, Jamaika, Costarica, Nicaragua, Ecuador, Peru, Täler der Westanden, Nordbrasilien und Para-Gebiete. —
Bestandteile:	Saponine, Parillin und Sarsasaponin (Giftig!) Harz, Glykoside, ätherisches und fettes Öl, Zucker, Stärke. — Asche ca. 8%. —
Anwend.:	Harn- und schweißtreibendes Mittel, bei Nierenleiden, Rheuma, Lues, Hautleiden. — Stoffwechselmittel, bei Geschwüren. — Zu Gurgelmitteln und Umschlägen. — Bestandteil zahlreicher Teemischungen. —
Bemerk.:	Offizinell im D.A.B. 6 und im Homöopath. Arzneibuch. — Im Handel unterscheidet man meist folgende Qualitäten: — Radix Sarsaparillae Honduras in Puppen; Radix Sarsaparillae

Veracruz (v. Smilax medica); Radix Sarsaparillae Jamaica oder rote Sarsaparillwurzel (v. Smilax ornata und anderen Arten.); Radix Sarsaparillae Ecuador (v. Smilax papyracea).

Radix Scammoniae asiaticae Nr. 748

Handelsbez.: Asiatische Skammoniumwurzel.—
St. Pfl.: Convolvulus scammonia.
Familie: Convolvulaceae.
Herkunftsgeb.: Kleinasien, Südrußland.
Bestandteile: Harz (Scammonin).
Anwend.: Zur Herstellung von Skammoniumharz.
Bemerk.: GIFTDROGE! — Vergleiche Nr. 781 Resina Scammoniae; Nr. 782 Scammonium usu Aleppo.

Radix Scammoniae mexicanae Nr. 749
Radix Orizabae
Radix Jalapae levis

Handelsbez.: Mexikanische Skammoniumwurzel. — Orizabawurzel. —
St. Pfl.: Ipomoea orizabensis.
Familie: Convolvulaceae.
Herkunftsgeb.: Ostmexiko, Kordilleren.
Bestandteile: Bis 18% Harz (Jalapin).
Anwend.: Stark wirkendes Abführmittel. — Zur Herstellung des Harzes.
Bemerk.: Im Erg.B. z. D.A.B v. 1941 aufgeführt. — GIFTDROGE! — Vergleiche Nr. 707 Radix Jalapae; Nr. 781 Resina Scammoniae; Nr. 782 Scammonium usu Aleppo.

Radix Scopoliae carniolicae Nr. 750
Rhizoma Scopoliae

Handelsbez.: Glockenbilsenkrautwurzel, Skopolia-Wurzel.
St. Pfl.: Scopolia carniolica.
Familie: Solanaceae.
Herkunftsgeb.: Ostalpen, Karpaten, Südosteuropa.
Bestandteile: Hyoscyamin, Scopolamin und andere Alkaloide. —
Anwend.: Gegen Schmerz- und Erregungszustände. — Ersatz für Radix Belladonnae. — Zur Fabrikation der Alkaloide. —
Bemerk.: GIFTDROGE! — Die Wurzeln der japanischen Scopolia japonica und verschiedener indischer Arten werden in gleicher Weise verwendet. —

Radix Scorzonerae Nr. 751

Handelsbez.: Schwarzwurzel.
St. Pfl.: Scorzonera hispanica
Familie: Compositae.

Herkunftsgeb.: Mittel- und Südeuropa bis zum Kaukasus, — Kleinasien.
Bestandteile: Stärkemehl, — Pflanzenschleim. —
Anwend.: Magenstärkendes und appetitanregendes Mittel. — Gegen Fieber. — Wurzelgemüse. —

Nr. 752 **Radix Scrophulariae**
Handelsbez.: Braunwurz. Knotenwurz. —
St. Pfl.: Scrophularia nodosa.
Familie: Scrophulariaceae.
Herkunftsgeb.: Mitteleuropa, — Vereinigte Staaten von Nordamerika.
Bestandteile: Bitterstoff.
Anwend.: Gegen Skrofeln und Hautkrankheiten.
Bemerk.: GIFTDROGE! — Vergleiche Nr. 533 Herba Scrophulariae.

Nr. 753 **Radix Senegae**
Senega (hom.)
Handelsbez.: Senegawurzel, Klapperschlangenwurzel.
St. Pfl.: Polygala Senega, — verschiedene Varietäten. —
Familie: Polygalaceae.
Herkunftsgeb.: Lichte Wälder Nordamerikas vom Atlantischen Ozean bis zu den Rockey Mountains. — Östliches Kanada, nordöstliche Staaten von U.S.A., — Minnesota, — Saskatchewan, — Manitoba, — Süd-Karolina, — Georgia. —
Bestandteile: Ca. 2% Senegin (Saponin) ca. 5% Polygalasäure und andere Glykoside. — Fett, Harz, Zucker, Schleim, Baldriansäure und Salicylsäuremethylester. — Asche max. 5%. —
Anwend.: Expektorans, harn- und schweißtreibendes Mittel bei Katarrhen, Keuchhusten, Gelenkerkrankungen. — Gegen Schlangenbisse. — Zur Herstellung von Tinkturen und Extrakten. —
Bemerk.: Offizinell im D.A.B. 6 und im Homöopath. Arzneibuch. — Im Handel unterscheidet man nördliche, westliche und südliche Ware, letztere wird auch kleine Senega genannt. —

Nr. 754 **Radix Serpentariae**
Handelsbez.: Virginische Schlangenwurzel.
St. Pfl.: Aristolochia Serpentaria.
Familie: Aristolochiaceae.
Herkunftsgeb.: Nordamerika.
Bestandteile: Aristolochin, ätherisches Öl, Harz, Bitterstoff, Farbstoff. —
Anwend.: Harn- und schweißtreibendes Mittel bei Bronchitis und Fieber. Stimulans und Magenmittel bei chronischer Dysenterie und gegen Erbrechen. — Zur Beruhigung der Geschlechtsnerven. —

Radix Sigilli Salomonis — Nr. 755

Radix Polygonati

Handelsbez.: Salomonssiegelwurzel. —
St. Pfl.: Polygonatum officinale.
Familie: Liliaceae.
Herkunftsgeb.: Wälder Mittel- und Südeuropas.
Bestandteile: Gerbstoff.
Anwend.: Bei Nierenleiden.

Radix Spartii scoparii — Nr. 756

Radix Sarothamni scoparii
Radix Genistae

Handelsbez.: Besenginsterwurzel.
St. Pfl.: Cytisus (Sarothamnus) scoparius.
Familie: Leguminosae.
Herkunftsgeb.: Mittel- und Osteuropa, Balkanländer.
Bestandteile: Sparteïn und seine Nebenalkaloide, Farbstoff, ätherisches Öl, Bitterstoff. —
Anwend.: Herzberuhigungsmittel, Diuretikum. — Zur Herstellung des Sparteïns. —
Bemerk.: Vergleiche Nr. 176 Flores Spartii scoparii; Nr. 541 Herba Spartii scoparii; Nr. 843 Semen Spartii scoparii.

Radix Spigeliae — Nr. 757

Handelsbez.: Wurmgraswurzel, — Spigelienwurzel.
St. Pfl.: Spigelia marylandica und Sp. anthelmia.
Familie: Loganiaceae.
Herkunftsgeb.: Südliches Nordamerika.
Bestandteile: Spigelin (Alkaloid), — Harz, — Gerbstoffe, — Bitterstoff, — äther. Öl.
Anwend.: Beruhigungsmittel und Narkotikum, — gegen Würmer. — In der Homöopathie bei Herz-, Leber- und Gallenleiden.
Bemerk.: GIFTDROGE! — Vergleiche Nr. 542 Herba Spigeliae.

Radix Stillingiae — Nr. 758

Handelsbez.: Stillingiawurzel.
St. Pfl.: Stillingia silvatica.
Familie: Euphorbiaceae.
Herkunftsgeb.: Südliches Nordamerika.
Bestandteile: Stillingin (Alkaloid), — äther. und fettes Öl, — Gerbstoff, Harz.

Anwend.:	Abführmittel, — gegen Leber- und Hautkrankheiten, — Antiskrophulosum.
Bemerk.:	Offizinell im Homöopath. Arzneibuch. — GIFTDROGE!

Nr. 759

Radix Sumbuli

Sumbulus moschatus (hom.)

Handelsbez.:	Moschuswurzel.
St. Pfl.:	Euryangium Sumbul.
Familie:	Umbelliferae.
Herkunftsgeb.:	Zentralasien, — Ostindien.
Bestandteile:	Äther. Öl, — Harz und eine säurebildende Substanz.
Anwend.:	Tonikum, — Stimulans, — in der Parfümerie- und Likörfabrikation.
Bemerk.:	Offizinell im Homöopath. Arzneibuch. —

Nr. 760

Radix Taraxaci

Handelsbez.:	Löwenzahnwurzel.
St. Pfl.:	Taraxacum officinale.
Familie:	Compositae.
Herkunftsgeb.:	Mittel- und Osteuropa. — Balkanländer. —
Bestandteile:	Taraxacin (Bitterstoff), Inulin (im Herbst bis 25%), Zucker, Schleim, Gerbstoff, ätherisches Öl, Harz, Eiweiß, Kautschuk. —
Anwend.:	Tonikum. — Mittel bei Gallen- und Leberleiden, Hämorrhoiden. Bittermittel, Diuretikum. — Als Kaffeesurrogat. — In der Homöopathie gegen Basedow und Struma. — Gegen chronische Ekzeme. —
Bemerk.:	Radix Taraxaci wird mit und ohne Kraut gehandelt. Mit Kraut im Erg.B.z. D.A.B. v. 1941 aufgeführt. — Vergleiche Nr. 547 Herba Taraxaci.

Nr. 761

Radix Tormentillae

Rhizoma Tormentillae

Tormentilla (hom.)

Handelsbez.:	Tormentill-, Blut- oder Ruhrwurzel. —
St. Pfl.:	Potentilla Tormentilla.
Familie:	Rosaceae.
Herkunftsgeb.:	Europa, besonders Osteuropa, Rußland. —
Bestandteile:	Ca. 16% Gerbsäure, ätherisches Öl, Farbstoff, ein Glykosid. Säuren, Harz. Asche max. 6%. —
Anwend.:	Zusammenziehendes Mittel bei Diarrhöe, Dysenterie, Blutungen. — Menstruationhemmendes Mittel. — In Form der

	Tinktur gegen Hautwunden, Wunderkrankungen, Gurgelmittel. — Zu Zahn- und Streupulvern. —
Bemerk.:	Offizinell im D.A.B. 6. — Offiz. im Homöopath. Arzneibuch ist der frische Wurzelstock. — Bester europäischer Ersatz für Ratanhiawurzeln. —

Radix Trifolii fibrini — Nr. 762

Handelsbez.:	Bitterkleewurzel.
St. Pfl.:	Menyanthes trifoliata.
Familie:	Gentianaceae.
Herkunftsgeb.:	Osteuropa, — Nordamerika.
Bestandteile:	Bitterstoff.
Anwend.:	Bitteres Magenmittel. — Gegen Fieber.
Bemerk.:	Vergleiche Nr. 247 Herba Trifolii fibrini.

Radix Turpethi — Nr. 763

Handelsbez.:	Turpethwurzel, Turbitwurzel.
St. Pfl.:	Ipomoea Turpethum.
Familie:	Convolvulaceae.
Herkunftsgeb.:	Ostindien.
Bestandteile:	Ätherisches Öl, Jalapin, Harz.
Anwend.:	Abführmittel, gegen Würmer, Haut- und Leberleiden. —

Radix Urticae — Nr. 764

Handelsbez.:	Brennesselwurzel.
St. Pfl.:	Urtica dioica und Urtica urens
Familie:	Urticaceae.
Herkunftsgeb.:	In der ganzen gemäßigten Zone verbreitet, besonders in Böhmen und Ungarn geerntet. —
Bestandteile:	Gerbstoff.
Anwend.:	Adstringens.
Bemerk.:	Vergleiche Nr. 554 Herba Urticae; Nr. 849 Semen Urticae.

Radix Uzarae — Nr. 765

Handelsbez.:	Uzarawurzel.
St. Pfl.:	Gomphocarpus-Arten.
Familie:	Asclepiadaceae.
Herkunftsgeb.:	Zentral- und Ostafrika.
Bestandteile:	Uzarin, — Uzaren (digitalisähnliche Glykoside).
Anwend.:	Beruhigend bei Darmleiden. — Krampflösend, gegen Durchfall (ähnlich wie Opium). — Zu pharmazeutischen Spezialitäten.

Nr. 766 **Radix Valerianae**

Valeriana (hom.)

Handelsbez.: Baldrianwurzel, Katzenwurzel.

St. Pfl.: Valeriana officinalis.

Familie: Valerianaceae.

Herkunftsgeb.: Die Droge stammt meist aus Kulturen. — Die Hauptlieferländer sind Belgien, Holland, Deutschland (Thüringen, Franken, Harzgebiete), Rußland und die Balkanländer.

Bestandteile: Ca. 1 bis 3% ätherisches Öl, Baldriansäure, Gerbstoffe, zwei Alkaloide, ein Glykosid, Schleim, Zucker, Gummi, Harz. —

Anwend.: Schmerzstillendes Mittel gegen Krämpfe, Koliken, Herzbeschwerden, Asthma und Arteriosklerose. — Bei Nerven-, Magen- und Darmleiden. — Beruhigungsmittel, in Form der Tinktur und des Kaltwasserauszugs. — In der Homöopathie bei Asthma, gegen Schlaflosigkeit, bei Herzbeschwerden, gegen Epilepsie, als menstruationsregelndes Mittel. — Bestandteil zahlreicher Tinkturen, Extrakte und anderer Präparate. —

Bemerk.: Offizinell im D.A.B. 6 und im Homöopath. Arzneibuch. —

Nr. 767 **Radix Valerianae japonicae**

Handelsbez.: Japanische Baldrianwurzel, — Kessowurzel.

St. Pfl.: Valeriana angustifolia.

Familie: Valerianaceae.

Herkunftsgeb.: Japan, — Ostasien.

Bestandteile: Bis 8% äther. Öl, mit Kessylalkohol und Kessylazetat, — Baldriansäure, — Gerbstoff.

Anwend.: Zur Herstellung des äther. Öls.

Bemerk.: Die Wurzeln der mexikanischen Arten V. mexicana und V. toluccana werden ebenfalls verwendet, sie enthalten hauptsächlich Baldriansäure. — Vergleiche Nr. 766 Radix Valerianae.

Nr. 768 **Radix Veratri albi**

Rhizoma Veratri albi

Veratrum (hom.)

Handelsbez.: Weiße Nieswurzel.

St. Pfl.: Veratrum album.

Familie: Liliaceae.

Herkunftsgeb.: Mittel- und Südeuropa, Asien, besonders Japan. Gebirge.

Bestandteile: Jervin, Protoveratrin und andere Alkaloide. Harz, Fett, Stärke, Zucker, ein Glykosid. Asche max. 12%.

Anwend.: Innerlich bei Nervenleiden, Koliken, Krämpfen, Neuralgien, Nierenleiden. Äußerlich zu Waschungen und Umschlägen

	bei Hautleiden. — In der Homöopathie als Brechmittel. — Zur Herstellung von Schnupftabaken. Gegen Ungeziefer (bes. Läuse). — Mottenschutzmittel. — Zur Herstellung der Tinktur und eines Essigs als Ersatz für Acetum Sabadillae. —
Bemerk.:	Offizinell im D.A.B. 6 und im Homöopath. Arzneibuch. — GIFTDROGE. — Die Ware wird in Knollen oder in Knollen mit Fasern (fibrillis) gehandelt. — Man achte auf Verwechslungen mit Rad. Hellebori nigri und viridis (Nr. 695 und 696).

Radix Veratri viridis Nr. 769

Rhizoma Veratri viridis.

Handelsbez.:	Amerikanische Nieswurzel.
St. Pfl.:	Veratrum viride.
Familie:	Liliaceae.
Herkunftsgeb.:	Nordamerika, Kanada bis Karolina.
Bestandteile:	Alkaloide, — Harz, — Bitterstoff.
Anwend.:	Schweiß- und harntreibendes Mittel gegen Fieber, — bei Arteriosklerose und Nierenentzündung. — In der Homöopathie bei Lungenentzündung.
Bemerk.:	Offizinell im Homöopath. Arzneibuch. — GIFTDROGE!

Radix Victorialis longa Nr. 770

Handelsbez.:	Allermannsharnisch, — langer Siegwurz.
St. Pfl.:	Allium victorialis.
Familie:	Liliaceae
Herkunftsgeb.:	Gebirge Europas, Asiens, besonders Deutschland.
Bestandteile:	Äther. Öl. —
Anwend.:	Volksheilmittel. — Diuretikum. — Gegen Würmer.

Radix Victorialis rotunda Nr. 771

Handelsbez.:	Runder Siegwurz, — runder Allermannsharnisch.
St. Pfl.:	Gladiolus paluster.
Familie:	Orchidaceae.
Herkunftsgeb.:	Mittel- und Südeuropa, — auch Deutschland.
Bestandteile:	Äther. Öl.
Anwend.:	Wundmittel, — gegen Skrophulose. Tierheilmittel. —

Radix Vincetoxici Nr. 772

Radix Hirundinariae.

Handelsbez.:	Schwalbenwurzel.
St. Pfl.:	Vincetoxicum officinale.
Familie:	Asclepiadaceae.
Herkunftsgeb.:	Gebirge Europas.

Bestandteile:	Vincetoxin und andere Glykoside, — äther. Öl, — Harz, — Pflanzenschleim.
Anwend.:	Diuretikum, — gegen Skrophulose, hauptsächlich in der Tierheilkunde. — Ferner gegen Wassersucht und als brechenerregendes Mittel.

Nr. 773

Radix Violae caninae

Handelsbez.:	Hundsveilchenwurzel.
St. Pfl.:	Viola canina.
Familie:	Violaceae.
Herkunftsgeb.:	Europa, auf Wiesen und in Wäldern.
Bestandteile:	Violin (Alkaloid).
Anwend.:	Expektorans, bei Erkältungskrankheiten.

Nr. 774

Radix Violae odoratae

Rhizoma Violae

Handelsbez.:	Echte Veilchenwurzel, Wurzel des wohlriechenden Veilchens.
St. Pfl.:	Viola odorata.
Familie:	Violaceae.
Herkunftsgeb.:	Mitteleuropa, auch in Deutschland geerntet.
Bestandteile:	Alkaloid Violin (auch Viola-Emetin genannt) Salicylsäure. —
Anwend.:	Expektorans. — In der Homöopathie gegen Hautleiden.
Bemerk.:	Im Erg.B. z. D.A.B. v. 1941 aufgeführt. — Vergleiche Nr. 187 Flores Violae odoratae; Nr. 560 Herba Violae odoratae.

Nr 775

Radix Zedoariae

Rhizoma Zedoariae

Handelsbez.:	Zitwerwurzel.
St. Pfl.:	Curcuma Zedoaria.
Familie:	Zingiberaceae.
Herkunftsgeb.:	Östliche Himalajagebiete, Cochinchina, Malayischer Archipel. Auf Ceylon und in Vorderindien kultiviert, — besonders in den Residentschaften Madras, Bombay und Bengal. —
Bestandteile:	Ca. 1% ätherisches Öl (nach dem D.A.B. 6 mind. 0,8%), Harz, Fett, Stärke, Zucker. — Asche max. 7%. —
Anwend.:	Magenmittel bei Verdauungsschwäche, Koliken und Krämpfen. Geschmackskorrigens, Bittermittel und Aromatikum. — Bestandteil verschiedener Tinkturen. — Gewürz. — In der Likörindustrie. —
Bemerk.:	Offizinell im D.A.B. 6. Die Handelsware besteht meist aus Scheiben. —

Radix Zingiberis Nr. 776

Rhizoma Zingiberis

Handelsbez.: Ingwerwurzel, Ingwer.

St. Pfl.: Zingiber officinale.

Familie: Zingiberaceae.

Herkunftsgeb.: Westindien, besonders Jamaika. Vorderindien, an der Malabarküste, bei Bombay und Madras. — In Cochinchina, dem südlichen China und Japan. — Westafrika, Sierra Leone. — Die Droge wird kultiviert.

Bestandteile: 1½ bis 3% ätherisches Öl (nach dem D.A.B. 6 mindestens 1½%) — Gingerol und andere scharfe Stoffe. — Ferner Harze, Stärke, Säuren. — Asche max. 7%. —

Anwend.: Appetitanregendes Stimulans, Geruchs- und Geschmackskorrigens. — Gegen Diarrhöen und Verdauungsstörungen. — Kaumittel, Bestandteil zahlreicher Tinkturen. — Zu Genußmitteln, Backwaren, Likören, Bier usw. — Gewürz. —

Bemerk.: Offizinell im D.A.B. 6 ist die Jamaika-Qualität. —

Resina siehe **Gummi**

Resina Jalapae Nr. 777

Handelsbez.: Jalapenharz.

St. Pfl.: Exogonium purga.

Familie: Convolvulaceae.

Herkunftsgeb.: Mexiko.

Bestandteile: Ca. 95% Convolvulin, ein Glykosid, — Säuren. — Asche 1%.

Anwend.: Starkes Abführmittel.

Bemerk.: Offizinell im D.A.B. 6. — GIFTDROGE. — Man unterscheidet Resina Jalapae e tubera levi und e tubera ponderosa. — Vergleiche Nr. 707 Radix Jalapae.

Resina Pini burgundica Nr. 778

Pix alba

Pix burgundica

Handelsbez.: Burgunder Harz, Kiefernharz, Weißpech.

St. Pfl.: Pinus silvestris und andere Pinus-Arten. —

Familie: Pinaceae.

Herkunftsgeb.: Frankreich, Italien.

Bestandteile: Harzsäuren, ätherisches Öl, Terpentinöl. —

Anwendung: Zu Pflastern bei Rheuma, Gicht und Neuralgie. — Räuchermittel. —

Bemerk.: Im Erg.B. z. D.A.B. v. 1941 aufgeführt. — Vergleiche Nr. 48 Colophonium; Nr. 614 Oleum Terebinthinae; Nr. 623 Pix liquida; Nr. 858 Terebinthina gallica.

Nr. 779 **Resina Pini Galipot**

Handelsbez.: Galipot, — Scharrharz.
St. Pfl.: Pinus silvestris und andere Arten.
Familie: Pinaceae.
Herkunftsgeb.: Frankreich, — Portugal, — Spanien.
Bestandteile: Harzsäuren, — äther. Öl (Terpentinöl).
Anwend.: Bei Hautleiden. — Zu Pflastern. — In der Technik.
Bemerk.: Vergleiche Nr. 48 Colophonium; Nr. 614 Oleum Terebinthinae; Nr. 623 Pix liquida; Nr. 858 Terebinthina gallica.

Nr. 780 **Resina Podophylli**

Podophyllinum

Handelsbez.: Podophyllin.
St. Pfl.: Podophyllum peltatum und P. emodi.
Familie: Berberidaceae.
Herkunftsgeb.: Vergleiche Nr. 728 u. 729. — Das Harz wird meist in Deutschland fabriziert.
Bestandteile: Ca. 20—30% Podophyllotoxin, — Picropodophyllin und Podophylloresin, — Querzetin. — Asche max. 1/2%.
Anwend.: Abführmittel bei chronischer Verstopfung, bei Gallenleiden, — gegen Würmer. —
Bemerk.: Offizinell im D.A.B. 6 und im Homöopath. Arzneibuch. — GIFTDROGE! Vergleiche Nr. 728 Radix Podophylli emodi; Nr. 729 Radix Podophylli peltati.

Nr. 781 **Resina Scammoniae**

Handelsbez.: Skammoniumharz.
St. Pfl.: Convolvulus scammonia (Kleinasien) und Ipomoea orizabensis (Mexiko). —
Familie: Convolvulaceae.
Herkunftsgeb.: Die Ware wird meist in Deutschland fabriziert. —
Bestandteile: Scammonin bezw. Jalapin.
Anwend.: Starkes Abführmittel.
Bemerk.: Im Erg.B. z. D.A.B. v. 1941 aufgeführt. — GIFTDROGE! — Die Hauptmenge der Handelsware wird heute aus der mexikanischen Skammoniumwurzel hergestellt. — Vergleiche Nr. 748 Radix Scammoniae asiaticae; Nr. 749 Radix Scammoniae mexicanae; Nr. 782 Scammonium usu Aleppo.

Rhizoma siehe **Radix**

Nr. 782 **Scammonium usu Aleppo**

Handelsbez.: Sogenanntes aleppisches Skammonium.
Abst.: Die Ware wird aus Resina Scammoniae und Harzzusätzen, wie Colophonium usw. fabrikmäßig hergestellt. —

Herkunftsgeb.: Deutschland.
Bestandteile: Scammonin, Harz.
Anwend.: Reizmittel und starkes Abführmittel. —
Bemerk.: GIFTDROGE! — Echtes Skammonium ist der eingetrocknete Milchsaft der lebenden Wurzeln von Convolvulus scammonia aus Kleinasien. — Es wird nur noch selten gehandelt und ist fast stets verfälscht. — Vergleiche Nr. 781 Resina Scammoniae.

Sebum ovile — Nr. 783

Handelsbez.: Hammeltalg.
Abst.: Bauchfett des Schafes (Ovis aries).
Herkunftsgeb.: Mitteleuropäische Länder. —
Bestandteile: Öl-, Stearin-, Palmitin-, Linol- und Myristinsäure.
Anwend.: Zur Herstellung von Salicyltalg. — Salbengrundlage. —
Bemerk.: Offizinell im D.A.B. 6. —

Secale cornutum — Nr. 784

Handelsbez.: Mutterkorn, Kriebelkorn, Secale.
St. Pfl.: Das Sklerotium, ein Entwicklungszustand des Pilzes Claviceps purpurea, der auf dem Roggen und anderen Getreidearten lebt. —
Familie: Hypocreaceae.
Herkunftsgeb.: Osteuropa, besonders Rußland — Ungarn, Rumänien und andere Balkanländer. — Italien, Spanien, Portugal, Marokko.
Bestandteile: Alkaloide und Amine in komplizierten Verbindungen. — Zum Teil wirken die Stoffe blutdrucksenkend, zum Teil blutdrucksteigernd. — Die wichtigsten sind Ergotoxin, Ergotinin, Ergotamin, Sensibamin und andere. — Ferner enthält die Droge ca. 20 bis 40% fettes Öl, Farbstoffe, Asche max. 5%. —
Anwend.: Blutstillendes und wehenförderndes Mittel von höchster Bedeutung. — Die Droge wird in Form des Pulvers, des Fluidextraktes, zahlreicher Extraktzubereitungen oder der isolierten Alkaloide verordnet, jedoch ist die Haltbarkeit mancher Präparate gering. — In der Homöopathie gegen Angina pectoris, Keuchhusten und als menstruationsregelndes Mittel.
Bemerk.: Offizinell im D.A.B. 6 und im Homöopath. Arzneibuch. — GIFTDROGE! — Mutterkorn vom Weizen und Hafer wird in Südeuropa, besonders in Frankreich gebraucht. — Nordafrikanisches Mutterkorn bildet sich auf Ampelodesma tenax, — dem Rebenrohr und hat einen hohen Gehalt an Wirkstoffen. —

Semen siehe **Fabae**

Semen siehe **Fructus**

Nr. 785

Semen Abelmoschi

Handelsbez.: Moschuskörner.

St. Pfl.: Abelmoschus moschatus.

Familie: Malvaceae.

Herkunftsgeb.: Afrika, besonders Ägypten. — Ostindien. — Westindien, besonders Martinique. —

Bestandteile: Schleim, fettes und ätherisches Öl.

Anwend.: Anregungsmittel. In der Parfümerie- und Likörindustrie. —

Bemerk.: Offizinell im Hömöopath. Arzneibuch.

Nr. 786

Semen Amomi

Fructus Pimentae

Handelsbez.: Nelkenpfeffer, Piment.

St. Pfl.: Pimenta officinalis.

Familie: Myrtaceae.

Herkunftsgeb.: Vorder- und Hinterindien. Westindische Inseln. Mexiko. Tropengebiete von Südamerika. —

Bestandteile: Bis 5% ätherisches Öl, welches dem Nelkenöl ähnlich ist, — fettes Öl, Harz, Gerbstoff, Gummi, Zucker. —

Anwend.: Stimulans bei Verdauungsstörungen, Diarrhöe. — Schmerzstillendes Mittel bei Rheuma und neuralgischen Schmerzen. — Bekanntes Gewürz. — In der Wurstfabrikation.

Bemerk.: Im Erg.B. z. D.A.B. v. 1941 aufgeführt.

Nr. 787

Semen Amomi Paradisi

Grana Paradisi

Handelsbez.: Paradieskörner.

St. Pfl.: Aframomum Melegueta.

Familie: Zingiberaceae.

Herkunftsgeb.: Westafrika.

Bestandteile: Ätherisches Öl.

Anwend.: Gewürz. — In der Parfümerie- und Likörindustrie. —

Nr. 788

Semen Amygdali amarum

Amygdalae amarae

Handelsbez.: Bittere Mandeln.

St. Pfl.: Prunus Amygdalus. var. amara.

Familie: Rosaceae.

Herkunftsgeb.: Mittelmeerländer, besonders Süditalien und Sizilien, — Südspanien. — Kultiviert.

Bestandteile:	30 bis 50% fettes Öl (Oleum Amygdalarum), 25—30% Eiweiß, Glukose, Zucker und 1,5—3,3% Amygdalin (Glykosid). — Enzyme.
Anwend.:	Zu Bittermandelwasser (jetzt meist aus Benzaldehydcyanhydrin hergestellt), welches als Linderungsmittel Verwendung findet. — Zur Herstellung von Oleum Amygdalarum expressum und Oleum Amygdalarum aethereum, dem Bittermandelöl, welches auch aus Pfirsichkernen oder synthetisch hergestellt wird. — Zur Fabrikation von Marzipan, Konfitüren und Likören. — In der Parfümerieindustrie.
Bemerk.:	Im Erg.B. z. D.A.B. v. 1941 aufgeführt. — Offizinell im Homöopath. Arzneibuch. — Vergleiche Nr. 597 Oleum Amygdalarum; Nr. 624 Placenta Amygdalarum.

Semen Amygdali dulce — Nr. 789

Amygdalae dulces

Handelsbez.:	Süße Mandeln.
St. Pfl.:	Prunus Amygdalus. var. dulcis.
Familie:	Rosaceae.
Herkunftsgeb.:	Siehe Nr. 788 Semen Amygdali amarum.
Bestandteile:	30—60% fettes Öl, — ca. 20—25% Proteïne, — ca. 10% Zucker.
Anwend.:	Medizinisch in Form der Emulsion als Hustenmittel. — Zu Konditoreiwaren. — In der Parfümerieindustrie. Zur Herstellung von Oleum Amygdalarum expressum.
Bemerk.:	Offizinell im D.A.B. 6. — Vergleiche Nr. 597 Oleum Amygdalarum; Nr. 624 Placenta Amygdalarum.

Semen Angelicae — Nr. 790

Fructus Angelicae

Handelsbez.:	Engelwurzsamen.
St. Pfl.:	Angelica (Archangelica) officinalis.
Familie:	Umbelliferae.
Herkunftsgeb.:	Mitteleuropa, besonders Deutschland und Belgien.
Bestandteile:	Äther. und fettes Öl, — Bitterstoff, — Harz.
Anwend.:	Schweiß- und harntreibendes Mittel, — Magenstärkungsmittel, — Tonikum. — Zur Herstellung des ätherischen Öls. — Zur Fabrikation von Chartreuse-Likör.
Bemerk.:	Vergleiche Nr. 374 Herba Angelicae; Nr. 631 Radix Angelicae.

Semen Apii graveolentis — Nr. 791

Handelsbez.:	Selleriesamen.
St. Pfl.:	Apium graveolens
Familie:	Umbelliferae.

Herkunftsgeb.:	Auf Salzboden fast über die ganze Erde verbreitet, besonders Europa, — Ägypten, — Indien.
Bestandteile:	Äther. Öl.
Anwend.:	Diuretikum bei Wassersucht, — Fiebermittel.
Bemerk.:	Vergleiche Nr. 376 Herba Apii graveolentis; Nr. 632 Radix Apii graveolentis.

Nr. 792

Semen Aquilegiae

Handelsbez.:	Akeleisamen.
St. Pfl.:	Aquilegia vulgaris.
Familie:	Ranunculaceae.
Herkunftsgeb.:	Nordasien, Europa.
Bestandteile:	Fettes Öl, Harz.
Anwend.:	Gegen Gelbsucht und Skorbuterkrankungen. —

Nr. 793

Semen Arecae

Nuces Arecae

Handelsbez.:	Arekanüsse, Betelnüsse.
St. Pfl.:	Areca catechu.
Familie:	Palmae.
Herkunftsgeb.:	Vorder- und Hinterindien, — Cochinchina, — südöstliches China, — Formosa, — Philippinen, — Sundainseln, — Malayischer Archipel. — Karolinen-Inseln. — In fast allen Tropengebieten angebaut. —
Bestandteile:	Arekolin und andere Alkaloide, nach dem D.A.B. 6 mindestens 0,4% berechnet auf Arekolin, — fettes und ätherisches Öl (ca. 15%), Gerbstoffe (ca. 15%), Arekarot, — Zucker, Schleim, Harz. — Asche max. 2,5%. —
Anwend.:	In der Tierheilkunde als Wurmmittel. — Ferner gegen Ruhr, Durchfall, Darmkolik, bei Gebärmutterschwäche. — Zur Herstellung von Arekolin und seinen Salzen. —
Bemerk.:	Offizinell im D.A.B. 6. —

Nr. 794

Semen Bardanae

Handelsbez.:	Klettensamen.
St. Pfl.:	Arctium (Lappa)-Arten.
Familie:	Compositae.
Herkunftsgeb.:	Europa, Asien.
Anwend.:	In größeren Gaben als Abführmittel. — Appetitanregungsmittel. —
Bemerk.:	Vergleiche Nr. 389 Herba Bardanae; Nr. 647 Radix Bardanae.

Semen Belladonnae Nr. 795

Handelsbez.: Tollkirschensamen.
St. Pfl.: Atropa Belladonna.
Familie: Solanaceae.
Herkunftsgeb.: Mitteleuropa, — Balkanländer.
Bestandteile: Hyoscyamin und andere Alkaloide.
Anwend.: Narkotikum und Nervenmittel.
Bemerk.: GIFTDROGE! — Vergleiche Nr. 193 Folia Belladonnae; Nr. 648 Radix Belladonnae.

Semen Calcatrippae Nr. 796

Handelsbez.: Ritterspornsamen.
St. Pfl.: Delphinium consolida.
Familie: Ranunculaceae.
Herkunftsgeb.: Mitteleuropäische Länder.
Bestandteile: Bitterstoff, — Alkaloide.
Anwend.: Narkotikum, — schmerzstillendes Mittel. —
Bemerk.: Vergleiche Nr. 138 Flores Calcatrippae.

Semen Canariense Nr. 797

Handelsbez.: Kanariensaat.
St. Pfl.: Phalaris canariensis.
Familie: Gramineae.
Herkunftsgeb.: In Südeuropa kultiviert. — Argentinien. —
Bestandteile: Harz, Fett, Kieselsäure. —
Anwend.: Diuretikum. — Gegen Blasenleiden. — Futtermittel für Vögel. —

Semen Cardui benedicti Nr. 798

Handelsbez.: Kardobenediktensamen, — Bitterdistelsamen.
St. Pfl.: Cnicus benedictus.
Familie: Compositae.
Herkunftsgeb.: Mittelmeergebiet, — Balkanländer.
Bestandteile: 24—28% fettes Öl, Bitterstoffe. —
Anwend.: Bittermittel, — gegen Wunden und Geschwüre in Form von Umschlägen. Zur Ölgewinnung! Rückstände als Kraftfutter. —
Bemerk.: Vergleiche Nr. 405 Herba Cardui benedicti.

Semen Cardui mariae Nr. 799

Semen Silybi marianae

Carduus marianus (hom.)

Handelsbez.: Mariendistelsamen, Stechkörner.
St. Pfl.: Silybum Marianum.

Familie:	Compositae.
Herkunftsgeb.:	Mitteleuropa.
Bestandteile:	Ca. 25 % fettes Öl, — Tyramin, Gerbstoff, Phytomelane. —
Anwend.:	Gegen Gelbsucht, Leber- und Gallensteinleiden.
Bemerk.:	Im Erg.B. z. D.A.B. v. 1941 aufgeführt. — Offizinell im Homöopath. Arzneibuch. — Man unterscheidet eine helle und eine dunkelfarbige Qualität.

Nr. 800

Semen Cedronis

Semen Simabae Cedron.

Cedron (hom.)

Handelsbez.:	Cedronsamen.
St. Pfl.:	Simaba cedron.
Familie:	Simarubaceae.
Herkunftsgeb.:	Mittelamerika, — Kolumbien. —
Bestandteile:	Cedrin, ein Bitterstoff, — ferner Stärke und Fett. —
Anwend.:	Gegen Wechselfieber und Malaria. — Bei Schlangen- und Hundebissen. —
Bemerk.:	Offizinell im Homöopath. Arzneibuch. —

Nr. 801

Semen Ceratòniae

Semen Carobae

Handelsbez.:	Karobensamen, — Johannisbrotkerne.
St. Pfl.:	Ceratonia Siliqua.
Familie:	Leguminosae.
Herkunftsgeb.:	Mittelmeergebiet.
Bestandteile:	Gummi, — Schleim. —
Anwend.:	In der Textilindustrie als Appreturmittel (Traganth-Ersatz).
Bemerk.:	Vergleiche Nr. 271 Fructus Ceratoniae.

Nr. 802

Semen Chenopodii anthelmintici

Chenopodium anthelminticum (hom.)

Handelsbez.:	Amerikanischer Wurmkrautsamen.
St. Pfl.:	Chenopodium ambrosioides var. anthelminticum.
Familie:	Chenopodiaceae.
Herkunftsgeb.:	Nordamerika, Maryland, Illinois und Süd-Dakota.
Bestandteile:	Äther. Öl (mit 70% Askaridol, ca. 15% Cymol und anderen Verbindungen).
Anwend.:	Gegen Würmer. — Spezifikum gegen den Hakenwurm. —
Bemerk.:	Offizinell im Homöopath. Arzneibuch ist die frische, blühende Pflanze. — Sie wird auch zur Destillation des offi-

zinellen Oleum Chenopodii anthelmintici verwendet. GIFTDROGE! Die Anwendung ist unter Umständen gefährlich. Vergleiche Nr. 410 Herba Chenopodii ambrosioidis.

Semen Cicutae virosae Nr. 803

Handelsbez.: Wasserschierlingsamen.
St. Pfl.: Cicuta virosa.
Familie: Umbelliferae.
Herkunftsgeb.: Europa, Nordamerika.
Bestandteile: Cicuten, Cicutoxin.
Anwend.: In der Homöopathie gegen Epilepsie.
Bemerk.: GIFTDROGE! — Vergleiche Nr. 413 Herba Cicutae virosae.

Semen Coccognidii Nr. 804

Semen oder Fructus Mezerei

Handelsbez.: Seidelbastsamen, — Kellerhalsbeeren.
St. Pfl.: Daphne Mezereum.
Familie: Thymelaeaceae.
Herkunftsgeb.: Bergländer Mittel- und Osteuropas.
Bestandteile: Äther. und fettes Öl, — Harz, — Daphnin (Glykosid).
Anwend.: Diuretikum, — Gegen Zahnschmerzen. — In der Homöopathie gegen Hautleiden in Form der Tinktur.
Bemerk.: GIFTDROGE! — Vergleiche Nr. 93 Cortex Mezerei.

Semen Cocculi indici Nr. 805

Cocculi indici

Cocculus (hom.)

Handelsbez.: Kokkelskörner, Fischkörner.
St. Pfl.: Anamirta Cocculus.
Familie: Menispermaceae.
Herkunftsgeb.: Vorder- und Hinterindien.
Bestandteile: Picrotoxin und andere Alkaloide, Bitterstoffe, Fett, Säuren. —
Anwend.: Gegen Haut- und Nervenleiden. — Ungeziefermittel. — Zur Herstellung des Picrotoxins. — In Indien als Fischgift. —
Bemerk.: Offizinell im Homöopath. Arzneibuch. — GIFTDROGE!

Semen Colae Nr. 806

Nuces Colae

Kola (hom.)

Handelsbez.: Kolanüsse, Gurunüsse. —
St. Pfl.: Verschiedene Cola-Arten, besonders Cola vera (= Cola nitida), sie wird angebaut und liefert die sogenannten „halben" Nüsse,

	Cola acuminata wächst meist wild und liefert die „viertel" Nüsse. —
Familie:	Sterculiaceae.
Herkunftsgeb.:	Tropisches Afrika, besonders Kamerun, ferner Madagaskar, Mauritius, Zanzibar, — Polynesien, Samoa- und Fidschi-Inseln, — westindische Inseln, besonders Jamaika. —
Bestandteile:	0,5 bis 2,5% Coffein, Theobromin, Gerbstoff, Stärke, Farbstoff.
Anwend.:	Anregungsmittel. — Stimulans bei Migräne, Neuralgie und Ermüdungserscheinungen. — Bestandteil zahlreicher Extrakte, Tinkturen, Tabletten und anderer pharmazeutischer Kompositionen. —
Bemerk.:	Im Erg.B. z. D.A.B. v. 1941 aufgeführt. — Offizinell im Homöopath. Arzneibuch. — In den letzten Jahren wurden häufig frische Kolanüsse gehandelt, die sich durch einen höheren Alkaloidgehalt als die getrockneten auszeichnen. —

Nr. 807

Semen Colchici

Handelsbez.:	Herbstzeitlosensamen.
St. Pfl.:	Colchicum autumnale.
Familie:	Liliaceae.
Herkunftsgeb.:	Bergwiesen Mitteleuropas und der Balkanländer. — Südliche Kaukasusgebiete. — Nordafrika. —
Bestandteile:	Colchicin (nach dem D.A.B. 6 mindestens 0,4%), ca. 7% fettes Öl, Zucker, Gerbstoff, Phytosterin, Stärke, Asche max. 4,5%. —
Anwend.:	Gegen Gicht, Rheuma, Wassersucht. — Zur Herstellung des Colchicins, sowie zahlreicher Präparate. In der Homöopathie gegen Blut- und Nierenleiden. —
Bemerk.:	Offizinell im D.A.B. 6 und im Homöopath. Arzneibuch. — GIFTDROGE! — Vergleiche Nr. 25 Bulbus Colchici. —

Nr. 808

Semen Conii maculati

Handelsbez.:	Schierlingsamen, Samen von geflecktem Schierling. —
St. Pfl.:	Conium maculatum.
Familie:	Umbelliferae.
Herkunftsgeb.:	Europa, Asien.
Bestandteile:	0,2—1 % Coniin und andere Alkaloide, Säuren, ca. 13 % fettes Öl, ca. 1,5 % äther. Öl. —
Anwend.:	Nervenberuhigendes und schmerzstillendes Mittel. — Bei Drüsenleiden, Krämpfen und Neuralgie. — In der Homöopathie gegen Blutkrankheiten. — Zur Herstellung des Coniins. —
Bemerk.:	GIFTDROGE! — Vergleiche Nr. 416 Herba Conii maculati.

Semen Crotonis — Nr. 809

Semen Tiglii

Handelsbez.: Krotonsamen.
St. Pfl.: Croton Tiglium.
Familie: Euphorbiaceae.
Herkunftsgeb.: Tropisches Asien, besonders Malabarküste, — Ceylon, Amboina, Java, Philippinen, China. — Neu-Guinea. — Westafrika, Mauritius. —
Bestandteile: 30 bis 40% fettes Öl (Krotonöl), Crotin, Eiweiß. —
Anwend.: Starkes Abführmittel, besonders in der Veterinärmedizin. — Zur Herstellung des Oleum Crotonis. —
Bemerk.: Offizinell im Homöopath. Arzneibuch. — GIFTDROGE! — Vergleiche Nr. 600 Oleum Crotonis.

Semen Cucurbitae — Nr. 810

Handelsbez.: Kürbiskerne.
St. Pfl.: Cucurbita Pepo.
Familie: Cucurbitaceae.
Herkunftsgeb.: Europa (aus Kulturen).
Bestandteile: Äther. und 36—57% fettes Öl, — Eiweiß, — Zucker. Die Wirkstoffe sind noch unbekannt.
Anwend.: Gegen Spul- und Bandwürmer, sowie Prostataerkrankungen. Das Öl dient als Speise- oder Brennöl, Rückstände Kraftfutter. (Besonders in Rußland.)
Bemerk.: Im Erg.B. z. D.A.B. v. 1941 aufgeführt. — Offizinell im Homöopath. Arzneibuch sind die frischen Samen. —

Semen Cydoniae — Nr. 811

Handelsbez.: Quittensamen, Quittenkerne.
St. Pfl.: Cydonia vulgaris.
Familie: Rosaceae.
Herkunftsgeb.: Spanien, Portugal, Rußland, Syrien, Iran, Indien. —
Bestandteile: Ca. 20% Schleim, — Amygdalin und Emulsin. — Gerbstoff, fettes Öl, mineral. Bestandteile.
Anwend.: Schleimmittel gegen Husten. — Der Schleim äußerlich gegen Verbrennungen und rauhe Haut. — Zu Augenwässern. — Technisch in der Textilindustrie. —
Bemerk.: Im Erg.B. z. D.A.B. v. 1941 aufgeführt.

Semen Cynosbati — Nr. 812

Handelsbez.: Hagebuttensamen. — Hagebuttenkerne.
St. Pfl.: Rosa canina.
Familie: Rosaceae.

Herkunftsgeb.:	Mitteleuropa; — besonders Ungarn, auch Deutschland.
Bestandteile:	Gerbstoff, — Zucker, — äther. Öl.
Anwend.:	Zusammenziehendes Mittel, Zusatz zu Teemischungen. (Kernlestee). Die Droge darf nicht ausgekocht sein (Rückstände bei der Marmeladenfabrikation). An der matten Farbe kenntlich. —
Bemerk.:	Im Erg.B. z. D.A.B. v. 1941 aufgeführt. — Vergleiche Nr. 277 Fructus Cynosbati.

Nr. 813 **Semen Dauci silvestris**

Handelsbez.:	Karotten- oder Möhrensamen.
St. Pfl.:	Daucus Carota.
Familie:	Umbelliferae.
Herkunftsgeb.:	Mittel- und südeuropäische Länder.
Bestandteile:	Ätherisches Öl, wurmtötende Substanzen. —
Anwend.:	Spezifikum gegen Würmer. (Santoninwirkung ohne toxische Nebenwirkung.) Diuretikum. —

Nr. 814 **Semen Digitalis**

Handelsbez.:	Fingerhutsamen.
St. Pfl.:	Digitalis purpurea und andere D.-Arten. —
Familie:	Scrophulariaceae.
Herkunftsgeb.:	Mittel- u. westeuropäische Länder, Balkan. —
Bestandteile:	Glykoside usw. vergleiche Folia Digitalis Nr. 203. —
Anwend.:	Herzmittel, Diuretikum. — Zur Herstellung der Glykoside. —
Bemerk.:	GIFTDROGE.

Nr. 815 **Semen Erucae**

Semen Sinapis albae

Handelsbez.:	Weißer oder gelber Senf.
St. Pfl.:	Sinapis alba.
Familie:	Cruciferae.
Herkunftsgeb.:	Holland, Südeuropa, Balkanländer, Rußland, China. —
Bestandteile:	Ca. 30% fettes Öl, ca. 25% Eiweiß, Schleim und Sinalbin (Glykosid), Myrosin.
Anwend.:	Hautreizmittel (von milderer Wirkung als Semen Sinapis), gegen Verdauungsstörungen. — Zur Herstellung des Senföls, welches belebende Wirkung bei Ohnmachten hat. — Zu Umschlägen bei Lungen- und Rippenfellentzündung. — Zur Herstellung von Pflastern und Senfspiritus. — Zur Fabrikation von Speisesenf. — Gewürz. —
Bemerk.:	Im Erg.B. z. D.A.B. v. 1941 aufgeführt. — Offizinell im Homöopath. Arzneibuch.

Nr. 816 **Semen Foenugraeci**

Handelsbez.:	Bockshornsamen, Bockshornkleesamen.
St. Pfl.:	Trigonella Foenum graecum.

Familie: Leguminosae.
Herkunftsgeb.: Mittel- und Südeuropa, in Deutschland und Frankreich kultiviert, — Nordafrika, besonders Marokko, Tunis, Ägypten, Abessinien, Syrien, Vorderindien, China. —
Bestandteile: Trigonellin (Alkaloid), Schleim (ca. 25 bis 30%), Proteïne, Cholin, Farbstoff, Harze, ca. 6% fettes Öl, ätherisches Öl, Saponin, Bitter- und Gerbstoff. — Asche max. 5%. —
Anwend.: Bei Katarrhen, Drüsenanschwellungen und Hämorrhoiden. — Schleimmittel. Äußerlich gegen Geschwüre, Entzündungen. Nach französ. Angaben von lezithinartiger Wirkung. — Zu Gurgelwässern. — Stärkungsmittel (Ersatz des Lebertrans). — In der Veterinärmedizin als Freßpulver. — Appreturmittel in der Stoff-Fabrikation. —
Bemerk.: Offizinell im D.A.B. 6.

Semen Guaranae — Nr. 817

Semen Paulliniae sorbilis

Handelsbez.: Guaranasaat.
St. Pfl.: Paullinia cupana (= Paullinia sorbilis).
Familie: Sapindaceae.
Herkunftsgeb.: Brasilien (Amazonas-Gebiete) Venezuela. —
Bestandteile: Coffein, — Saponin, — Harz, — Gerbstoff, — äther. Öl. —
Anwend.: Stimulans, — Antineuralgikum, — Anregungsmittel.
Bemerk.: Vergleiche Nr. 618 Pasta Guarana.

Semen Gynocardiae — Nr. 818

Semen Chaulmoograe.

Handelsbez.: Chaulmugrasamen.
St. Pfl.: Hydnocarpus Kurzii (= Taraktogenos Kurzii) und Hydnocarpus Wightiana. —
Familie: Flacourtiaceae.
Herkunftsgeb.: Vorder- und Hinterindien. —
Bestandteile: Ca. 50% fettes Öl, Spuren eines Blausäureglykosids. —
Anwend.: Spezifikum gegen Lepra. — Zur Herstellung des Oleum Gynocardiae. —
Bemerk.: Vergleiche Nr. 602 Oleum Gynocardiae. —

Semen Helianthi annui — Nr. 819

Handelsbez.: Sonnenblumen-Samen oder Kerne. —
St. Pfl.: Helianthus annuus.
Familie: Compositae.
Herkunftsgeb.: Europa, Asien, — besonders Rußland und die Balkanländer.
Bestandteile: 40—50% fettes Öl, Helianthsäure, — Eiweiß. — Phytin.

Anwend.:	Expektorans und Diuretikum. — Zur Gewinnung des fetten Öls aus den Kernen. — Im Orient Genußmittel. —
Bemerk.:	Offizinell im Homöopath. Arzneibuch. — Vergleiche Nr. 157 Flores Helianthi.

Nr. 820 **Semen Holarrhenae antidysentericae**

Handelsbez.:	Kurchi- oder Conessisamen.
St. Pfl.:	Holarrhena antidysenterica.
Familie:	Apocynaceae.
Herkunftsgeb.:	Indien, — Westafrika.
Bestandteile:	Conessin (Alkaloid).
Anwend.:	Gegen Ruhr und Durchfall. — Fiebermittel.
Bemerk.:	Vergleiche Nr. 90 Cortex Holarrhenae antidysentericae.

Nr. 821 **Semen Hyoscyami**

Handelsbez.:	Bilsenkrautsamen.
St. Pfl.:	Hyoscyamus niger.
Familie:	Solanaceae.
Herkunftsgeb.:	Europa, — Nordafrika, — Asien.
Bestandteile:	Die Alkaloide Hyoscyamin und Scopolamin (0,16 %). — Fettes Öl (ca. 35 %).
Anwend.:	Gegen Asthma. — Bei Koliken, — Beruhigungsmittel bei Schmerz- und Erregungszuständen. — Zur Herstellung der Alkaloide. —
Bemerk.:	GIFTDROGE! — Vergleiche Nr. 212 Folia Hyoscyami; Nr. 699 Radix Hyoscyami.

Nr. 822 **Semen Iridis pseudacori**

Handelsbez.:	Wasserschwertliliensamen.
St. Pfl.:	Iris pseudacorus.
Familie:	Iridaceae.
Herkunftsgeb.:	Europa, — nördliches Asien.
Bestandteile:	Ätherisches Öl.
Anwend.:	Gegen Blähungen. — Magenanregungsmittel.
Bemerk.:	Vergleiche Nr. 704 Radix Iridis pseudacori.

Nr. 823 **Semen Jequirity**

Semen Abri precatorii

Handelsbez.:	Paternostererbsen.
St. Pfl.:	Abrus precatorius.
Familie:	Leguminosae.
Herkunftsgeb.:	Tropische und subtropische Länder, — Ostindien.
Bestandteile:	Abrin, ein sehr giftiges Agglutinin.

Anwend.: In der Augenheilkunde. — Bei Hautleiden.
Bemerk.: GIFTDROGE!

Semen Levistici Nr. 824

Handelsbez.: Liebstöckelsamen.
St. Pfl.: Levisticum officinale.
Familie: Umbelliferae.
Herkunftsgeb.: Südeuropa.
Bestandteile: Äther. Öl, — Harz, — Bitterstoff.
Anwend.: Tonikum und Diuretikum.
Bemerk.: Vergleiche Nr. 469 Herba Levistici; Nr. 713 Radix Levistici.

Semen Lini Nr. 825

Handelsbez.: Leinsamen.
St. Pfl.: Linum usitatissimum.
Familie: Linaceae.
Herkunftsgeb.: Europa, Vorderasien, Ägypten, Algier, Marokko. — La Plata-Gebiete, Brasilien. — Kultiviert. —
Bestandteile: Ca. 30 bis 40% fettes Öl, Eiweiß, ca. 6% Schleim, Linamarin (Glykosid), Zucker, Lezithin. — Asche ca. 5%. —
Anwend.: Abführmittel, bei Entzündungen der Harnwege, gegen Hustenreiz, Steinleiden. — Blutstillendes Mittel. — Diuretikum, Zusatz zu Diabetikertees. — Bei Halskrankheiten, erweichendes Mittel, zu Klistieren und Umschlägen. — Zur Herstellung des Leinöls. — Die Preßkuchen werden zu Placenta seminis Lini verarbeitet. —
Bemerk.: Offizinell im D.A.B. 6. — Vergleiche Nr. 606 Oleum Lini; Nr. 625 Placenta seminis Lini. —

Semen Lobeliae inflatae Nr. 826

Handelsbez.: Lobeliasamen.
St. Pfl.: Lobelia inflata.
Familie: Campanulaceae.
Herkunftsgeb.: Nordamerika.
Bestandteile: Fettes Öl, — Lobelin (Alkaloid). —
Anwend.: Expektorans. — Mittel gegen Asthma.
Bemerk.: Vergleiche Nr. 473 Herba Lobeliae, — GIFTDROGE!

Semen Milii solis Nr. 827

Handelsbez.: Steinsamen. —
St. Pfl.: Lithospermum officinale.

Familie:	Borraginaceae.
Herkunftsgeb.:	Europa.
Bestandteile:	Fettes Öl, kohlensaurer Kalk.
Anwend.:	Diuretikum bei Steinleiden, — zu Emulsionen.

Nr. 828

Semen Myristicae

Nuces Moschatae

Nux moschata (hom.)

Handelsbez.:	Muskatnüsse.
St. Pfl.:	Myristica fragrans und andere M.-Arten.—
Familie:	Myristicaceae.
Herkunftsgeb.:	Südliches Vorderindien, Ceylon, Hinterindien, Malakkahalbinsel, — Sumatra, Java, Celebes, Molukken (Ternate), Bandainseln, — südliches und westliches Neu-Guinea. —
Bestandteile:	Ca. 5 bis 12% ätherisches Öl, ca. 20 bis 30% fettes Öl, ca. 30% Stärke, Saponin. —
Anwend.:	Magenmittel, Stimulans bei chronischen Durchfällen, Erbrechen, nervösen Verdauungsbeschwerden. — Aromatikum. Bekanntes Gewürz. — Zur Herstellung des ätherischen und des fetten Öls, der Muskatbutter. —
Bemerk.:	Im Erg.B. z. D.A.B. v. 1941 aufgeführt. — Offizinell im Homöopath. Arzneibuch. — Im Handel findet man gekalkte und ungekalkte Sorten. — Die Haupthandelsqualitäten sind die Banda-, Penang-, Papua- und Bombay-Nüsse. — Die Papua-Nüsse stammen von Myristica argentea und werden auf Neu-Guinea kultiviert, die Droge ist weniger wertvoll als die von M. fragrans. — Bombay-Nüsse stammen von M. malabarica aus Vorderindien und sind ebenfalls weniger wertvoll als die Banda- und Penang-Nüsse. — Vergleiche Nr. 594 Macis. — Nr. 607 Oleum Nucistae. —

Nr. 829

Semen Napi

Handelsbez.:	Rapssamen.
St. Pfl.:	Brassica Napus var. annua (Sommerraps) und var. oleïfera (Winterraps).
Familie:	Cruciferae.
Herkunftsgeb.:	Mittel- und Südeuropa. In Deutschland kultiviert. —
Bestandteile:	Ca. 50% fettes Öl, Eiweiß, ein Senfölglykosid. —
Anwend.:	Zur Herstellung von Oleum Rapae, dem Rüböl. — Vogelfutter. —
Bemerk.:	Vergleiche Nr. 611 Oleum Rapae; Nr. 838 Semen Rapae. —

Nr. 830

Semen Nigellae damascenae

Handelsbez.:	Damaszener Schwarzkümmel.
St. Pfl.:	Nigella damascena.

Familie:	Ranunculaceae.
Herkunftsgeb.:	Syrien.
Bestandteile:	Nach Ananas riechendes äther. Öl, — ein Alkaloid (?), — Saponin, — fettes Öl.
Anwend.:	Vergleiche Nr. 831 Semen Nigellae sativae.

Semen Nigellae sativae — Nr. 831

Handelsbez.:	Schwarzkümmel.
St. Pfl.:	Nigella sativa.
Familie:	Ranunculaceae.
Herkunftsgeb.:	Balkanländer.
Bestandteile:	Ätherisches Öl (ca. 1,3%), Saponin, fettes Öl (ca. 40%). —
Anwend.:	Diuretikum, gegen Blähungen und Würmer, — menstruationfördcrndes Mittel. — Besonders in der Veterinärpraxis als harntreibendes Mittel. — Gewürz, in manchen Ländern speziell für Backwaren. —
Bemerk.:	Im Erg.B. z.D.A.B. v. 1941 aufgeführt. — Offizinell im Homöopath. Arzneibuch. — Die Samen von Nigella arvensis, die wesentlich kleiner sind als die oben genannten, sind als Verfälschung anzusehen. —

Semen Orleanae — Nr. 832

Semen Achiotti

Handelsbez.:	Orleanssaat.
St. Pfl.:	Bixa Orellana.
Familie:	Bixaceae.
Herkunftsgeb.:	Tropisches Amerika, — in allen Tropen verwildert und kultiviert.
Bestandteile:	Farbstoff (Orlean oder Annatto).
Anwend.:	Zum Orangegelbfärben von Wolle, Seide und Eßwaren.

Semen Ormosiae — Nr. 833

Handelsbez.:	Ormosia-Samen.
St. Pfl.:	Ormosia coccinea und O. dasycarpa.
Familie:	Leguminosae.
Herkunftsgeb.:	Venezuela und andere südamerikanische Länder.
Bestandteile:	Ormosin, ein narkotisch wirkendes Alkaloid. —
Anwend.:	Die medizinische Verwendung ist unbedeutend. — In einigen Ländern, z. B. in Schweden werden die Samen zu Schmuckstücken verarbeitet. —

Semen Paeoniae — Nr. 834

Handelsbez.:	Pfingstrosensamen, Paeoniensamen.
St. Pfl.:	Paeonia officinalis und P. peregrina.

Familie: Ranunculaceae.
Herkunftsgeb.: Mittel- und Südeuropa, Asien. — Auch kultiviert. —
Bestandteile: Fettes Öl, Eiweiß, Zucker, Gerbstoff, Harz, Farbstoff. —
Anwend.: Gegen Epilepsie. — Brechmittel, menstruationfördernde Droge. —
Bemerk.: Im Erg.-B. z. D.A.B. v. 1941 aufgeführt. — Vergleiche Nr. 168 Flores Paeoniae rubrae; Nr. 720 Radix Paeoniae.

Nr. 835

Semen Papaveris

Handelsbez.: Mohnsamen.
St. Pfl.: Papaver somniferum.
Familie: Papaveraceae.
Herkunftsgeb.: In Mittel- und Südeuropa angebaut. — Türkei, Kleinasien, Nordafrika.
Bestandteile: Ca. 50% fettes Öl, ca. 20% Eiweiß, Pentosane, Proteïn, Lezithin. —
Anwend.: Zur Anfertigung von Emulsionen für einhüllende Mittel. — Zur Fabrikation des Oleum Papaveris, in der Backwaren herstellung. — Gewürz. —
Bemerk.: Offizinell im D.A.B. 6 ist die Qualität album, außerdem wird noch Semen Papaveris coeruleum gehandelt. — Vergleiche Nr. 289 Fructus Papaveris; Nr. 609 Oleum Papaveris; Nr. 615 Opium.

Nr. 836

Semen Psyllii

Handelsbez.: Flohsamen.
St. Pfl.: Plantago Psyllium.
Familie: Plantaginaceae.
Herkunftsgeb.: Mittel- und Südeuropa, besonders Südfrankreich, sowie Italien und Schlesien. — Ferner Ägypten. —
Bestandteile: Schleim, Enzyme. —
Anwend.: Schleimmittel. — Zu Abführmitteln und Klistieren. — Die Verwendung als Appreturmittel, sowie als Glanzstoffmittel in der Papierindustrie ist bedeutend. —
Bemerk.: Im Erg.B. z. D.A.B. v. 1941 aufgeführt. — Man unterscheidet im Handel helle und dunkle, resp. eine flavum und eine nigrum Qualität. — Die Samen anderer Plantago-Arten, wie P. arenaria und P. Ispaghul werden ebenfalls als Schleimmittel verwendet. —

Nr. 837

Semen Quercus

Glandes Quercus
Quercus e glandibus (hom.)

Handelsbez.: Eicheln.
St. Pfl.: Quercus robur und Quercus sessiliflora.
Familie: Fagaceae.

Herkunftsgeb.:	Europäische Wälder.
Bestandteile:	Querzit, Querzin, fettes Öl, Gerbstoff, Zucker, Stärke, Eiweiß. —
Anwend.:	Adstringens, bei Rachitis, Bleichsucht, Durchfall, Menstruationsstörungen. — Zu Nährmitteln, Kaffee-Ersatz. —
Bemerk.:	Offizinell im Homöopath. Arzneibuch. — Die Eicheln werden getrocknet, sowie geröstet (tostum) gehandelt. Im Erg.B. z. D.A.B. v. 1941 aufgeführt. — Vergleiche Nr. 101 Cortex Quercus.

Semen Rapae — Nr. 838

Handelsbez.:	Rübsen, Rübsamen.
St. Pfl.:	Brassica campestris var. annua (Sommer-Rübsen) und var. oleïfera (Winter-Rübsen). —
Familie:	Cruciferae.
Herkunftsgeb.:	Mittel- und Südeuropa. — Kultiviert! —
Bestandteile:	Ca. 50% fettes Öl, Eiweiß, ein Senfölglykosid. —
Anwend.:	Zur Herstellung von Oleum Rapae, dem Rüböl. — Vogelfutter. —
Bemerk.:	Vergleiche Nr. 611 Oleum Rapae; Nr. 829 Semen Napi.

Semen Ricini — Nr. 839

Handelsbez.:	Rizinussamen.
St. Pfl.:	Ricinus communis.
Familie:	Euphorbiaceae.
Herkunftsgeb.:	Tropisches Afrika, Algier, Ägypten, — Vorder- und Hinterindien, China, — Java, — Brasilien, — Südeuropa. —
Bestandteile:	Ca. 60% fettes Öl, Ricin (ein giftiges Agglutinin), Eiweiß, Ricinin (ein Alkaloid). —
Anwend.:	Meist nur zur Gewinnung des fetten Öls. — Die entölten Rizinussamen sind sehr giftig. —
Bemerk.:	Offizinell im Homöopath. Arzneibuch. — GIFTDROGE! Vergleiche Nr. 612 Oleum Ricini.

Semen Sabadillae — Nr. 840

Sabadilla (hom.)

Handelsbez.:	Sabadillsamen, Läusesamen.
St. Pfl.:	Sabadilla officinalis.
Familie:	Liliaceae.
Herkunftsgeb.:	Bergwiesen in Venezuela, Guatemala und Mexiko. — Westindische Inseln. —
Bestandteile:	Ca. 2 bis 4% kristallisiertes und amorphes Veratrin (Cevadin und Veratridin), Sabadillin und andere Alkaloide. — Ca. 13%

fettes Öl, ätherisches Öl, Säuren, Wachs, Harz, Stärke. — Asche max. 8%. —

Anwend.: Wurmmittel. — Antirheumatikum. — In der Veterinärheilkunde. — Bekanntes Ungeziefermittel, zur Herstellung des Acetum Sabadillae und des Veratrins.

Bemerk.: Offizinell im D.A.B. 6 und im Homöopath. Arzneibuch. — GIFTDROGE.

Nr. 841 **Semen Seseli**

Semen Sileris

Handelsbez.: Roßkümmel.

St. Pfl.: Siler trilobum.

Familie: Umbelliferae.

Herkunftsgeb.: Südliches Europa, — Asien.

Bestandteile: Äther. Öl.

Anwend.: Meist in der Tierheilkunde als blähungtreibendes Mittel und gegen Koliken.

Nr. 842 **Semen Sinapis**

Handelsbez.: Schwarzer Senf.

St. Pfl.: Brassica nigra.

Familie: Cruciferae.

Herkunftsgeb.: Holland, Italien, Sizilien, Rumänien, Türkei, Rußland, Marokko, Indien, Chile. —

Bestandteile: Ätherisches Öl, nach dem D.A.B. 6 mind. 0,7% Allyl-Senföl, ca. 30% fettes Öl, Eiweiß, Sinapinsäure, Sinapin, Sinigrin (Glykosid), Fermente, Schleim. — Asche max. 5%. —

Anwend.: Bei Verdauungsstörungen, Katarrhen, Wechselfieber. — Zu hautreizenden Bädern. Zu Pflastern, Spirituspräparaten und Salben. — Zur Herstellung von Oleum Sinapis aethereum, zur Anfertigung von Senfpapier und in großen Mengen zur Fabrikation von Tafelsenf und zur Gewinnung des fetten Öls. —

Bemerk.: Offizinell im D.A.B. 6. Indischer Senf kann auch von Brassica juncea stammen. — Brassica Besseriana liefert den Sareptasenf. —

Nr. 843 **Semen Spartii scoparii**

Handelsbez.: Besenginstersamen.

St. Pfl.: Cytisus (Sarothamnus) scoparius.

Familie: Leguminosae.

Herkunftsgeb.: Mitteleuropa.

Bestandteile: Sparteïn, — Scoparin.

Anwend.: Herz- und Nervenmittel, — Diuretikum. —

Bemerk.: Vergleiche Nr. 176 Flores Spartii scoparii; Nr. 541 Herba Spartii scoparii; Nr. 756 Radix Spartii scoparii.

Semen Staphidis agriae Nr. 844

Staphisagria (hom.)

Handelsbez.: Stephanskörner, Läusekörner.

St. Pfl.: Delphinium Staphisagria.

Familie: Ranunculaceae.

Herkunftsgeb.: Südeuropa, Kleinasien, Nordafrika.

Bestandteile: Delphinin und andere Alkaloide, fettes Öl. —

Anwend.: Gegen Neuralgie. — Ungeziefermittel, besonders gegen Läuse. —

Bemerk.: Offizinell im Homöopath. Arzneibuch. — GIFTDROGE.

Semen Stramonii Nr. 845

Stramonium e seminibus (hom.)

Handelsbez.: Stechapfelsamen.

St. Pfl.: Datura Stramonium.

Familie: Solanaceae.

Herkunftsgeb.: Balkanländer, bis zum Schwarzen Meer. — Auch kultiviert.

Bestandteile: Hyoscyamin, Scopolamin und andere Alkaloide. — Fettes Öl, Gerbstoff, Säuren. —

Anwend.: Gegen Asthma. — Betäubungs- und Nervenmittel. — Zur Herstellung der Alkaloide, besonders des Hyoscyamins. —

Bemerk.: Im Erg.B z. D.A.B. v. 1941 aufgeführt. — Offizinell im Homöopath. Arzneibuch. — GIFTDROGE! — Vergleiche Nr. 246 Folia Stramonii.

Semen Strophanthi Nr. 846

Handelsbez.: Strophanthussamen.

St. Pfl.: Strophanthus gratus, Str. Kombé, Str. hispidus und andere Str.-Arten. —

Familie: Apocynaceae.

Herkunftsgeb.: Str. gratus: — Tropisches Westafrika, in Wäldern, an der Küste, von Sierra Leone bis zum Kongo. — Die Pflanze wird auch kultiviert. — Str. Kombé: — Zentral- bis Südostafrika, vom Sambesi bis zu den großen Seen. — Str. hispidus: — Senegambien bis Sierra Leone. —

Bestandteile: Ca. 3 bis 6% Strophanthin (g = gratus-, K = Kombé- oder h = hispidus-Strophanthin). Nach dem D.A.B. 6, wo Str. gratus vorgeschrieben ist, mind. 4% wasserfreies g-Strophanthin. — Saponine, ca. 30% fettes Öl, Harz, Schleim, Säuren, Eiweiß. — Asche max. 7%. —

Anwend.: Wichtiges Herzmittel. — Zur Herstellung zahlreicher Spezialpräparate, besonders der Tinktur aus den entölten Samen. Zur Fabrikation der Strophanthine (Glykoside). —

Bemerk.:	Offizinell im D.A.B. 6 und im Homöopath. Arzneibuch ist der Same von Str. gratus. Str. Kombé ist im Erg.B. z. D.A.B. v. 1941 aufgeführt. — GIFTDROGE! — Außer den genannten Sorten werden noch die Samen von Strophanthus Eminii, Str. Sarmentosus, Str. grandiflorus, Str. Courmontii und anderen Arten gehandelt. —

Nr. 847

Semen Strychni

Nuces Vomicae

Nux Vomica (hom.)

Handelsbez.:	Brechnüsse, Krähenaugen.
St. Pfl.:	Strychnos nux vomica.
Familie:	Loganiaceae.
Herkunftsgeb.:	Vorderindien (Malabarküste), Hinterindien, Ceylon, Cochinchina, Malayischer Archipel, Java, Nordaustralien. Die Hauptstapelplätze sind Bombay, Madras, Kalkutta und Tuticorin. — Kleinere Kulturen befinden sich in Kamerun. —
Bestandteile:	An Säure gebundene Alkaloide, ca. 1,2% Strychnin, ca. 1,5% Brucin (nach dem D.A.B. 6 mind. 2,5% Ges. Alkaloide, berechnet auf Strychnin und Brucin), Nebenalkaloide, ein Glykosid, Cholin, Fett, Phytosterin, Zucker und ca. 3,5% Asche. —
Anwend.:	Bei Lähmungen, Neurasthenie, Verdauungsstörungen, Kollapszuständen. — Anregungsmittel. — Gegen Alkoholismus. — Zur Herstellung von Tinkturen und Extrakten. — Zur Gewinnung von Strychnin und Brucin. — In der Homöopathie gegen Fieber, als Brechmittel und gegen Erbrechen. — Bittermittel, gegen Leber- und Gallenleiden, bei Regelstörungen. —
Bemerk.:	Offizinell im D.A.B. 6 und im Homöopath. Arzneibuch. — GIFTDROGE!

Nr. 848

Semen Syzygii jambolani

Handelsbez.:	Jamboulsamen.
St. Pfl.:	Syzygium jambolana.
Familie:	Myrtaceae.
Herkunftsgeb.:	Ostindien und Malayischer Archipel. In Westindien kultiviert. —
Bestandteile:	Ätherisches und fettes Öl. Harz, Gerbstoff, Glykoside und ein Alkaloid. Ca. 40% Stärke, Eiweiß und Zucker. —
Anwend.:	Zur Senkung des Blutzuckers bei Diabetes.
Bemerk.:	Offizinell im Homöopath. Arzneibuch. — Vergleiche Nr. 112, Cortex Syzygii jambolani; Nr. 308 Fructus Syzygii jambolani.

Nr. 849

Semen Urticae

Handelsbez.:	Brennesselsamen.
St. Pfl.:	Urtica dioica und Urtica urens.

Familie:	Urticaceae.
Herkunftsgeb.:	Europa, Asien. Besonders Balkanländer.
Bestandteile:	Gerbstoff.
Anwend.:	In der Homöopathie bei Rheuma, gegen Hautleiden. — Zu Spülungen.
Bemerk.:	Vergleiche Nr. 554 Herba Urticae; Nr. 764 Radix Urticae.

Spongia fluviatilis — Nr. 850

Spongia lacustris, — Badiaga (hom.)

Handelsbez.:	Flußschwamm.
Abst.:	Ephydatia fluviatilis (harte Ware) oder Spongilla lacustris (weiche Ware).
Herkunftsgeb.:	Osteuropa.
Bestandteile:	Ca. 60% Silikatverbindungen, Rohproteïn, Jod. —
Anwend.:	Äußerlich zu Einreibemitteln gegen Gicht und Rheuma. —
Bemerk.:	Offizinell im Homöopath. Arzneibuch. — Man unterscheidet im Handel eine Qualität in Stücken und eine weichhaarige Sorte. —

Stigmata Maydis — Nr. 851

Handelsbez.:	Maisnarben, Maisgriffel.
St. Pfl.:	Zea mays.
Familie:	Gramineae.
Herkunftsgeb.:	Italien, Balkanländer. Die Stammpflanze wird in vielen gemäßigten und subtropischen Ländern angebaut. —
Bestandteile:	Maizenasäure, fettes Öl, Zucker, Harz. —
Anwend.:	Harntreibendes Mittel bei Blasenkatarrh und Wassersucht.
Bemerk.:	Im Erg.B. z. D.A.B. v. 1941 aufgeführt.

Stincus marinus — Nr. 852

Scincus.

Handelsbez.:	Skink, Wüsteneidechse.
Abst.:	Scincus officinalis.
Herkunftsgeb.:	Wüsten Ägyptens und Arabiens.
Anwend.:	Stimulans für die Geschlechtsorgane. —

Stipites Cerasi acidi — Nr. 853

Handelsbez.:	Kirschenstiele, Sauerkirschenstiele.
St. Pfl.:	Prunus Cerasus.
Familie:	Rosaceae.
Herkunftsgeb.:	Mittel- und Südeuropa, Kleinasien, Kalifornien. —
Bestandteile:	Gerbstoffe.

Anwend.: Diuretikum, Antidiarrhoikum. — Gegen Katarrhe. — Bestandteil verschiedener Entfettungstees. — In manchen Ländern als Gewürz. —

Bemerk.: Vergleiche Nr. 270 Fructus Cerasi acidi; Nr. 333 Gummi Cerasi.

Nr. 854 **Stipites Dulcamarae**

Caules Dulcamarae

Dulcamara (hom.)

Handelsbez.: Bittersüßstengel, bittersüßer Nachtschatten. —

St. Pfl.: Solanum Dulcamara.

Familie: Solanaceae.

Herkunftsgeb.: Europa, Asien. Haupterntegebiete Deutschland und Italien. —

Bestandteile: Saponin, Dulcamarin (ein glykosidischer Bitterstoff), Dulcarin (ein süßer Stoff), Solanin, Gerbstoff, Harz, Stärke. —

Anwend.: Blutreinigendes und schweißtreibendes Mittel. Diuretikum bei Gicht und Rheumatismus. Äußerlich zu Waschungen. In der Homöopathie bei Blasenleiden und Muskelrheumatismus. —

Bemerk.. Im Erg.B. z. D.A.B. v. 1941 aufgeführt. — Offizinell im Homöopath. Arzneibuch ist das frische Kraut. — GIFTDROGE!

Nr. 855 **Succinum**

Handelsbez.: Bernstein, geraspelter Bernstein. —

St. Pfl.: Pinus succinifera (fossiles Harz).

Familie: Pinaceae.

Herkunftsgeb.: Oestliche Ostseegebiete.

Bestandteile: Harzester.

Anwend.: Gegen chronische Katarrhe in Form der Tinktur. — Zu Räuchermitteln. — Zusatz zu Lacken und Firnissen. — Größere Stücke von Bernstein werden zu Schmuckgegenständen verarbeitet. —

Nr. 856 **Succus Liquiritiae**

Handelsbez.: Süßholzsaft.

St. Pfl.: Glycyrrhiza glabra und andere G.-Arten.

Familie: Leguminosae.

Herkunftsgeb.: Die Hauptherstellungsländer sind Italien, Spanien, Deutschland, Kleinasien, Syrien, Nordamerika.

Bestandteile: Glycyrrhizin, Zucker, Asparagin. —

Anwend.: Gegen Verschleimung, Katarrhe. — Wichtiges Expektorans. Bekanntes Geschmackskorrigens. — Zu Hustenpastillen, Tabletten, in der Pillenherstellung usw. zur Herstellung von Lakritzwaren (Zusätze sind Stärke, Süßholzpulver, Zucker,

	Sirup, Gummi arabicum usw.). — In der Industrie, besonders in der Feuerlöschtechnik und Tabakwarenindustrie in Extraktform von großer Bedeutung. —
Bemerk.:	Offizinell im D.A.B. 6 sind Succus Liquiritiae und Succus Liquiritiae depuratus. — Man unterscheidet im Handel dicke, mittlere und dünne Stangen verschiedener Marken, ferner Blockware und pulverisierte Qualitäten, sowie „depuratus inspissatus". — Vergleiche Nr. 714 Radix Liquiritiae.

Terebinthina Chios Nr. 857

Handelsbez.:	Chios-Terpentin, Cyprischer Terpentin. —
St. Pfl.:	Pistacia Terebinthus.
Familie:	Anacardiaceae.
Herkunftsgeb.:	Mittelmeerländer.
Bestandteile:	Ätherisches Öl, Harz, Bitterstoff. —
Anwend.:	Gegen Hautkrankheiten. —

Terebinthina gallica Nr. 858

Terebinthina communis

Handelsbez.:	Terpentin, gewöhnlicher oder französischer Dickterpentin, Terpentinharz. —
St. Pfl.:	Pinus maritima (P. pinaster) und andere P.-Arten. —
Familie:	Pinaceae.
Herkunftsgeb.:	Westliche Mittelmeergebiete, Frankreich, besonders die Dünengebiete am Golf von Biskaya. —
Bestandteile:	Harz und Harzsäuren (ca. 60 bis 85%) besonders Pimarsäure, ätherisches Terpentinöl (ca. 15 bis 30%), ferner Resene, Bitterstoff, Wasser. —
Anwend.:	Diuretikum. — Zu hautreizenden Salben und Pflastern. — Bei chronischen Katarrhen. — Im Ursprungslande wird Terebinthina gallica auf Balsamterpentinöl und Kolophonium ausgebeutet. -- Die Droge wird zu Lacken, Firnissen und Salben verarbeitet. — In der Homöopathie bei Leber- und Gallenleiden. —
Bemerk.:	Offizinell im D.A.B. 6. — Vergleiche Nr. 48 Colophonium; Nr. 614 Oleum Terebinthinae; Nr. 623 Pix liquida; Nr. 778 Resina Pini burgundica; Nr. 779 Resina Pini Galipot.

Terebinthina laricina Nr. 859

Terebinthina veneta

Handelsbez.:	Lärchenterpentin, Venetianischer Terpentin. —
St. Pfl.:	Larix decidua.
Familie:	Pinaceae.

Herkunftsgeb.: Steiermark, Tirol.
Bestandteile: Ca. 60% Harzsäuren, ca. 20 bis 22% ätherisches Öl, Resen, Bitterstoff, Farbstoff, Bernsteinsäure. —
Anwend.: Antiseptikum, Diuretikum und schweißtreibendes Mittel. Bei Rheuma, gegen Magenbeschwerden und Gallenleiden. — Zu Linimenten und Salben. — Technisch zu Lacken und als Zusatz zu Klebemitteln. —
Bemerk.: Im Erg.B. z. D.A.B. v. 1941 aufgeführt.

Nr. 860 **Turiones Pini**
Gemmae Pini

Handelsbez.: Kiefernknospen, Kiefernsprossen. —
St. Pfl.: Pinus silvestris und andere P.-Arten.
Familie: Pinaceae.
Herkunftsgeb.: Frankreich, Osteuropa.
Bestandteile: Ätherisches Öl, Harz, Bitterstoff, Gerbstoff, Stärke.
Anwend.: Zu Inhalationen, bei Lungenleiden, harntreibendes und sekretionsförderndes Mittel, gegen Gicht und rheumatische Leiden. — Hautreizmittel. — Zu Bädern und zur Herstellung ätherischer Öle und Extrakte. —
Bemerk.: Im Erg.B. z. D.A.B. v. 1941 aufgeführt. — Offizinell im Homöopath. Arzneibuch sind die frischen Sprossen. — Vergleiche Nr. 234 Folia Pini.

Nr. 861 **Ustilago Maydis**

Handelsbez.: Maisbrand.
St. Pfl.: Ustilago Zeae.
Familie: Ustilaginaceae.
Herkunftsgeb.: Nordamerika und Südeuropa. —
Bestandteile: Ustilagin (Alkaloid), Amine. —
Anwend.: Als wehenförderndes Mittel, ähnlich wie Secale cornutum. — Blutstillendes Mittel. —
Bemerk.: Offizinell im Homöopath. Arzneibuch.

Nr. 862 **Zibethum verum**

Handelsbez.: Zibeth.
Abst.: Drüsensekret der Viverra Zibetha, der Zibetkatze. —
Herkunftsgeb.: Vorderasien, Iran, Indien, Afrika.
Bestandteile: Ätherisches Öl, Fett, Ammoniak.
Anwend.: Gegen Krämpfe (veraltetes Mittel!). In der Parfümerieindustrie. —
Bemerk.: Im Erg.B. z. D.A.B. v. 1941 aufgeführt.

II.

Seltene Drogen, Homöopathische und Volks-Heilmittel, Technische Rohdrogen.

Handelsbez.:	St. Pfl. u. Familie:	Herkunftsgebiet:	Anwendung
Agaricus Fliegenpilz	Amanita (Agaricus) muscaria Agaricaceae	Europa, Sibirien	Offiz. i. Homöop. Arzneibuch ist der frische, oberirdische Fruchtkörper.
Agaricus emeticus Speiteufel	Russula emetica Agaricaceae	Europa	Offiz. i. Homöop. Arzneibuch ist der frische Pilz.
Ailanthus glandulosa Götterbaum	Ailanthus glandulosa Simarubaceae	Ostasien, in Europa kultiviert	Offiz. i. Homöop. Arzneibuch sind die frischen Sprossen, Blüten und junge Rinde.
Albumen Ovi Eiweiß, Eialbumin	Aus Hühner- u. Enteneiern gewonnen	Hauptsächlich China	Für Nährzwecke. — Klärmittel, in der Phototechnik, Farbenherstellung, Druckerei. — Blutalbumin und Eigelb werden ebenfalls verwendet. Im Erg.B. z. D.A.B. v. 1941 aufgeführt.
Ampelopsis quinquefolia Wilder Wein	Parthenocissus (Ampelopsis) quinquefolia Vitaceae	Europa	Offiz. i. Homöop. Arzneibuch sind gleiche Teile frischer junger Sprossen und Rinde.
Amylum Avenae Haferstärke	Avena sativa Gramineae	Europa	Nährmittel, zu Pudern, Pillen usw. In der Technik.
Amylum Batatae Batatenstärke, Süßkartoffelstärke	Ipomoea batatas Convolvulaceae	Mittelamerika	Nährmittel, zu Pudern, Pillen usw. In der Technik.
Amylum Cannae Cannastärke	Canna edulis u. andere Arten Cannaceae	Peru	wie vorstehend
Amylum Curcumae Kurkumastärke	Curcuma angustifolia u. and. Arten Zingiberaceae	Indien	wie vorstehend

Handelsbez.:	St. Pfl. u. Familie:	Herkunfts-gebiet:	Anwendung
Amylum Hordeï Gerstenstärke	Hordeum sativum Gramineae	Europa	Nahrmittel, zu Pudern, Pillen usw. In der Technik.
Amylum Lentis Linsenstärke	Lens esculenta Leguminosae	Europa	wie vorstehend.
Amylum Manihot Maniok oder bras. Arrowroot	Manihot utilissima Euphorbiaceae	Brasilien	wie vorstehend.
Amylum Musae Bananenstärke	Musa-Arten Musaceae	Tropen	Nährmittel, zu Pudern, Pillen usw. — In der Technik. — Magenmittel.
Amylum Phaseoli Bohnenstärke	Phaseolus vulgaris Leguminosae	Europa	Nährmittel, zu Pudern, Pillen usw. — In der Technik.
Amylum Pisi Erbsenstärke	Pisum sativum Leguminosae	Europa	wie vorstehend
Amylum Sago Sago	Metroxylon-Arten Palmae	Indien	wie vorstehend
Amylum Secalis Roggenstärke	Secale cereale Gramineae	Europa	wie vorstehend
Arundo mauritanica Wasserrohrwurzel	Arundo donax Gramineae	Mittelmeerländer	Offiz. i. Homöop. Arzneibuch sind die frischen Wurzelstocksprossen.
Avena sativa Hafer	Avena sativa Gramineae	Europa	Offiz. i. Homöop. Arzneibuch ist die frische, blühende Pflanze.
Balsamum Cativo Cativo-Balsam	Prioria copaifera Leguminosae	Kolumbien, Venezuela	Terpentin-Ersatz.
Balsamum Hardwickiae Hardwickia-balsam	Hardwickia pinnata Leguminosae	Vorderindien	Technischer Ersatz für Kopaivabalsam in der Lackindustrie und Porzellanmalerei. — Er enthält aeth. Öl, Harze, Hardwickia-Säure.
Betula alba Birkensaft	Betula-Arten Betulaceae	Europa, bes. Osteuropa	Offiz. i. Homöop. Arzneibuch. Birkensaft wird in der Kosmetik zu Haarwässern verwendet.

Handelsbez.:	St. Pfl. u Familie:	Herkunftsgebiet:	Anwendung
Bovista Bovist	Lycoperdon Bovista Lycoperdaceae	Mitteleuropa	Offiz. i. Homöop. Arzneibuch sind die Sporen des reifen Pilzes.
Cera Candelilla Kandelillawachs	Pedilanthus-Arten Euphorbiaceae	Mexiko	Karnaubawachs-Ersatz. Zu Schuh- und Bohnerwachsen. — In der Kerzenfabrikation.
Cera Myricae Myrtenwachs, grünes Wachs	Myrica-Arten (aus den Beeren gewonnen!) Myricaceae	Nord- und Südamerika	Bienenwachs-Ersatz. — In der Kerzenfabrikation.
Cortex Acaciae Musena u. andere Akazienrinden	Acacia-Arten Leguminosae	Afrika, Australien	Gerbmaterial.
Cortex Aceris negundo Eschen-Ahornrinde	Acer negundo Aceraceae	Nordamerika, auch kultiviert	Offiz. i. Homöop. Arzneibuch ist die frische Rinde.
Cortex Anchieteae salutaris radicis	Anchietea salutaris Violaceae	Brasilien	Alkaloidhaltig, gegen Skrophulose und Halsleiden.
Cortex Araribae albae	Sickingia viridiflora Rubiaceae	Brasilien	Gerbstoffhaltiges Fiebermittel.
Cortex Araribae rubrae	Sickingia rubra Rubiaceae	Brasilien	wie vorstehend
Cortex Atherospermae Austral. Sassafrasrinde	Atherosperma moschatum Monimiaceae	Australien, Tasmanien	Aromatikum.
Cortex Bergamottae fruct. Bergamott-Orangenschalen	Citrus aurantium var. bergamia Rutaceae	Mittelmeerländer	Zur Gewinnung von Oleum Bergamottae. — Zur Herstellung von Eau de Cologne.
Cortex Betulae dulce Zuckerbirkenrinde	Betula lenta Betulaceae	Nordamerika	Zur Gewinnung des äther. Öls, wie Methylsalicylat verwendet.
Cortex Calotropis radicis Madar	Calotropis gigantea Asclepiadaceae	Südasien, Senegalgebiete, Westindien	Offiz. i. Homöop. Arzneibuch.

Handelsbez.:	St. Pfl. u. Familie:	Herkunftsgebiet:	Anwendung
Cortex Caryophyllati Cassia caryophyllata Nelkenzimt	Dicypellium caryophyllatum Lauraceae	Brasilien	Gewürz, in der Likör- und Branntweinbereitung.
Cortex Cassiae Cassia-Gerbrinden	Cassia-Arten Leguminosae	Indien, Afrika	Gerbmaterial.
Cortex Cerasi Sauerkirschbaumrinde	Prunus Cerasus Rosaceae	Mittel- und Südeuropa	Zu Teemischungen.
Cortex Chionanthi radicis Virginianische Schneeflockenbaumrinde	Chionanthus virginica Oleaceae	Nordamerika	Offiz. i. Homöop. Arzneibuch ist die frische Wurzelrinde.
Cortex Cocilliana	Guarea Rusbyi Meliaccae	Bolivien (Anden)	Alkaloidhaltige Droge. Wirkung der Ipecacuanha ähnlich. —
Cortex Comocladiae	Comocladia dentata Anacardiaceae	Westindien	Offiz. i. Homöop. Arzneibuch ist die frische Rinde.
Cortex Corni circinatae Rinde des rundblättrigen Hartriegel	Cornus circinata Cornaceae	Nordamerika	Offiz. i. Homöop. Arzneibuch ist die frische Rinde.
Cortex Corni floridae Rinde des großblütigen Hartriegel	Cornus florida Cornaceae	Nordamerika	wie vorstehend
Cortex Corni sericeae	Cornus sericea Cornaceae	Nordamerika	wie vorstehend
Cortex Cupreae Cuprea-Chinarinde, falsche Chinarinde	Remijia-Arten Rubiaceae	Südamerika	Alkaloidhaltiger Chinarindenersatz (früher großer Handelsartikel).
Cortex Dircae Lederholzrinde	Dirca palustris Thymelaeaceae	Nordamerika	Offiz. i. Homöop. Arzneibuch ist die frische Rinde.

Handelsbez.:	St. Pfl. u. Familie:	Herkunftsgebiet:	Anwendung
Cortex Duboisiae myoporoidis Korkholzrinde	Duboisia myoporoides	Australien	Alkaloidhaltiges Hypnotikum. GIFTDROGE!
Cortex Erythrinae corallodendron Korallenbaumrinde	Erythrina corallodendron Leguminosae	Asien	Alkaloid- und saponinhaltiges Diuretikum.
Cortex Erythrophloei Gottesurteilbaumrinde Rotwasserbaumrinde	Erythrophloeum guineense und andere Arten Leguminosae	Westafrika, Sierra Leone	Alkaloiddroge—Herzgift. (Digitalis-Ersatz). GIFTDROGE!
Cortex Eucalypti Malettrinde	Eucalyptus occidentalis Myrtaceae	Australien	Gerbmaterial.
Cortex Fraxini americanae Weiße Eschenrinde	Fraxinus americana Oleaceae	Nordamerika	Offiz. i. Homöop. Arzneibuch ist die frische Rinde.
Cortex Geoffreae	Geoffrea surinamensis Leguminosae	Tropisches Südamerika	Wurmmittel.
Cortex Gnidii Rinde vom rispenblütigen Seidelbast	Daphne gnidium Thymelaeaceae	Mittelmeerländer	Zu Pflastern.
Cortex Guareae	Guarea trichilioides Meliaceae	Westindien, Mittelamerika	Offiz. i. Homöop. Arzneibuch.
Cortex Ilicis Rinde vom quirligen Hülsstrauch	Ilex verticillata Aquifoliaceae	Nordamerika	Bittermittel.
Cortex Laricis Lärchenrinde	Larix decidua Pinaceae	Mitteleuropa	Bittermittel
Cortex Mori Östliche Maulbeerbaumrinde	Morus indica Moraceae	Ostasien	Diuretikum, bei Brustleiden.
Cortex Mururé Mercurio vegetal	Urostigma cystopodum Urticaceae	Brasilien	Abführmittel.

Handelsbez.:	St. Pfl. u. Familie:	Herkunftsgebiet:	Anwendung
Cortex Myricae radicis Wachsbeerenstrauchrinde	Myrica cerifera u. and. Arten Myricaceae	Nordamerika	Laxans, Brechmittel. Offiz. i. Homöop. Arzneibuch ist die frische Wurzelrinde.
Cortex Oleandri Oleanderrinde	Nerium Oleander Apocynaceae	Südeuropa	Herzmittel. GIFTDROGE!
Cortex Pacarae	Enterolobium timboura u. and. Arten Leguminosae	Brasilien	Saponindroge.
Cortex Pereirae	Geissospermum laeve Apocynaceae	Brasilien	Gegen Fieber.
Cortex Pini silvestris Kiefernrinde	Pinus silvestris Pinaceae	Europa, Asien, Nordamerika	Gerbmaterial.
Cortex Platani Platanenrinde	Platanus orientalis Platanaceae	Östliche Mittelmeerländer Kleinasien.	Volksheilmittel
Cortex Plumierae acutifoliae Frangipani	Plumiera sucuuba Apocynaceae	Indien	Glykosidhaltiges Fiebermittel.
Cortex Quercus albae Weiße Eichenrinde	Quercus alba Fagaceae	Nordamerika	Gerbstoffhaltiges Adstringens.
Cortex Quercus viridis Steineichenrinde	Quercus Ilex Fagaceae	Mittelmeerländer	wie vorstehend
Cortex Rhizophorae Mangrovenrinde	Rhizophora Mangle Rhizophoraceae	Westindien, Südamerika	Gegen Lepra. — Technisch als Gerbmaterial.
Cortex Rhois glabrae Kahle Sumachrinde	Rhus glabra Anacardiaceae	Nordamerika	Offiz. i. Homöop. Arzneibuch ist die frische Rinde.
Cortex Robiniae pseudacaciae Akazienrinde	Robinia Pseud-Acacia Leguminosae	Nordamerika, Europa	Offiz. i. Homöop. Arzneibuch ist die frische Rinde.

Handelsbez.:	St. Pfl. u. Familie:	Herkunftsgebiet:	Anwendung
Cortex Rubi radicis Amerikanische Himbeerrinde	Rubus canadensis u. and. Arten Rosaceae	Nordamerika	Adstringens.
Cortex Sambuci canadensis Amerikanische Holunderrinde	Sambucus canadensis Caprifoliaceae	Nordamerika	Diuretikum.
Cortex Sideroxyli obovati Eisenholzrinde	Sideroxylon obovatum Sapotaceae	Australien Afrika	Tonikum.
Cortex Thapsiae radicis Thapsiarinde	Thapsia garganica Umbelliferae	Mittelmeerländer	Zur Herstellung des giftigen Thapsiaharzes, welches als Hautreizmittel Verwendung findet.
Cortex Thujae Lebensbaumrinde	Thuja occidentalis Cupressaceae	Mittel- und Südeuropa	Volksheilmittel. GIFTDROGE!
Cortex Tiliae Lindenrinde	Tilia-Arten Tiliaceae	Osteuropa	Volksheilmittel.
Cortex Xanthoxyli Gelbholzrinde	Xanthoxylum fraxineum u. andere Arten Rutaceae	Nordamerika	Schweiß- und harntreibendes Mittel. Offiz. i. Homöop. Arzneibuch
Curare Pfeilgift südamerikanischer Indianer	Rindenextrakt von Strychnos-Arten Loganiaceae	Brasilien	Nervenmittel. Im Erg.B. z. D.A.B. v. 1941 aufgeführt. — Offiz. i. Homöop. Arzneibuch. GIFTDROGE!
Cytisus Goldregen	Laburnum vulgare Leguminosae	Mittel- und Südeuropa	Offiz. i. Homöop. Arzneibuch sind die frischen Blüten und Blätter.
Divi-Divi Gerbhülsen	Caesalpinia coriaria Leguminosae	Westindien	Gerbmaterial (ca. 50% Gerbstoff enthaltend).
Extractum Pini Kiefernnadelextrakt	Picea-, Abies- u. Pinus-Arten Pinaceae	Europa, Asien	Zu Bädern, — gegen Hautleiden, rheumatische Erkrankungen usw.
Flores Acaciae Echte Akazienblüten	Acacia Farnesiana Leguminosae	Westindien, kultiv.	Gegen Krämpfe.

Handelsbez.:	St. Pfl. u. Familie:	Herkunfts-gebiet:	Anwendung
Flores Buglossi Ochsenzungenblüten	Anchusa officinalis Borraginaceae	Europa	Bei Erkältungskrankheiten.
Flores Calendulae silvestris Kleine Ringelblumen	Calendula arvensis Compositae	Südeuropa	Färbemittel für Speisen.
Flores Cheiranthi cheiri Goldlackblüten	Cheiranthus cheiri Cruciferae	Mittel- und Südeuropa	Teeverschönerungsmittel.
Flores Colchici Herbstzeitlosenblüten	Colchicum autumnale Liliaceae	wie vorstehend	Gegen Gicht. GIFTDROGE!
Flores Daturae Große Stechapfelblüten	Datura arborea Solanaceae	Südamerika	Offiz. i. Homöop. Arzneibuch sind die frischen Blüten. GIFTDROGE!
Flores Delphinii flavae Gelbe Ritterspornblüten	Delphinium Zalil u. andere Arten Ranunculaceae	Orient	Tonikum, Gelbfärbemittel.
Flores Gentianae Blaue Enzianblüten	Gentiana-Arten Gentianaceae	Alpengebiete	Tonikum.
Flores Lavandulae romanae Flores Stoechados purpureae Schopflavendel	Lavandula Stoechas Labiatae	Mittelmeerländer	Zu Kräuterkissen und Räucherzwecken.
Flores Liliorum Weiße Lilien	Lilium candidum Liliaceae	Syrien, in Europa kultiviert	Die getrocknete Droge wird wenig gehandelt. Offiz. i. Homöop. Arzneibuch ist die frische, blühende Pflanze. — Die Blütenpollen werden gegen Epilepsie verwendet.
Flores Liliorum bulbiferum Feuerlilien	Lilium bulbiferum Liliaceae	Mitteleuropa, kultiviert	Gegen Lungenkrankheiten.

Handelsbez.:	St. Pfl. u. Familie:	Herkunftsgebiet:	Anwendung
Flores Liliorum tigrinum Tigerlilien	Lilium tigrinum Liliaceae	Vorderasien, in Europa kultiviert	Offiz. i. Homöop. Arzneibuch ist die frische, blühende Pflanze.
Flores Lonicerae Geißblattblüten	Lonicera caprifolium u. L. Periclymenum Caprifoliaceae	Mittel- und Südeuropa	Schweiß- und harntreibendes Mittel.
Flores Magnoliae Magnolienblüten	Magnolia glauca Magnoliaceae	Nordamerika, Mittel- und Südeuropa, kultiviert	Offiz. i. Homöop. Arzneibuch sind die frischen Blüten.
Flores Napi Rapsblüten	Brassica Napus Cruciferae	Mittel- und Südeuropa	Teeverschönerungsmittel.
Flores Nymphaeae albae Weiße Seerosen	Nymphaea alba Nymphaeaceae	Mitteleuropa	Gegen Blutungen. Auch Samen und Wurzeln werden verwendet.
Flores Oleandri Oleanderblüten	Nerium Oleander Apocynaceae	Mittel- und Südeuropa	Herzmittel. GIFTDROGE!
Flores Persicarum Pfirsichblüten	Prunus Persica Rosaceae	Mittelmeerländer	Zur Herstellung eines Sirup.
Flores Ranunculi bulbosi Hahnenfußblüten	Ranunculus bulbosus Ranunculaceae	Mitteleuropa	In der Homöopathie. GIFTDROGE!
Flores Salviae sclareae Muskatsalbeiblüten	Salvia Sclarea Labiatae	Mittelmeerländer	Zu Mund- und Gurgelwässern gegen Halsschmerzen. Schweißhemmendes Mittel.
Flores Sanguinariae Blutwurzblüten	Sanguinaria canadensis Papaveraceae	Nordamerika	Zu Teemischungen.
Flores Santolinae Flores Abrotani montani Heiligenkrautblüten	Santolina Chamaecyparissus Compositae	Westliches Mittelmeergebiet	Gegen Würmer.
Flores Sorbi Ebereschenblüten	Pirus Aucuparia Rosaceae	Mitteleuropa	Leichtes Abführmittel. Zu Teemischungen.

Handelsbez.:	St. Pfl. u. Familie:	Herkunftsgebiet:	Anwendung
Flores Spartii juncei Binsenginsterblüten	Spartium junceum Leguminosae	Mittelmeergebiete	Abführmittel. — Die Samen werden in gleicher Weise verwendet.
Flores Stachidis Ziestblüten	Stachys annua Labiatae	Europa	Gegen Schlaflosigkeit, bei Frauenleiden.
Flores Tunicae hortensis Gartennelken	Dianthus Caryophyllus Caryophyllaceae	Mittel- und Südeuropa	Geruchskorrigens. Zu Teemischungen.
Flores Virgaureae Goldrutenblüten	Solidago Virga aurea Compositae	Europa	Offiz. i. Homöop. Arzneibuch sind die frischen Blüten.
Folia Acanthi Akanthusblätter Bärenklau	Acanthus mollis u. A. virilis Acanthaceae.	Südeuropa	Die getrockneten Blätter bilden eine Handelsdroge. Offiz. i. Homöop. Arzneibuch ist die frische, blühende Pflanze v. A. mollis.
Folia Adhatodae	Adhatoda vasica Acanthaceae	Ostindien	Alkaloidhaltiges Expektorans. Gegen Krämpfe.
Folia Berberidis Sauerdorn- oder Berberitzenblätter	Berberis vulgaris Berberidaceae	Europa	Abführmittel.
Folia Buxi Buchsbaumblätter	Buxus sempervirens Buxaceae	Europa	Gegen Fieber und Malaria. Offiz. i. Homöop. Arzneibuch sind die frischen Sprossen m. d. Blättern.
Folia Cassiae Kassiablätter	Cassia alata, C. occidentalis u. and. Arten Leguminosae	Indien, Ostafrika	Gegen Hautleiden.
Folia Ceanothi Säckelblumenblätter od. New Yerseytee	Ceanothus americanus Rhamnaceae	Nordamerika	Getrocknet als Tee-Ersatz. Offiz. i. Homöop. Arzneibuch.
Folia Cedri Zedernnadeln	Cedrus libanitica Pinaceae	Nordafrika	Aromatikum.

Handelsbez.:	St. Pfl. u. Familie:	Herkunftsgebiet:	Anwendung
Folia Cerasi acidi Sauerkirschenblätter	Prunus Cerasus Rosaceae	Europa, Kleinasien	Zu Teemischungen.
Folia Coriariae Myrtensumachblätter	Coriaria myrtifolia Coriariaceae	Südeuropa, Nordafrika	Offiz. i. Homöop. Arzneibuch sind die frischen Blätter.
Folia Coryli avellanae Haselnußblätter	Corylus avellana Betulaceae	Mittel-, Ost- u. Südeuropa	Zu Teemischungen. Ersatz für Fol. Hamamelidis. Vergl. Nr. 210.
Folia Cotyledonis Nabelkraut	Umbilicus pendulinus Crassulaceae	Südeuropa	Offiz. i. Homöop. Arzneibuch sind die frischen Blätter.
Folia Cupressi Zypressenblätter	Cupressus sempervirens Cupressaceae	Mittelmeerländer	Zur Herstellung des äth. Öls gegen Keuchhusten.
Folia Dictamni albi Diptamblätter	Dictamnus albus Rutaceae	Mittel- u. Südeuropa	Offiz. i. Homöop. Arzneibuch sind die frischen Blätter.
Folia Dracontii foetidi Drachenkraut	Dracontium foetidum Araceae	Tropisches Amerika	Gegen Schlangenbisse.
Folia Dulcamarae Bittersüße Nachtschattenblätter	Solanum Dulcamara Solanaceae	Europa	Blutreinigendes und schweißtreibendes Mittel.
Folia Epigaeae Maiblumenblätter	Epigaea repens Ericaceae	Nordamerika	Offiz. i. Homöop. Arzneibuch sind die frischen Blätter.
Folia Faham Faham-Tee	Angrecum fragrans Orchidaceae	Mauritius, Réunion	Tee-Ersatz. — Gegen Lungenleiden.
Folia Ginkgo Ginkgoblätter	Ginkgo biloba Ginkgoaceae	China, Japan. In Europa selt. kultiv.	
Folia Gymnemae Merasingiblätter	Gymnema silvestre u. and. Arten Asclepiadaceae	Westafrika, Südasien	Droge, die den süßen Geschmack aufhebt.

Handelsbez.:	St. Pfl. u. Familie:	Herkunftsgebiet:	Anwendung
Folia Hippocastani Roßkastanienblätter	Aesculus Hippocastanum Hippocastanaceae	Europa	Volksheilmittel.
Folia Ilicis opacae	Ilex opaca Aquifoliaceae	Nordamerika	Bittermittel. Die Rinde wird in gleicher Weise verwendet.
Folia Kalmiae Berglorbeerblätter	Kalmia latifolia Ericaceae	Nordamerika	Offiz. i. Homöop. Arzneibuch sind die frischen Blätter.
Folia Leucadendri	Leucadendron concinnum Proteaceae	Kapland	Alkaloid- und glykosidhaltiges Malariamittel.
Folia Leucaenae	Leucaena glauca Mimosae	Tropisches Südamerika	Enthaarungsmittel.
Folia Ligustri Liguster- od. Rainweidenblätter	Ligustrum vulgare Oleaceae	Südeuropa	Volksheilmittel. — Die Früchte dienen als verbotenes Weinfärbemittel.
Folia Lithraeae Litre-Kraut	Lithraea caustica Anacardiaceae	Chile	Hautreizmittel.
Folia Mayteni Vitis idaeae Palta	Maytenus Vitis idaea Celastraceae	Argentinien	Gegen Augen- u. Ohrenleiden.
Folia Melaleucae Cajeputblätter	Melaleuca Leucadendron var. Cajeputi Myrtaceae	Hinterindien, Malayischer Archipel	Zur Gewinnung des Oleum Cajeputi, welches im Homöop. Arzneibuch offiz. ist. Das Öl ist zineolhaltig und wird wie Eukalyptusöl verwendet.
Folia Melaleucae viridiflorae	Melaleuca viridiflora Myrtaceae	Neu-Kaledonien	Zur Gewinnung des Oleum Niaouli.
Folia Myrciae acris Bay-Blätter	Pimenta acris Myrtaceae	Westindien	Zur Bay-Öl-Gewinnung, welches in der Haarkosmetik Verwendung findet.
Folia Papaveris Mohnblätter	Papaver somniferum Papaveraceae	Europa, Nordafrika, Asien	Beruhigungsmittel.

Handelsbez.:	St. Pfl. u. Familie:	Herkunftsgebiet:	Anwendung
Folia Persicarum Pfirsichblätter	Prunus Persica Rosaceae	Mittelmeergebiete	Aromatikum.
Folia Piperis Betle Betelpfefferblätter	Piper Betle Piperaceae	Indien, Malayischer Archipel	Hauptbestandteil äther. Öl. — Gegen Halsleiden. Beim Betel-Kauen.
Folia Pruni spinosae fälschlich: Folia Acaciae Schlehenblätter	Prunus spinosa Rosaceae	Europa	Blutreinigungsmittel.
Folia Psidii Araça	Psidium Araça Myrtaceae	Brasilien	Adstringens.
Folia Quercus Eichenblätter	Quercus-Arten Fagaceae	Europa	Gerbstoffdroge.
Folia Rhois americanae Nordamerik. Sumachblätter	Rhus typhina, Rh. glabra u. andere Arten Anacardiaceae	Nordamerika	Gerbstoffhaltige Droge.
Folia Rhois coriariae Sizilianische Sumachblätter	Rhus coriaria Anacardiaceae	Mittelmeerländer	wie vorstehend.
Folia Rhois cotini Triester Sumachblätter	Rhus cotinus Anacardiaceae	wie vorstehend	wie vorstehend.
Folia Robiniae pseudacaciae Akazienblätter,	Robinia Pseud-Acacia Leguminosae	Europa	Aromatikum.
Folia Senggani	Melastoma polyanthum Melastomaceae	Molukken, Philippinen, Sumatra	
Folia Sorbi Ebereschenblätter	Pirus Aucuparia Rosaceae	Europa	Zu Teemischungen.
Folia Strobilanthi	Strobilanthus flaccidifolius Acanthaceae	Java, Sumatra	Adstringens.

Handelsbez.:	St. Pfl. u. Familie:	Herkunftsgebiet:	Anwendung
Folia Urechites	Urechites suberecta Apocynaceae	Westindien	Giftige Glykosid- und Alkaloiddroge gegen Wassersucht.
Fructus Acaciae Bablah, Akazienhülsen	Acacia-Arten Leguminosae	Afrika	Gerbstoffdroge.
Fructus Aesculi glabrae Kahle Kastanien	Aesculus glabra Hippocastanaceae	Nordamerika	Offiz. i. Homöop. Arzneibuch sind die frischen, geschälten Samen.
Fructus Agni casti Keuschlammsamen	Vitex agnus castus Verbenaceae	Mittelmeerländer	Offiz. i. Homöop. Arzneibuch.
Fructus Cayaponiae	Cayaponia caboclea Cucurbitaceae	Südamerika	Starkes Abführmittel.
Fructus Cupressi Zypressenäpfel	Cupressus sempervirens Cupressaceae	Mittelmeerländer	Aromatikum.
Fructus Dactyli Knaulgrasfrüchte	Dactylis glomerata Gramineae	Mitteleuropa	Nähr- und Futtermittel.
Fructus Elaterii Springgurken	Ecballium Elaterium Cucurbitaceae	Südeuropa	Als getrocknete Droge selten gehandelt. Offiz. i. Homöop. Arzneibuch sind die noch nicht ganz reifen Früchte.
Fructus Evonymi Pfaffenhütlein	Evonymus europaea Celastraceae	Europa	Offiz. i. Homöop. Arzneibuch sind die frischen, reifen Früchte.
Fructus Hyaenanchis	Hyaenanche globosa Buxaceae	Südafrika	Bitterstoffhaltiges Tonikum.
Fructus Ilicis aquifolii Stechpalmenfrüchte	Ilex aquifolium Aquifoliaceae	Mitteleuropa	Abführmittel.
Fructus Jacarandae	Jacaranda acutifolia Bignoniaceae	Peru	Gerbstoffhaltiges Adstringens.

Handelsbez.:	St. Pfl. u. Familie:	Herkunftsgebiet:	Anwendung
Fructus Joannesiae Anda Assu	Joannesia princeps Euphorbiaceae	Brasilien.	Diuretikum bei Leberleiden und Gelbsucht.
Fructus Lolii Taumellolchfrüchte	Lolium temulentum Gramineae	Europa	Offiz. i. Homöop. Arzneibuch. Giftpflanze.
Fructus Momordicae Balsamgurken	Momordica Balsamina Cucurbitaceae	Indien, China	Offiz. i. Homöop. Arzneibuch sind die reifen Früchte.
Fructus Oxycocci Moos- oder Kranichbeeren	Vaccinium Oxycoccus Ericaceae	Mitteleuropa	Als kühlendes Mittel in Form von Succus.
Fructus Phytolaccae Fructus Solani racemosi Kermes- oder Scharlachbeeren	Phytolacca decandra Phytolaccaceae	Mittelmeerländer	Die Droge wird zu Succus verarbeitet. — Färbemittel.
Fructus Prosopis Süßhülsenfrüchte	Prosopis strombulifera Leguminosae	Argentinien	Adstringens.
Fructus Rhois typhinae Essigbaum- oder Hirschkolbenfrüchte	Rhus typhina Anacardiaceae	Nordamerika	Zur Essigfabrikation.
Fructus Ribis nigri Schwarze Johannisbeeren	Ribes nigrum Saxifragaceae	Mittel- und Osteuropa	Magenmittel. In der Likörindustrie.
Fructus Sambuci racemosae Rote od. Trauben-Holunderbeeren	Sambucus racemosa Caprifoliaceae	Mitteleuropa	Volksheilmittel.
Fructus Sapotae Sapotillapflaumen	Achras Sapota Sapotaceae	Mittel- und Südamerika. In and. Tropengebieten kultiviert	Gerbstoffhaltiges Diuretikum.

Handelsbez.:	St. Pfl. u. Familie:	Herkunftsgebiet:	Anwendung
Fructus Trapae Wassernüsse	Trapa natans Onagraceae	Europa	Eisenhaltiges Mittel.
Fructus Tribuli Ikshugandha	Tribulus lanuginosus u. and. Arten Zygophyllaceae	Vorderindien u. and. Tropengebiete	Blutreinigungsmittel.
Fructus Viburni prunifolii Amerikanische Schneeballbeeren	Viburnum prunifolium Caprifoliaceae	Nordamerika	Offiz. i. Homöop. Arzneibuch sind die frischen Früchte.
Fructus Visnagae	Ammi visnaga Umbelliferae	Ägypten	Gegen Nieren- und Blasensteine.
Fungus Cynosbati Schlafapfel, Rosenschwamm	Abst. Durch den Stich der Cynips Rosae auf Rosa canina hervorgebrachte Auswüchse	Europa	Tanninhaltiges Mittel gegen Harnleiden. Offiz. i. Homöop. Arzneibuch.
Gemmae Ribis nigri Knospen schwarz. Johannisbeeren	Ribes nigrum Saxifragaceae	Mittel- und Osteuropa	Aromatikum.
Gummi Sapotae Chiclegummi	Achras Sapota Sapotaceae	Süd- und Mittelamerika. In den Tropen kultiv.	Zur Herstellung von Kaugummi. —
Gymnocladus Kanadisches Schusserfruchtmark	Gymnocladus canadensis Leguminosae	Nordamerika	Offiz. i. Homöop. Arzneibuch ist das frische Mark der Früchte.
Herba Acalyphae Brennkraut	Acalypha indica Euphorbiaceae	Ostindien	Offiz. i. Homöop. Arzneibuch ist die frische Pflanze.
Herba Aconiti anthorae	Aconitum anthora Ranunculaceae	Gebirge Mitteleuropas u. Mittelasiens	Offiz. i. Homöop. Arzneibuch ist die frische blühende Pflanze. GIFTDROGE!
Herba Aconiti Lycoctoni Gelber od. Wolfseisenhut	Aconitum Lycoctonum Ranunculaceae	Europa, Mittelasien	Offiz. i. Homöop. Arzneibuch ist das frische Kraut. GIFTDROGE!

Handelsbez.:	St. Pfl. u. Familie:	Herkunftsgebiet:	Anwendung
Herba Aethusae Hundspetersilie	Aethusa Cynapium Umbelliferae	Europa	Offiz. i. Homöop. Arzneibuch ist die frische, blühende Pflanze.
Herba Alchemillae alpestris Alpen-Sinau	Alchemilla alpina Rosaceae	Hochgebirge Europas	Volksheilmittel.
Herba Alchemillae arvensis Feld-Sinau	Alchemilla arvensis Rosaceae	Europa	wie vorstehend.
Herba Anagyridis Stinkstrauch	Anagyris foetida Leguminosae	Mittelmeerländer	Offiz. i. Homöop. Arzneibuch ist das frische, blühende Kraut.
Herba Andropogonis citrati Lemongras	Andropogon citratus Gramineae	Indien	Aromatikum.
Herba Anemone nemorosae Buschwindröschen	Anemone nemorosa Ranunculaceae	Europa	Offiz. i. Homöop. Arzneibuch ist die frische Pflanze.
Herba Anethi Dillkraut	Anethum graveolens Umbelliferae	Mittel- und Osteuropa	Diuretikum, geg. Schlaflosigkeit. Gewürz.
Herba Aquilegiae Akeleikraut	Aquilegia vulgaris Ranunculaceae	Mitteleuropa	Gegen Gelbsucht. GIFTDROGE!
Herba Aronis Geflecktes Aronkraut	Arum maculatum u. and. Arten Araceae	Mittel- und Südeuropa	Gegen Magenleiden. In der Homöopathie und Biochemie bei Bronchialleiden. Volksheilmittel gegen Lungenkrankheiten. GIFTDROGE!
Herba Artemisiae spinosae Berg-Salvei	Artemisia frigida Compositae	Nordamerika	Diuretikum, geg. Rheuma und Fieber.
Herba Artemisiae vallesiacae Schwarzer Genipp	Artemisia vallesiaca Compositae	Alpengebiete	Aromatikum.
Herba Blepharidis	Blepharis capensis Acanthaceae	Südafrika	Gegen Milzbrand, Zahnschmerzen, Schlangenbisse.

Handelsbez.:	St. Pfl. u. Familie:	Herkunftsgebiet:	Anwendung
Herba Brachycladi	Brachycladus Stuckerti Compositae	Argentinien, Andengebiete	Gegen Asthma und Bergkrankheit. Zu Zigaretten.
Herba Calthae Sumpfdotterblume	Caltha palustris Ranunculaceae	Europa	Offiz. i. Homöop. Arzneibuch ist die frische, blühende Pflanze.
Herba Camarae Wandelblütenkraut	Lantana camara Verbenaceae	Brasilien	Aromatikum, Expektorans.
Herba Capillorum canadense Kanadisches Frauenhaar	Adiantum pedatum u. andere Arten Polypodiaceae	Nordamerika	Gegen Erkältungen.
Herba Cardui mariae Mariendistel	Silybum Marianum Compositae	Mittelmeergebiete	Gegen Milzleiden.
Herba Centaurii majoris Großes Tausendgüldenkraut	Centaurea Centaurium Gentianaceae	Südeuropa	Bittermittel.
Herba Chelone glabrae Schildkraut	Chelone glabra Scrophulariaceae	Nordamerika	Abführmittel. Offiz. i. Homöop. Arznei buch ist die frische Pflanze.
Herba Chenopodii olidi Stinkender Gänsefuß	Chenopodium vulvaria Chenopodiaceae	Europa	Die Droge wird gegen Hysterie und Rheuma verwendet. Offiz. i. Homöop. Arzneibuch ist die frische, blühende Pflanze.
Herba Chlorostigmatis	Chlorostigma Stuckertianum Asclepiadaceae	Argentinien	Alkaloidhaltiges Mittel zur Förderung der Milchsekretion.
Herba Cirsii oleracei Wiesenkohl	Cirsium oleraceum Compositae	Mitteleuropa	Volksheilmittel.
Herba Cisti canad. Sonnenröschen	Helianthemum canadense Cistaceae	Nordamerika	Offiz. i. Homöop. Arzneibuch ist die frische, blühende Pflanze.

Handelsbez.:	St. Pfl. u. Familie:	Herkunftsgebiet:	Anwendung
Herba Commelinae	Commelina tuberosa Commelinaceae	Mexiko	Blutstillmittel.
Herba Conyzae Flöhkraut, gelbe Minze	Conyza squarrosa Compositae	Südeuropa	Diuretikum, gegen Krätze.
Herba Cuscutae Teufelszwirn, Nesselseide	Cuscuta-Arten Convolvulaceae	Europa	Offiz. i. Homöop. Arzneibuch ist die frische, blühende Pflanze.
Herba Cyclopiae Honigtee	Cyclopia-Arten Leguminosae	Kapland	Gegen Brustleiden.
Herba Dauci Möhrenkraut, Karottenkraut	Daucus carota Umbelliferae	Europa	Volksheilmittel.
Herba Dracontii foetidi	Symplocarpus foetidus Araceae	Nordamerika	Offiz. i. Homöop. Arzneibuch ist die frische Pflanze.
Herba Echinaceae Sonnenhutkraut	Rudbeckia purpurea (= Echinacea angustifolia) Compositae	wie vorstehend	wie vorstehend
Herba Erechthites	Erechthites praealta Compositae	wie vorstehend	wie vorstehend.
Herba Eschscholtziae Kalifornischer Mohn	Eschscholtzia californica Papaveraceae	Kalifornien	Schmerzstillendes und Schlafmittel.
Herba Eugeniae Chekenblätter	Eugenia Cheken u. and. Arten Myrtaceae	Chile	Tonikum, Expektorans u. Adstringens.
Herba Euphorbiae amygdaloides Mandelblättrige Wolfsmilch	Euphorbia amygdaloides Euphorbiaceae	Mittel- und Südeuropa	Offiz. i. Homöop. Arzneibuch ist die frische Pflanze.
Herba Euphorbiae cyparissias Zypressenwolfsmilch	Euphorbia cyparissias Euphorbiaceae	Osteuropa	Offiz. i. Homöop. Arzneibuch ist die frische, blühende Pflanze.

Handelsbez.:	St. Pfl. u. Familie:	Herkunftsgebiet:	Anwendung
Herba Ficariae Scharbockskraut	Ranunculus ficaria Ranunculaceae	Europa	Gegen Warzen und Hämorrhoiden.
Herba Foeniculi Fenchelkraut	Foeniculum vulgare var. dulce Umbelliferae	Mittel- und Südeuropa	Gegen Erkältungskrankheiten.
Herba Galii albi Gemeines Labkraut	Galium Mollugo Rubiaceae	Europa	Offiz. i. Homöop. Arzneibuch ist das frische, blühende Kraut.
Herba Gei rivale Wassernelkenwurzkraut	Geum rivale Rosaceae	Europa, Asien	Offiz. i. Homöop. Arzneibuch ist die frische, blühende Pflanze.
Herba Geranii odoratissimi	Pelargonium odoratissimum Geraniaceae	Kapland	Offiz. i. Homöop. Arzneibuch ist die frische, blühende Pflanze.
Herba Gnaphalii arenarii Strohblumenkraut	Helichrysum arenarium Compositae	Europa	Offiz. i. Homöop. Arzneibuch ist die frische Pflanze.
Herba Gnaphalii polycephali	Gnaphalium polycephalum Compositae	Nordamerika	Diuretikum. Offiz. i. Homöop. Arzneibuch ist die frische, blühende Pflanze.
Herba Gnaphalii purpurei	Gnaphalium purpureum Compositae	Südeuropa	Gegen Husten.
Herba Gnaphalii uliginosi Ruhrkraut	Gnaphalium uliginosum Compositae	Europa	Volksheilmittel gegen Durchfall.
Herba Guazumae	Guazuma ulmifolia Sterculiaceae	Tropisches Amerika	Gerbstoffdroge.
Herba Haplopappus	Haplopappus Baylahuen Compositae	Chile	Adstringens.
Herba Hedeomae	Hedeoma pulegioides Labiatae	Nordamerika	Offiz. i. Homöop. Arzneibuch ist die frische Pflanze.

Handelsbez.:	St. Pfl. u. Familie:	Herkunftsgebiet:	Anwendung
Herba Hieracii pilosellae Habichtskraut	Hieracium pilosella Compositae	Europa	Volksheilmittel.
Herba Hieracii umbellati Doldiges Habichtskraut	Hieracium umbellatum Compositae	Europa, Nordasien	Offiz. i. Homöop. Arzneibuch ist die frische, blühende Pflanze.
Herba Lachnanthes Wollnarzissenkraut	Lachnanthes tinctoria Haemodoraceae	Nordamerika	wie vorstehend.
Herba Lactucae sativae Gartenlattich, Salat	Lactuca sativa Compositae	Europa	wie vorstehend.
Herba Lamii albi Taubnesselkraut	Lamium album Labiatae	Europa	wie vorstehend. Volksheilmittel. — L. Galeoddolon liefert Herba Lamii luteï.
Herba Lappae minoris Spitzklettenkraut	Xanthium strumarium Compositae	Mitteleuropa	Diuretikum. — In gleicher Weise werden die Samen verwendet.
Herba Larreae mexicanae Kreosotstrauch	Larrea mexicana Zygophyllaceae	Mexiko	Volksheilmittel der Indianer, nach Europa eingeführt.
Herba Lemnae Wasserlinsenkraut	Lemna minor Lemnaceae	Europa, Nordamerika	Offiz. i. Homöop. Arzneibuch ist die frische Pflanze.
Herba Lepidii sativi Gartenkresse	Lepidium sativum Cruciferae	Mittel- und Südeuropa	Volksheilmittel, Küchenkraut.
Herbà Lobeliae syphiliticae	Lobelia syphilitica Campanulaceae	Nordamerika	Offiz. i. Homöop. Arzneibuch ist die frische Pflanze. GIFTDROGE!
Herba Lycii Bocksdornkraut	Lycium barbarum Solanaceae	Mittelmeerländer	Offiz. i. Homöop. Arzneibuch ist die frische, blühende Pflanze.

Handelsbez.:	St. Pfl. u. Familie:	Herkunftsgebiet:	Anwendung
Herba Lysimachiae Pfennigkraut	Lysimachia Nummularia Primulaceae	Europa	Offiz. i. Homöop. Arzneibuch ist die frische, blühende Pflanze.
Herba Mandragorae Alraunkraut	Mandragora officinarum Solanaceae	Südeuropa, Kleinasien	Offiz. i. Homöop. Arzneibuch ist das frische Kraut.
Herba Marrubii peregrini Schwarzer Andorn	Marrubium paniculatum u. andere Arten Labiatae	Südeuropa	Bittermittel.
Herba Medicago sativae Luzerne	Medicago sativa Leguminosae	Europa	Volksheilmittel.
Herba Melissae calaminthae Bergmelisse	Melissa Calamintha Labiatae	Mitteleuropa	Zur Gewinnung des äther. Öls. Einreibemittel.
Herba Millefolii nobilis Edelgarbe	Achillea nobilis Compositae	Mitteleuropa	Aromatikum.
Herba Mitchellae repentis	Mitchella repens Rubiaceae	Japan, atlant. Amerika	Offiz. i. Homöop. Arzneibuch ist die frische Pflanze.
Herba Monsoniae	Monsonia ovata Geraniaceae	Südafrika	Adstringens. Beruhigungsmittel.
Herba Nabali serpentariae Hasenlattich	Prenanthes serpentaria Compositae	Nordamerika	Offiz. i. Homöop. Arzneibuch ist die frische Pflanze.
Herba Oenotherae biennis Nachtkerze, gelbe Rapunzelblume	Oenothera biennis Oenotheraceae	Nord- und Mitteleuropa	wie vorstehend.
Herba Oxalidis acetosellae Sauerklee	Oxalis Acetosella Oxalidaceae	Europa	Die Droge enthält oxalsaures Kalium. Offiz. i. Homöop. Arzneibuch ist die frische, blühende Pflanze.
Herba Paridis Einbeerenkraut	Paris quadrifolia Liliaceae	Europa, Nordasien	Offiz. i. Homöop. Arzneibuch ist die frische Pflanze.

Handelsbez.:	St. Pfl. u. Familie:	Herkunftsgebiet:	Anwendung
Herba Parnassiae palustris Sumpfherzblatt, Einblattkraut	Parnassia palustris Saxifragaceae	Sümpfe Europas u. Asiens	Gegen Nervosität und epileptische Anfälle.
Herba Periplocae Griechische Schlinge	Periploca graeca Asclepiadaceae	Griechenland, Kleinasien	Glykosidhaltiges Herzmittel.
Herba Phaseoli nani Buschbohnenkraut	Phaseolus vulgaris Leguminosae	Europa	Offiz. i. Homöop. Arzneibuch.
Herba Phyllanthi niruri	Phyllanthus niruri Euphorbiaceae	Ostindien	Tonikum u. Antidysenterikum.
Herba Phyllanthi urinariae Daon meniran	Phyllanthus urinaria Euphorbiaceae	Ostindien	Tonikum.
Herba Pimpinellae Bibernellkraut	Pimpinella-Arten Umbelliferae	Europa, Asien	Volksheilmittel.
Herba Plectranthi Mottenkraut	Plectranthus fructicosus Labiatae	Kapland	Offiz. i. Homöop. Arzneibuch ist die frische Pflanze.
Herba Polygoni dumentori Heckenknöterich	Polygonum dumentorum Polygonaceae	Europa	Abführmittel.
Herba Polypodii Engelsüß, Tüpfelfarn	Polypodium vulgare Polypodiaceae	Mittel- und Südeuropa	Volksheilmittel.
Herba Portulacae Portulak-Kraut	Portulaca oleracea Portulacaceae	Europa	Abführmittel.
Herba Potentillae aureae Goldgelbes Fingerkraut	Potentilla aurea Rosaceae	Gebirgsländer Europas	Volksheilmittel.
Herba Potentillae reptans Kriechendes Fingerkraut	Potentilla reptans Rosaceae	Europa, Asien	Offiz. i. Homöop. Arzneibuch ist die frische, blühende Pflanze.

Handelsbez.:	St. Pfl. u. Familie:	Herkunftsgebiet:	Anwendung
Herba Ranunculi aceris Scharfer Hahnenfuß	Ranunculus acer Ranunculaceae	Europa, Asien, Nordamerika	Offiz. i. Homöop. Arzneibuch ist das frische Kraut.
Herba Ranunculi bulbosi Knollenhahnenfuß	Ranunculus bulbosus Ranunculaceae	Europa, Nordamerika	Offiz. i. Homöop. Arzneibuch ist die frische, blühende Pflanze.
Herba Resedae Gartenreseda	Reseda odorata Resedaceae	Nordafrika, in Europa kultiviert	Die Droge enthält äther. Öl und wird in der Parfümerieindustrie verwendet.
Herba Sabbatiae Chininkraut	Sabbatia Elliottii Gentianaceae	Südl. Nordamerika	Gegen Malaria.
Herba Sarraceniae purpureae	Sarracenia purpurea Sarraceniaceae	Nordamerika	Offiz. i. Homöop. Arzneibuch ist die frische Pflanze. Diuretikum u. Abführmittel.
Herba Saxifragae Körniger Steinbrech	Saxifraga granulata Saxifragaceae	Europa, meist in Gebirgen	Volksheilmittel.
Herba Selini palustris Silje, Eppich	Selinum palustre Umbelliferae	Europa, Asien	Gegen Epilepsie.
Herba Senecionis aurei Goldkreuzkraut	Senecio aureus Compositae	Nordamerika	Offiz. i. Homöop. Arzneibuch ist das frische, blühende Kraut.
Herba Siegesbeckiae	Siegesbeckia orientalis Compositae	Asien	Gegen Hautleiden u. Gicht.
Herba Silphii Kompaßpflanzenkraut	Silphium perfoliatum Compositae	Nordamerika	Offiz. i. Homöop. Arzneibuch ist das frische, blühende Kraut.
Herba Sisymbrii Rautensenfkraut	Sisymbrium officinale Cruciferae	Mitteleuropa	Volksheilmittel.
Herba Solani nigri Schwarzer Nachtschatten	Solanum nigrum Solanaceae	Asien, Europa, Nordamerika	Das Alkaloid Solanin enthaltend. Offiz. i. Homöop. Arzneibuch ist das frische, blühende Kraut.

Handelsbez.:	St. Pfl. u. Familie:	Herkunftsgebiet:	Anwendung
Herba Soldanellae Meerstrandswinde	Calystegia soldanella Convolvulaceae	Westliche Mittelmeergebiete	Abführmittel, zur Herstellung des Soldanella-Harzes.
Herba Stellariae mediae Alsine media (hom.) Vogelmiere Sternmiere Hühnerschwarm	Stellaria media Caryophyllaceae	Europa	Offiz. i. Homöop. Arzneibuch ist die frische, blühende Pflanze.
Herba Tormentillae Blutwurzkraut Ruhrwurzkraut	Potentilla Tormentilla Rosaceae	Europa	Blutstillmittel.
Herba Tradescantiae	Tradescantia erecta Commelinaceae	Südamerika	Blutstillmittel.
Herba Tronadorae Retama	Tecoma-Arten Bignoniaceae	Mexiko	Gegen Zuckerkrankheit.
Herba Ziziae	Thaspium aureum Umbelliferae	Nordamerika	Offiz. i. Homöop. Arzneibuch ist die frische Pflanze.
Hirudo medicinalis Blutegel		In der Medizin werden deutsche u. ungarische Blutegel verwendet	Bei Entzündungen, Quetschungen, Blutstockungen, Hämorrhoiden usw. Im Erg.B. z. D.A.B. v. 1941 aufgeführt.
Lacca japonica Japanlack	Rhus vernicifera Anacardiaceae	Ostasien	Zu Lackarbeiten.
Lignum Banisteriae Banisteria	Banisteria caapi Malphighiaceae	Ekuador	Alkaloidhaltige Droge gegen Paralyse.
Lignum Camphorae Kampferholz	Cinnamomum Camphora Lauraceae	Ostasien	Räuchermittel.
Lignum Cupressi Zypressenholz	Cupressus sempervirens Cupressaceae	Mittelmeerländer	Gegen Husten.

Handelsbez.:	St. Pfl. u. Familie:	Herkunftsgebiet:	Anwendung
Lignum Ipé-tabaco Bogenholz	Tecoma Ipé Bignoniaceae	Brasilien	Gegen Hautleiden.
Lignum Jabuti Matumata	Leguminosae	Brasilien	Gegen Dysenterie.
Lignum Limosinae Limosin- oder Kognakholz	Geraspeltes Eichenholz von den Dauben alter Wein- od. Kognakfässer	Frankreich, besonders die Provinz Limosin	Aromatikum und Färbemittel bei der Kognakherstellung.
Lignum Linaloe Linaloeholz	Bursera-Arten Burseraceae Ocotea caudata Lauraceae	Mexiko, Cayenne	Zur Gewinnung des äther. Öls für Blumendüfte. (Maiglöckchen).
Lignum Njimo	Sarcocephalus esculentus Rubiaceae	Tropisches Westafrika	Fieber- und Magenmittel.
Lignum Ostryae Amerikanisches Hopfenbuchenholz	Ostrya italica var. virginiana Betulaceae	Nordamerika	Offiz. i. Homöop. Arzneibuch.
Lignum Periplocae	Periploca glauca Asclepiadaceae	Kleinasien	Herzmittel.
Lignum Pterocarpi Flügelfruchtbaumholz	Pterocarpus pallidus Leguminosae	Philippinen	Gegen Nierensteine.
Lignum Quamacai	Paullinia thalictrifolia Sapindaceae	Brasilien	Gegen Rheuma.
Lignum Tupelo Tupelo-Quellholz	Nyssa silvatica Santalaceae	Südliches Nordamerika	Zu Quellstiften.
Mancinella Manzinelläpfel	Hippomane Mancinella Euphorbiaceae	Westindien	Offiz. i. Homöop. Arzneibuch sind gleiche Teile frischer Blätter, Rinde und Früchte.
Medulla Sambuci Holundermark	Sambucus nigra Caprifoliaceae	Europa	Aufsaugemittel.

Handelsbez.:	St. Pfl. u. Familie:	Herkunfts-gebiet:	Anwendung
Oleum Abies albae Ol. Abies pectinatae Edeltannen-nadelöl	Abies alba (Aus Zweigen u. Nadeln gewonn.) Pinaceae	Mittel- und Südeuropa	Zu Einreibemitteln bei Rheuma, zur Herstellung von Tannenduftessenzen u. Parfümerien.
Oleum Abies sibiricae Sibirisches Edeltannen- bzw. Fichtennadelöl	Abies sibirica Pinaceae	Nordöstliches Rußland	Wichtigstes Tannennadelöl. — S. oben!
Oleum animale foetid. Stinkendes Tieröl	Abst. Aus Knochen, Knorpeln, Häuten usw. hergestellt		Tieröl enthält Ammoniumsalze, Kohlenwasserstoffe, Phenol usw. Es wird als Wurm- und Wundmittel in der Tierheilkunde gebraucht. Im Erg.B. z. D.A.B. v. 1941 aufgeführt.
Oleum animale aether. Äther. Tieröl	Abst. Aus rohem Tieröl destilliert		wie vorstehend.
Oleum Cerae Wachsöl	Abst. Durch Wachsdestillation gewonnen		Einreibemittel bei rheumatischen Erkrankungen.
Oleum Champacae Champakablütenöl	Michelia Champaca Magnoliaceae	Indien, Java, Philippinen	Zur Herstellung von Blumendüften.
Oleum Citronellae Zitronell-, Lemon- oder Bartgrasöl	Andropogon Nardus Gramineae	Malayische Inseln, bes. Java u. Malakkahalbinsel	Offiz. i. D.A.B. 6. Das Öl enthält Citronellal und Geraniol. Es wird in der Veterinärmedizin, in der Parfümerie- und Seifenindustrie gebraucht.
Oleum Cocos Kokosbutter	Cocos nucifera Palmae	Indien, in allen Tropengebieten kultiviert	Zur Herstellung von Speisefetten, Pomaden und Seifen. Im Erg.B. z. D.A.B.v. 1941 aufgeführt.
Oleum Cupressi Zypressenöl	Cupressus sempervirens Cupressaceae	Mittelmeerländer	Zu Duftstoffen.

Handelsbez.:	St. Pfl. u. Familie:	Herkunftsgebiet:	Anwendung
Oleum Geranii Geraniumblätteröl	Pelargonium-Arten Geraniaceae	Südfrankreich, Spanien, Algier, Réunion	In der Parfümerieindustrie als Ersatz des Rosenöls.
Oleum Ilang-Ilang Maccarblütenöl	Cananga odorata Anonaceae	Indisch-Malayische Gebiete, bes. Manila, ferner Réunion usw.	Zur Herstellung von Blumendüften.
Oleum Juglandis Nußöl	Juglans regia Juglandaceae	Mitteleuropa	Fettes, mild schmeckendes Öl.
Oleum Moringae Behenöl, Behennußöl	Moringa arabica u. and. Arten Moringaceae	Afrikanische u. arabische Wüsten. Ostindien	Als Uhrenöl. Bei der Herstellung von Blumendüften.
Oleum Mururé Mururéöl	Urostigma cystopodum Urticaceae	Brasilien	Gegen rheumatische Erkrankungen.
Oleum Ovorum Eieröl	Abst. Aus Eidottern gewonnenes, fettes Öl		Gegen Hornhautflecken und wunde Brustwarzen. Zu Salben u. Pomaden.
Oleum Palmae Oleum Elaidis Palmöl	Elaeis guineensis (Frucht- u. Samenfett) Palmae	In d. Tropen, bes. i. Afrika kultiviert	Liniment- und Salbengrundlage. — Zur Seifen- und Kerzenfabrikation. Zu Speisefetten.
Oleum Palmarosae Palmarosa- oder ostind. Geraniumöl	Andropogon Schoenanthus Gramineae	Ostindien	In der Parfümerieindustrie Ersatz- und Fälschungsmittel für Rosenöl.
Oleum Pini pumiliones Latschenkiefern- oder Krummholzöl	Pinus pumilio Pinaceae	Gebirge Mitteleuropas	Bei rheumatisch. Erkrankungen als Einreibemittel, zu Inhalationen. Desinfektionsmittel. In der Parfümerieindustrie. Im Erg.B. z. D.A.B. v. 1941 aufgeführt. Bemerk. Zahlreiche andere Koniferen werden ebenfalls auf ätherische Öle ausgebeutet.

Handelsbez.:	St. Pfl. u. Familie:	Herkunftsgebiet:	Anwendung
Oleum Sojae Sojabohnenöl	Glycine Soja (= Soja hispida) Leguminosae	Ostasien, Südchina, Mandschurei, Japan	Speiseöl. Zur Seifenfabrikation. Die Preßkuchen finden als Viehfutter Verwendung.
Oleum Succini Bernsteinöl	Abfallprodukt bei der Bernsteinsäurefabrikation	östliche Ostseegebiete	Die crudum-Qualität in der Technik. Die rektifizierte Ware als krampfstillendes Mittel u. gegen Zahnschmerzen. Im Erg.B. z. D.A.B. v. 1941 aufgeführt.
Oleum Tauri pedum Klauenöl	Abst. Aus den Klauen der Rinder u. Schafe		In gereinigter Form zur Herstellung von Salben u. Pomaden. Uhrenfett.
Oleum Templini Edeltannenzapfenöl	Abies alba Pinaceae	Mittel- und Südeuropa	In der Parfümerieindustrie, zu Tannenduftessenzen.
Oleum Vini Wein- oder Kognaköl	Gärungserzeugnis der Weinbeeren von Vitis vinifera Vitaceae		Ätherartige Verbindungen (Oenanthaether) enthaltende Substanz. Aromatikum für Kognak und Branntwein.
Opuntia Feigenkaktus	Opuntia Ficus indica Cactaceae	Westindien, Südeuropa	Offiz. i. Homöop. Arzneibuch sind die frischen Stengel und Blüten.
Populus tremuloides Espe	Populus tremula Salicaceae	Nordamerika	Salicinhaltig. Fiebermittel. Offiz. i. Homöop. Arzneibuch sind die frischen Blätter und die Rinde zu gleichen Teilen.
Ptelea Lederstrauch	Ptelea trifoliata Rutaceae	Nordamerika	Offiz. i. Homöop. Arzneibuch sind gleiche Teile frischer Blätter und junger Rinde.
Radix Actaeae spicatae Christophskrautwurzel	Actaea spicata Ranunculaceae	Mittel- und Südeuropa	Offiz. i. Homöop. Arzneibuch ist die frische Wurzel.
Radix Alismae Froschlöffelwurzel	Alisma Plantago Alismataceae	Europa	wie vorstehend.

Handelsbez.:	St. Pfl. u. Familie:	Herkunftsgebiet:	Anwendung
Radix Aronis dracontii Grüne Drachenwurz	Arisaema dracontium Araceae	Nordamerika	wie vorstehend. Gepulvert wird die Droge in der Kosmetik verwendet.
Radix Aronis dracunculi Drachenwurzel	Dracunculus vulgar. Araceae	Südeuropa	Getrocknet als Volksheilmittel. Offiz. i. Homöop. Arzneibuch ist der frische Wurzelstock.
Radix Aronis italici ital. Aronstab	Arum italicum Araceae	Südeuropa	Offiz. i. Homöop. Arzneibuch ist der frische Wurzelstock.
Radix Aronis triphylli Zehrwurzel	Arisaema triphyllum Araceae	Nordamerika, Asien	wie vorstehend. Gepulvert wird die Droge in der Kosmetik verwendet.
Radix Asari canad. Kanadische Haselwurz	Asarum canadense u. A. arifolium Aristolochiaceae	Nordamerika	Diuretikum. Offiz. i. Homöop. Arzneibuch ist der frische Wurzelstock.
Radix Asari japon. Japanische Haselwurz	Asarum Sieboldi Aristolochiaceae	Japan	Diuretikum.
Radix Asclepias cornuti oder syriacae Kanadische Seidenpflanzenwurzel	Asclepias Cornutum Asclepiadaceae	Nordamerika, Europa	Offiz. i. Homöop. Arzneibuch ist der frische Wurzelstock.
Radix Asclepias incarnatae	Asclepias incarnata Asclepiadaceae	Nordamerika	wie vorstehend.
Radix Asclepias tuberosae	Asclepias tuberosa Asclepiadaceae	Nordamerika	wie vorstehend.
Radix Baycuru Widerstoßwurzel	Statice caroliniana Plumbaginaceae	Südamerika	Adstringens.

Handelsbez.:	St. Pfl. u. Familie:	Herkunftsgebiet:	Anwendung
Radix Brusci (Rusci) Stachelige Mäusedornwurzel	Ruscus aculeatus Liliaceae	Mittelmeergebiete	Diuretikum.
Radix Caulophylli	Leontice thalictroides Berberidaceae	Waldgebiete Nordamerikas	Getrocknet als Handelsdroge. — Offiz. i. Homöop. Arzneibuch ist der frische Wurzelstock.
Radix Cicutae virosae Wasserschierlingwurzel	Cicuta virosa Umbelliferae	Europa	Offiz. i. Homöop. Arzneibuch ist der frische Wurzelstock. GIFTDROGE!
Radix Cocculi	Cocculus Leaeba Menispermaceae	Tropisches Afrika	Alkaloidhaltiges Diuretikum.
Radix Contrajervae Bezoarwurzel	Dorstenia Contrajerva Moraceae	Tropisches Afrika	Schweißtreibendes Mittel.
Radix Coptidis Coptiswurzel	Coptis anemonaefolia und andere Arten Ranunculaceae	Japan	Magenmittel.
Radix Corydalidis	Corydalis formosa u. and. Arten Papaveraceae	Mitteleuropa, Nordamerika	Alkaloidhaltiges Tonikum. Offiz. i. Homöop. Arzneibuch ist der frische Wurzelstock.
Radix Cypripedii Frauenschuhwurzel	Cypripedium pubescens Orchidaceae	Nordamerika	Offiz. i. Homöop. Arzneibuch ist der frische Wurzelstock.
Radix Epilobii Sumpfweidenröschenwurzel	Epilobium palustre Oenotheraceae	Europa	Offiz. i. Homöop. Arzneibuch ist der frische Wurzelstock.
Radix Eupatorii purpurei Rote Wasserhanfwurzel	Eupatorium purpureum Compositae	Nordamerika	wie vorstehend.

Handelsbez.	St. Pfl. u. Familie:	Herkunftsgebiet:	Anwendung
Radix Euphorbiae corollatae	Euphorbia corollata Euphorbiaceae	Nordamerika	Offiz. i. Homöop. Arzneibuch ist die frische Wurzel.
Radix Euphorbiae villosae Zottige Wolfsmilchwurzel	Euphorbia procera Euphorbiaceae	Europa	wie vorstehend.
Radix Farfarae Huflattichwurzel	Tussilago Farfara Compositae	Mitteleuropa	Volksheilmittel.
Radix Fraserae	Frasera caroliniensis Gentianaceae	Nordamerika	Offiz. i. Homöop. Arzneibuch ist die frische Wurzel.
Radix Hellebori foetidi Stinkende Nieswurz	Helleborus foetidus Ranunculaceae	Süd- und Westeuropa	Glykosidhaltiges Herzmittel.
Radix Hemidesmi indici	Hemidesmus indicus Asclepiadaceae	Ostindien	Sarsaparillersatz.
Radix Liatridis	Liatris spicata Compositae	Nordamerika	Offiz. i. Homöop. Arzneibuch ist die frische Wurzel.
Radix Lichtensteiniae interruptae	Lichtensteinia interrupta Umbelliferae	Südafrika	Gegen Fieber und Milzleiden.
Radix Menispermi Gelbe Parillawurzel	Menispermum canadense Menispermaceae	Nordamerika	Diuretikum, gegen Magenleiden.
Radix Moringae oleïferae Benwurzel	Moringa arabica u. and. Arten Moringaceae	Indien	
Radix Morreniae	Morrenia brachystephana Asclepiadaceae	Brasilien	Alkaloidhaltiges Mittel z. Förderung der Milchsekretion.
Radix Naregamiae Goanesische Ipecacuanha	Naregamia alata Meliaceae	Ostindien	Expektorans.

Handelsbez.:	St. Pfl. u. Familie:	Herkunftsgebiet:	Anwendung
Radix Nerii Indische Oleanderwurzel	Nerium odorum Apocynaceae	Indien, Ostasien	Herzmittel.
Radix Nuphari luteï Gelbe Teichrosenwurzel	Nuphar luteum Nymphaeaceae	Europa, Asien, Nordamerika	Offiz. i. Homöop. Arzneibuch ist der frische Wurzelstock.
Radix Nymphaeae odoratae Wohlriechende Seerosenwurzel	Nymphaea odorata Nymphaeaceae	Nordamerika	wie vorstehend.
Radix Oenanthis Rebendoldenwurzel	Oenanthe crocata Umbelliferae	Mittel- und Südeuropa	wie vorstehend.
Radix Pastinacae Pastinakwurzel	Pastinaca sativa Umbelliferae	Europa	wie vorstehend.
Radix Pereziae	Perezia-Arten Compositae	Mexiko	Abführmittel.
Radix Polygoni amphibii Wasserknöterichwurzel	Polygonum amphibium Polygonaceae	Europa	Offiz. i. Homöop. Arzneibuch ist der frische Wurzelstock.
Radix Polygoni cuspidati Japanischer Knöterich	Polygonum cuspidatum Polygonaceae	Ostasien	Abführmittel.
Radix Ptarmicae Wiesenbertramwurzel	Achillea Ptarmica Compositae	Mitteleuropa	Volksheilmittel.
Radix Pulsatillae Küchenschellenwurzel	Anemone pratensis Ranunculaceae	Mitteleuropa	Gegen Neuralgie.
Radix Rubi fruticosi Brombeerwurzel	Rubus caesius u. and. Arten Rosaceae	Europa	Volksheilmittel.
Radix Rumicis acetosae Sauerampferwurzel	Rumex acetosa Polygonaceae	Europa	Gegen Hautleiden.

Handelsbez.:	St. Pfl. u. Familie:	Herkunftsgebiet:	Anwendung
Radix Rumicis crispi Yellow Dock	Rumex crispus Polygonaceae	Mitteleuropa Nordamerika	Gegen Hautleiden. Offiz. i. Homöop. Arzneibuch ist die frische Wurzel. Die Früchte finden als Stopfmittel Verwendung.
Radix Salviae Salbeiwurzel	Salvia officinalis Labiatae	Mittelmeergebiete	Volksheilmittel.
Radix Solani insidiosi	Solanum insidiosum Solanaceae	Brasilien	Magenmittel.
Radix Solani paniculati Jurubebawurzel	Solanum paniculatum Solanaceae	Brasilien	Gegen Leber- u. Blasenleiden.
Radix Spiraeae ulmariae Mädesüßwurzel	Filipendula ulmaria Rosaceae	Europa	Offiz. i. Homöop. Arzneibuch ist die frische Wurzel.
Radix Tabernanthe Iboga	Tabernanthe Iboga Apocynaceae	Tropisches Westafrika	Fiebermittel, Aphrodisiakum.
Radix Tami Schmeerwurz	Tamus communis Dioscoreaceae	Mittelmeerländer	Offiz. i. Homöop. Arzneibuch ist der frische Wurzelstock.
Radix Trillii	Trillium erectum Liliaceae	Nordamerika	Gerbstoff- und saponinhaltiges Mittel. Offiz. i. Homöop. Arzneibuch ist der frische Wurzelstock.
Radix Triosteï Wilde Ipecacuanha	Triosteum perfoliatum Caprifoliaceae	Nordamerika	Offiz. i. Homöop. Arzneibuch ist die frische Wurzel.
Resina Piceae Schwarzfichtenharz	Picea nigra (Abies nigra) Pinaceae	Nordamerika, Europa	Offiz. i. Homöop. Arzneibuch.
Resina Thapsiae Thapsiaharz	Thapsia garganica Umbelliferae	Mittelmeerländer	Hautreizmittel.
Rhus venenata	Rhus venenata Anacardiaceae	Nordamerika	Offiz. i. Homöop. Arzneibuch sind gleiche Teile frischer Rinde u. Blätter.

Handelsbez.:	St. Pfl. u. Familie:	Herkunftsgebiet:	Anwendung
Semen Ajovani Semen Ajovae Ostind. Kümmel	Carum Ajovan Umbelliferae	Ägypten, Ostindien	Die Droge enthält äther. Öl und wird zur Thymolherstellung benutzt.
Semen Anagyridis foetidae	Anagyris foetida Leguminosae	Mittelmeergebiete	Alkaloidhaltiges Brech- u. Abführmittel.
Semen Artemisiae rubrae Rote Beifußsamen	Artemisia campestris Compositae	Südeuropa	Bittermittel.
Semen Bonduc Bonduksamen	Caesalpinia Bonduc u. C. Bonducella Leguminosae	Tropisches Asien und Afrika	Gegen Fieber u. Wassersucht.
Semen Bruceae Asiatische Ruhrsamen	Brucea Sumatrana Simarubaceae	Ostasien	Gegen Diarrhöe und fieberhafte Erkrankungen. Magenstärkungsmittel.
Semen Cali Pseudo-Kalabarbohnen	Mucuna urens Leguminosae	Westafrika	Wie Fabae Calabaricae.
Semen Caryae Weiße Hickorynüsse	Carya alba Juglandaceae	Nordamerika	Offiz. i. Homöop. Arzneibuch.
Semen Cataputiae minoris Springkörner	Euphorbia Lathyris Euphorbiaceae	Südeuropa	Abführmittel.
Semen Cocae Kokasamen	Erythroxylon coca Erythroxylaceae	Peru, Bolivien	Schmerzstillendes Mittel.
Semen Coix lacrimae Tränengrassamen	Coix Lacryma-Jobi Gramineae	Tropengebiete	Die medizinische Verwendung ist gering. Zu Rosenkränzen u. Perlenketten.
Semen Cucumis melo Melonensamen	Cucumis Melo Cucurbitaceae	Mittelmeerländer	Die Samen und die Wurzel wirken brechenerregend.
Semen Cucumis sativi Gurkensamen	Cucumis sativus Cucurbitaceae	Europa	Zu Emulsionen.

Handelsbez.:	St. Pfl. u. Familie:	Herkunftsgebiet:	Anwendung
Semen Erysimi Schotendottersamen	Erysimum officinale Cruciferae	Mitteleuropa	Glykosidhaltiges Herzmittel.
Semen Euchrestae	Euchresta Horsfieldii Leguminosae	Java	Expektorans.
Semen Iberidis Schleifenblumensamen	Iberis amara Cruciferae	Mittel- u. Südeuropa	Offiz. i. Homöop. Arzneibuch.
Semen Jatrophae Curcas Semen Ricini majoris Purgiernüsse	Jatropha curcas u. J. multifida Euphorbiaceae	Mittel- und Südamerika	wie vorstehend. Abführmittel.
Semen Lagenariae Flaschenkürbissamen	Lagenaria vulgaris Cucurbitaceae	Afrika, Indien	Gegen Blasenleiden.
Semen Lathyri Ackerplatterbsen	Lathyrus sativus Leguminosae	Mittelmeerländer	Offiz. i. Homöop. Arzneibuch.
Semen Leucaenae Wilde Tamarindensamen	Leucaena glauca Leguminosae	Südamerika	Zur Stärkegewinnung.
Semen Monodorae Macisbohnen	Monodora Myristica Myristicaceae	Westafrika	Gewürz.
Semen Panici miliaceï Hirse	Panicum miliaceum Gramineae	Zentralasien	Nährmittel.
Semen Pistaciae Pistaziensamen	Pistacia vera Anacardiaceae	Mittelmeerländer, Vorderasien	Wie Mandeln verwendet.
Semen Pruni Mahaleb Samen der türkischen oder Steinweichsel	Prunus Mahaleb Rosaceae	Östliche Mittelmeerländer	Die Droge enthält Cumarin und Blausäure. Verwendung in der Likörbereitung (Cherry-brandy) u. Parfümerieindustrie.
Semen Quercus ballotae Ballota-Eicheln	Quercus ballota u. and. Arten Fagaceae	Westliche Mittelmeerländer	Zu Nähr- und Kräftigungsmitteln.

Handelsbez.:	St. Pfl. u. Familie:	Herkunftsgebiet:	Anwendung
Semen Schini mollis Schinuspfeffer	Schinus Molle Anacardiaceae	Südamerika	Kubebenersatz.
Semen Sorghi Durrha, Sorgho oder Mohrenhirse	Andropogon sorghum (= Sorghum vulgare) Gramineae	Afrika	Vogelfutter.
Tara	Caesalpinia tinctoria	Brasilien, Peru	Die Hülsen werden z. Gerben und Schwarzfärben verwendet. —

Register
der lateinischen Drogen- und Stammpflanzennamen.

Die eingeklammerten Zahlen geben die Nr. des Artikels im ersten Teil an. Die übrigen Zahlen weisen auf die Seiten hin.

B

C

M

N

W

X

Z

Register der Handelsbezeichnungen.

Die eingeklammerten Zahlen geben die Nr. des Artikels im ersten Teil an. Die übrigen Zahlen weisen auf die Seiten hin

C

D

E

F

I

J

K

L

M

N

O

S

T

Literaturverzeichnis.

Arzneibuch, Deutsches — 6 Ausgabe R von Deckers Verlag, 1926
Arzneibuch, Ergänzungsbuch zum Deutschen — 5 Ausgabe. Verlag Deutscher Apotheker Verein, 1930
Arzneibuch, Ergänzungsbuch zum Deutschen — 6 Ausgabe Deutscher Apotheker-Verlag Dr Hans Hösel, Berlin 1941
Arzneibuch, Homöopathisches — 2 Auflage Verlag Dr. Willmar Schwabe, Leipzig, 1934.
Buchheister-Ottersbach: Handbuch der Drogistenpraxis. Verlag Julius Springer, Berlin, 1921
Caesar & Loretz — F Reichelt A.-G · Das gedruckte Herbarium Falken-Verlag, Berlin-Schildow
Engler, A — Diels, L : Syllabus der Pflanzenfamilien — XI Auflage Verlag Gebrüder Bornträger, Berlin, 1936
Gildemeister, E, u Hoffmann, Fr. Die aetherischen Öle Verlag L Staackmann, Leipzig, 1916
Gilg, E, u Schürhoff, P N Aus dem Reiche der Drogen 1926.
Gnekow, Rolf: Die Goldrute Hansischer Gildenverlag, Hamburg, 1938.
Greve, Paul Der Sumpfporst Hansischer Gildenverlag, Hamburg, 1938
Hager Handbuch der Pharmazeutischen Praxis und Erg.-Band Verlag Julius Springer, Berlin
Himmelbaur und Hollinger Drogenweltkarte Verlag Freytag & Berndt A.-G., Wien, 1927
Hoppe, Heinz A Katalog der Drogensammlung der Firma Blembel Gebrüder, Hamburg 1930—1942
Jaretzky, R : Lehrbuch der Pharmakognosie. Verlag „Die Deutsche Apothekerschaft", 1937
Karsten und Weber Lehrbuch der Pharmakognosie Verlag Gustav Fischer, Jena, 1937
Mercks Index III und VI Auflage Darmstadt, 1910 und 1929.
Meyer, Ernst: Pflanzliche Therapie Verlag Georg Thieme, Leipzig, 1935
Moritz, Otto: Einführung in die allgemeine Pharmakognosie, Verlag Gustav Fischer, Jena 1936
National Standard Dispensatory, The Lea & Febiger, New York, 1909
Peyer, Willy Analytische Praxis, Verlag der Süddeutschen Apothekerzeitung, Stuttgart, 1934
Peyer, Willy. Pflanzliche Heilmittel, Deutscher Apotheker-Verlag, Berlin 1937
Schelenz, Hermann Geschichte der Pharmazie Verlag Julius Springer, Berlin, 1904
Schulz, H Vorlesungen über Wirkung und Anwendung der Deutschen Arzneipflanzen Verlag Georg Thieme, Leipzig, 1929
Thoms, Hermann Handbuch der praktischen und wissenschaftlichen Pharmazie, Verlag Urban & Schwarzenberg, Berlin-Wien, 1936
Tschirch, A : Handbuch der Pharmakognosie — 2. Auflage Verlag Bernhard Tauchnitz, Leipzig, 1932
Weber, Ulrich: Geschnittene Drogen Verlag Gustav Fischer, Jena, 1938
Weber, Ulrich: Offizinelle und nichtoffizinelle Lindenblüten des Handels. 1939
Wiesner, Julius von: Die Rohstoffe des Pflanzenreichs — IV Auflage Verlag Wilhelm Engelmann, Leipzig, 1927.

FSC
www.fsc.org
MIX
Papier | Fördert gute Waldnutzung
FSC® C083411

Kolibri 360 GmbH
Ferdinand-Jühlke-Straße 7
99095 Erfurt, Deutschland
produktsicherheit@kolibri360.de